E. M. Funke
Physiotherapie an der Halswirbelsäule

Eva Maria Funke (Hrsg.)
Physiotherapie an der Halswirbelsäule

Unter Mitarbeit von:
· Dr. Andreas Badke, D-Tübingen: Kapitel 1
· Rauthgundis Gleich von Münster, D-Fellbach: Kapitel 8
· Liselotte Ozarcuk, D-Gießen: Kapitel 7
· Carmen-Manuela Rock, CH-Zürich: Kapitel 3
· Ursula Schauer-Klatt, D-Freiburg: Kapitel 2 und 5
· Pieter Westerhuis, CH-Langendorf: Kapitel 4 und 6

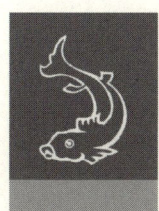

Urban & Fischer · München · Jena

Zuschriften an:
Urban & Fischer, Lektorat Fachberufe, Karlstraße 45, 80333 München

Die Deutsche Bibliothek – CIP-Einheitsaufnahme

Physiotherapie an der Halswirbelsäule / Eva Maria Funke (Hrsg.).
Unter Mitarb. von Andreas Badke ... - 1. Aufl. - München; Jena:
Urban und Fischer, 1999
ISBN 3-437-45280-0

Lektorat: Hans Reuter
Herstellung: Hildegard Graf
Satz: imprint, Söhlde
Druck und Bindung: Spiegel, Ulm
Umschlaggestaltung: prepress ulm GmbH, Ulm

Aktuelle Informationen finden Sie im Internet unter http://www.urbanfischer.de

Autoren

Badke, Andreas Dr., D-Tübingen (Kapitel 1)

bis 1987	Studium der Humanmedizin, Staatsexamen
1987–94	Chirurgische Ausbildung in Bonn und Düsseldorf
1994	Facharzt für Chirurgie
seit 1994	Unfallchirurgische Ausbildung in Tübingen
1996	Facharzt für Unfallchirurgie

Derzeit Oberarzt der Abteilung Querschnitt-gelähmte, Orthopädie und Rehabilitations-medizin an der Berufsgenossenschaftlichen Unfallklinik Tübingen

Funke, Eva Maria, D-Bad Oeynhausen (Herausgeberin)

1972–74	Krankengymnastikausbildung in der Orthopädischen Universitätklinik Münster, anschließend Weiterbildung zur Lehrerin der Krankengymnastik an der Deutschen Zentrale für Volksgesundheitspflege in Frankfurt/Main
bis 1991	Krankengymnastin und Lehrerin für Krankengymnastik in der Berufs-genossenschaftlichen Unfallklinik in Tübingen
1992–99	Lehrerin für Krankengymnastik in Vlotho-Bad Seebruch, Quaken-brück, Bad Oeynhausen

Gleich von Münster, Rauthgundis, D-Fellbach (Kapitel 8)

1953–55	Krankengymnastikausbildung in Heidelberg
1955–56	Halter-Institut, Wildbach im Schwarzwald
bis 1975	Tätigkeit in orthopädischer Praxis und Privatpraxis
1977–82	Lehrtätigkeit an der Stuttgarter Krankengymnastik-Schule
1981–82	Pädagogische Qualifizierung zur Lehrkraft an der Deutschen Zentrale für Volksgesundheits-pflege in Frankfurt/Main
1983–90	Lehrtätigkeit an der Kranken-gymnastik-Schule der Berufs-genossenschaftlichen Unfall-klinik in Tübingen
seit 1991	Privatpraxis und Lehrtätigkeit an der Tübinger Kranken-gymnastik-Schule

Ozarcuk, Liselotte, D-Gießen (Kapitel 7)

seit 1971	Leitende Krankengymnastin der Orthopädischen Klinik der Universität Gießen
1975 und 1978/79	jeweils 6monatige Weiter-bildung in PNF am Kaiser-Foundation-Rehabilitation-Center in Vallejo/USA
1977	3monatige Weiterbildung am Bobath-Center in London
1984–85	Weiterbildung in Neuro-physiologischer Behandlung Erwachsener nach der Vojta-Methode in Neckargemünd Weiterbildung in Manueller Therapie

Rock, Carmen-Manuela, CH-Zürich (Kapitel 3)

1981	Ausbildung zur Kranken-gymnastin in Heidelberg
1981–83	Krankengymnastin in der chirurgischen Universitätsklinik Heidelberg
1983	dreimonatige Ausbildung zur Brügger-Therapeutin im Rahmen der Nachdiplomschule in Zürich
1984–90	Studium der Pädagogik, der anthropologischen Philosophie und der Sozial- und Präventiv-medizin an der Universität Zürich
seit 1985	Physiotherapeutin und Mitarbeiterin des Dr. Brügger-Institutes
1986	Ausbildung zur Brügger-Instruktorin
seit 1988	Leitung von Brügger-Kursen
seit 1990	Ausbildungsleiterin des Brügger-Institutes
seit 1994	Gastdozentin im Rahmen des Magisterstudiums für Physiothe-rapie im Fachbereich Funktions-krankheiten an der Karls-Universität in Prag
1997	Abschluß des zweijährigen Magisterstudiums der Physiothe-rapie an der Karls-Universität

Schauer-Klatt, Ursula, D-Freiburg (Kapitel 2 und 5)

1967–69	Krankengymnastikausbildung in Heidelberg-Schlierbach
1969–75	Praktika in Bad Mingolsheim und Mannheim, Lähmungsinstitut in Leukerbach/Schweiz, Lehrtätigkeit an der KG-Schule in Heidelberg
seit 1975	Privatpraxis in Freiburg/Breisgau
1979–94	Lehrtätigkeit für Manuelle Therapie bei der Deutschen Gesellschaft für Manuelle Therapie, Ärzteseminar Hamm (FAC)
seit 1995	Lehrtätigkeit für die Weiterbildung in Manueller Therapie bei der AG Manuelle Therapie im ZVK Weiterbildungen in Manueller Therapie und Vojta.

Westerhuis, Pieter, CH-Langendorf (Kapitel 4 und 6)

1977–81	Academie für Physiotherapie
Okt. 1988	Maitland Instructor
Aug. 1991	Maitland Senior-Instructor
Aug. 1997	Maitland Principal Instructor
1981–82	Bezirksspital Huttwil
1983	Privatpraxis in Erlenbach
1984–87	Bürgerspital Solothurn
1987–89	Chefphysiotherapeut in Solothurn
seit 1990	Maitland Instructor und freier Mitarbeiter in einer Privatpraxis

Einleitung

Die Erhaltung, Wiederherstellung oder die Förderung der Bewegungsfunktionen stehen im Mittelpunkt **bewegungstherapeutischer** Maßnahmen. Aspekte der Verbesserung von Koordination, Kraft und Ausdauer sind weitere Inhalte der Behandlung.

Der Therapeut hat zudem die Aufgabe, den Patienten zur Eigenaktivität anzuleiten und bei der Auswahl und dem Einsatz von Hilfsmitteln zu unterstützen.

Basierend auf funktionell-anatomischen, neurophysiologischen und neuromotorischen Erkenntnissen wird auf der Basis einer spezifischen physiotherapeutischen Befunderhebung ein Therapieplan erstellt.

Durch den „Bewegungsreiz" wird im Rahmen eines Lernprozesses die Beeinflußung der Bewegungsfunktionen angestrebt. Ein funktionelles Defizit soll weitgehend dem normalen Bewegungsverhalten angenähert werden.

Nach heutigem Wissensstand wird die Bewegungsfunktion als Synergie von biomechanischen, sensokybernetischen und biochemischen Vorgängen angesehen. Therapeutische Ansätze versuchen auf diese Faktoren Einfluß zunehmen. Je nach Ursache des funktionellen Defizits wird der erfahrene Physiotherapeut/Krankengymnast schwerpunktmäßig geeignete aktive und unterstützende Maßnahmen einsetzen.

Vor allem Therapiekonzepte auf **neurophysiologischer** Basis und mit ganzheitlicher Sichtweise haben in ihrer Entwicklung die letzten Jahre maßgeblich beeinflußt. In motorische Betrachtungen wurden stets komplexere sensomotorische Regelkreise integriert.

Die sensomotorische Entwicklung des Neugeborenen zur bipedalen Lokomotion in ihren Entwicklungssequenzen bildet das Ideal und die Denkbasis der Grundlegenden motorischen Fähigkeiten des Menschen.

Störung in der Bewegungsfunktion führen zu Veränderungen:
- der biomechanischen Voraussetzungen
- der neuromuskulären Steuerung
- der biochemischen Eigenschaften der Muskelzellen, Nervenzellen usw.

Aus diesen Störungsbereichen gibt es nur wenig fundierte Erkenntnisse über deren gegenseitige Beeinflussungen.[3]

Veränderungen des **Muskels** selbst wurden lange als wenig relevant angesehen. Der Muskel als Endglied der Funktionskette Bewegungsentwurf–Cortex–Rückenmark–peripheres Motoneuron hatte zu funktionieren. Unter anderem aus der Untersuchung spastischer Symptome weiß man, daß Veränderungen des Muskels zu Veränderung der neuromotorischen Regelkreise führen.

Der **neuronale** Impuls zur Bewegung ist in der darauf folgenden Muskelaktivität zu beobachten. Bis es zu der sichtbaren Reaktion kommt, sind zahlreiche Systeme und Regelkreise des ZNS aktiv, um die Körperstatik, die Lokomotion und isolierte Zielbewegung zu ermöglichen.[6]

Der Mensch als informationsverarbeitendes Wesen:[5]
- nimmt über seine Sinnesorgane wahr
- entscheidet über die Art und Weise der Bewegung
- führt diese Bewegung aus
- gibt über seinen Bewegungsapparat Rückkopplung und steuert damit die Ausführung.

Ein Teil der Techniken auf neurophysiologischer Basis arbeitet mit der Überlegung, daß der sensorische Input den motorischen Output (Reflexannahme) bestimmt, die Bewegungskontrolle sich stufenförmig von niedrigen zu höheren Ebenen entwickelt (Hierarchiemodell).

Durch die Fazilitation angelegter physiologischer Bewegungsmuster und die Hemmung oder das Vermeiden pathologischer Bewegungen werden Schritt für Schritt „höhere" Stufen der Bewegungskontrolle erreicht.

Dieses Reflex-Hierarchie Modell basiert in den Ursprüngen auf Erkenntnissen von Sherrington (1908), Magnus (1924) und Janssen (1932).

Aktuelle Beobachtungen[2] sprechen dafür, daß viele Aspekte der Bewegung nicht monoton vorhanden sind, sondern sich über die gesamte Lebenszeit verändern. Das **System-Aufgaben-Modell** geht davon aus, daß die neuronale Kontrolle von Bewegungen auf verschiedene Systeme verteilt ist, die flexibel interagieren. Teile des Systems sind:
- das Muskelskelett-System für die dynamische Zusammenarbeit

- die prädiktive (vorhersagende) Kontrolle aus Bewegungserfahrungen u.w.m.
- adaptive Mechanismen zur Anpassung an Aufgabe und Umgebung
- Wahrnehmung der vestibulären Orientierung zur Steuerung der Körperhaltung
- sensorische Interaktionen je nach Erfahrung und Ergebnis
- sensomotorische Strategien, erlernt und angeboren, um das Erreichen des Ziels zu optimieren.

Dieses Modell geht davon aus, daß eine Aufgabe mit einer großen Zahl unterschiedlicher Bewegungsmuster erfolgreich gelöst werden kann. Der Therapeut bietet nicht ein ideales motorisches Muster an, sondern gestattet es dem Patienten, seinen Weg zum Ziel zu finden.

Er vertraut darauf, daß bei ausreichender Motivation – unterstützt und betreut vom Therapeuten – das Suchen nach einer Lösung mit Erfolg beendet wird.

Eine Synthese dieser Modellansätze sollte in der Therapie noch mehr Eingang finden. Die qualifizierte und zielgerichtete Aktivierung angelegter, physiologischer Bewegungsmuster wird dann vom Patienten mit den jeweiligen neurophysiologischen Erfordernissen der Zielsetzung und Umweltanforderungen angepaßt.

Für alle genannten Funktionen und Aktivitäten ist das Bereitstellen von **chemischer Energie** erforderlich. Die für die Zellfunktion benötigten Stoffe müssen dem Körper zugeführt und entsprechend dem Bedarf verteilt werden. Die zur Verteilung geforderte Durchblutungssteigerung, die funktionelle Hyperämie, wird über passive und aktive physiotherapeutische Maßnahmen erreicht.

Die richtige Mischung von Eiweiß, Kohlenhydraten, Fetten, Vitaminen, Mineralien und Spurenelementen folgt auch im Sportbereich zahlreichen Philosophien. Für den normalen Patienten in krankengymnastischer Behandlung wird keine Spezialernährung notwendig sein. Eine vollwertige Ernährung stellt im allgemeinen eine ausreichende Substitution mit Nährstoffen sicher. Eine Unterstützung der Therapie mit Vitamin- oder Mineralpräparaten, Protein- oder Energydrinks scheint überflüssig.

Neurochemische Verbindungen zwischen dem Unbewußten des Menschen, die über das limbische System die Bewegungsfunktionen des Menschen beeinflussen, werden derzeit in der Diskussion um die **ganzheitliche** Medizin wieder stärker betont. Funktionelle Defizite, die primär aus einer Schädigung biologischer Systeme entstehen, führen bei längerem Bestehen zu einer Veränderung des psychischen Verhaltens. Ebenso führen aber Überlastungen im sozialen und psychischen Bereich zu funktionellen Störungen.[4] Hier ist es auch dem erfahrenen Diagnostiker oft nur schwer möglich, Ursache und Wirkung zu trennen.

Die von Descartes im 17. Jahrhundert geforderte Trennung von Körper und Geist im westlichen Kulturkreis hat lange zu einseitigen Betrachtungsweisen von Krankheit und Therapie geführt. Heutzutage finden viele Betroffene und Therapeuten den Weg zu einer ganzheitlichen Therapie, bei der Körper, Geist und Seele behandelt werden.

Ausblick

Ein Mensch mit einer Beeinträchtigung seiner motorischen Funktionen kann nicht nur als Reiz-Reaktions-Mechanismus betrachtet werden. Mir zeigt sich kein Behandlungskonzept, das allein alle Aspekte des Spektrums neuromotorischer Störungen behandeln kann.

Der gewissenhafte Behandler verfügt über verschiedene Therapieansätze und setzt diese nach den Ergebnissen seiner Befunderhebung ein. Alle Konzepte orientieren sich am jeweils aktuellen Wissenstand und werden sich demgemäß weiterentwickeln müssen.

Abhängig von der kranken Person ist die „betroffene Seele" immer, wenn auch in unterschiedlichem Umfang, mitzubehandeln. Der Therapeut muß sich stets bewußt sein, daß sein Umgang, seine Zuwendung bereits einen wichtigen Teil der Behandlung darstellt. Dies darf nicht dazu verleiten, ganzheitliche Therapie mit ausschließlicher Therapie der Seele und des Geistes zu verwechseln.

Trotz der nur empirisch vorliegenden Ergebnisse physiotherapeutischer Behandlungskonzepte bilden diese die Grundlage des Behandelns – verbunden mit der Magie menschlicher Zuwendung und im Wissen um die Streubreite des Normalen und der Kraft der Natur zur Selbstheilung.[8]

Harry Belzl
Physiotherapeut/Krankengymnast
Leitender Physiotherapeut der BG Unfallklinik Tübingen und Leiter der Schule für Physiotherapie
Blaihofstr. 91
72074 Tübingen

Literaturangaben

1. Belzl, H: Physiotherapie. In: Bericht über die Unfallmedizinische Tagung. Heft 92, 1996, Heidelberg, S. 21-30
2. Forrsberg, H., H. Hirschfeld (Hrsg): Movement Disorders in Children. In: Med. Sport. Sci., vol 36, 1992, S.21-30
3. Hörster, G.: Die Muskulatur in Sport und Medizin. Unveröff. Manuskript., Bielefeld, 1995
4. Pöhlmann, R.: Motorisches Lernen. Reinbek, 1988
5. Schewe, H.: Die Bewegung des Menschen. Stuttgart, 1988
6. Schnizer, W.: Neuromuskuläre und neurophysiologische Grundlagen. In: Drexel H., K.A. Jochheim: Lehrbuch der physikalischen Medizin und Rehabilitation. Stuttgart, 1995
7. Schuth,W., Ch. Mönig-Schuth: Warum leben wir nicht gesünder? In: Krankengymnastik, 47, Heft 9, 1995, S. 1275-1282
8. Spranger, J.: Heilen, Lindern, Trösten. In: Die Ärzte, Spiegel spezial Nr. 7,1996, S. 20-26
9. Windemuth D., Ch.G. Nentwig: Eigenständig durchgeführte postoperative Krankengymnastik – Für welche Patienten ist sie hilfreich? In: Krankengymnastik, 45, Heft 11, 1993, S. 1380-1385

Abkürzungsverzeichnis

ADL	Alltagsaktivitäten
AEK	agistisch-exzentrische Kontraktionsmaßnahme
AH	aufrechte Haltung
AHA	Aufhängeart
AHP	Aufhängepunkt
ARO	Außenrotation
A.P.	anterioposteriore Bewegung
ASTE	Ausgangsstellung
BH	Belastungshaltung
BI	Bremsimpuls
BWS	Brustwirbelsäule
C	Zervikalsegment
CT	Computertomographie
CTÜ	zervikothorakaler Übergang
EMG	Elektromyographie
ESTE	Endstellung
EXT	Extension
FT	Funktionstest
HWS	Halswirbelsäule
ISG	Iliosakralgelenk
L	Lumbalsegment
LF	Lateralflexion
li	links
Lig.	Ligamentum
LWS	Lendenwirbelsäule
MEP	motorisch evozierte Potentiale
MRT	Magnetresonanztomographie
NLG	Nervenleitgeschwindigkeit
NS	neurales System
NSB	nozizeptiver somatomotorischer Blockierungseffekt
OGE	Überlastungsödem
OPLL	Ossifikation des posterioren longitudinalen Ligaments
P	Pain
P.A.	posterioanteriore Bewegung
PB	Primärbewegung
PIR	postisometrische Relaxation
PNF	propriozeptive neuromuskuläre Fazilitation
re	rechts
R	Resistance (Widerstand)
ROT	Rotation
SLR	Straight leg raise (Lasèque)
SN	Seitneigung
SSEP	somato-sensibel evozierte Potentiale
Th	Thorakalsegment
ULNT	Upper-Limb-Neural-Test

Inhaltsverzeichnis

1. Funktionsstörungen der Halswirbelsäule aus ärztlicher Sicht

Andreas Badke

1.1 Anatomie der Halswirbelsäule

Die Halswirbelsäule (HWS) ist ein komplexes Bewegungssystem mit einer Vielzahl unterschiedlicher Komponenten. Zum Verständnis ihrer möglichen Funktionsstörungen ist eine genaue Kenntnis der Anatomie unerläßlich. Die folgende Darstellung beschränkt sich auf einige wesentliche Aspekte.

Die Halswirbelsäule gliedert sich in 7 Wirbel. Abgesehen von den beiden kranialsten Wirbeln Atlas und Axis folgen die übrigen Wirbel einem gemeinsamen Bauprinzip. Die einzelnen Wirbel stehen sowohl durch Bänder (Syndesmosen), durch Knorpelmassen (Synchondrosen) als auch durch Gelenke in Verbindung. Als Bewegungssegment wird dabei nach Junghans (1930) die Gesamtheit der verbindenden Strukturen zwischen zwei Wirbeln unter Einschluß der diesen Raum begrenzenden Flächen bezeichnet.

1.1.1 Halswirbelkörper 1 und 2

Die beiden obersten Wirbel nehmen aufgrund ihrer besonderen Form eine Sonderstellung ein. Sie unterscheiden sich bereits in ihrer Knochenentwicklung von den übrigen Wirbeln.

Atlas

Die Knochenbildung am Atlas beginnt im Bereich der Massae laterales. Die Verknöcherung des vorderen und hinteren Atlasbogens setzt erst relativ spät ein. Bei 80% der Neugeborenen ist der vordere Atlasbogen noch nicht verknöchert. Erst zwischen dem 7. und 10. Lebensjahr ist die Osteogenese abgeschlossen. Der Atlas zeigt nicht selten Varianten und Fehlbildungen, deren Kenntnis insbesondere zur Beurteilung posttraumatischer Zustände von Bedeutung ist. Neben einem unvollständigen Schluß des Foramen processus transversus werden Spaltbildungen unterschiedlichen Ausmaßes in beiden Atlasbögen beobachtet. Selten (in 0,1–0,4 %) wird eine Atlasassimilation, d.h. eine vollständige oder partielle Verschmelzung des Atlas mit dem Hinterhauptknochen, beobachtet.

In seiner normalen Form hat der Atlas keinen Wirbelkörper. Seine seitlichen Teile, die Massae laterales, sind durch zwei Bögen miteinander verbunden und tragen die Gelenkflächen. Die nach kranial gerichteten Gelenkflächen (Foveae articulares superior) haben eine ovale Form, sind von dorsal nach ventral konkav und gegen die Medianebene nach kaudal geneigt. Die unteren Gelenkflächen sind kreisförmig und flach. Seitlich an den Massae laterales liegen die Querfortsätze mit den Foramina processi transversales, durch die die Arteria vertebralis verläuft.

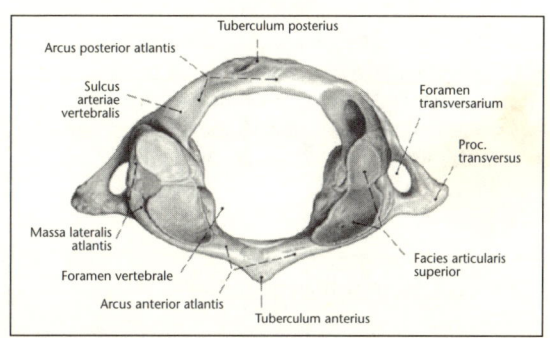

Abb. 1.1: Atlas von kranial gesehen [Sobotta: Atlas der Anatomie des Menschen, 20. Aufl. Urban & Schwarzenberg München]

Axis

Das charakteristische Merkmal des Axis ist sein zahnförmiger Fortsatz, der Dens axis. Auf der Vorderfläche des Dens liegt eine Gelenkfläche, die mit dem vorderen Atlasbogen artikuliert. Die Gelenkfläche auf der Rückseite artikuliert zum Ligamentum transversum, das an der Innenseite des Atlas entspringt und in seinem mittleren Teil aus Faserknorpel besteht. Die oberen Gelenkflächen des Axiskörpers artikulieren mit dem Atlas und sind dementsprechend konvex und nach dorso-lateral geneigt. Die unteren Gelenkfortsätze und -flächen entsprechen denen der unteren Halswirbel.

Kopfgelenke

Die Gelenke von Hinterhaupt, 1. und 2. Halswirbel werden insgesamt als Kopfgelenke bezeichnet und stellen eine funktionelle Einheit dar. Es sind die bereits beschriebenen 6 Gelenke: 2 zwischen Atlas und Hinterhaupt, die zwei lateralen Gelenke zwischen Atlas und Axis sowie die Gelenke zwischen Dens und vorderem Atlasbogen sowie Dens und Lig. transversum. Wesentliche Stabilisatoren der Kopfgelenke sind die Bänder. Die paarigen Ligamenta alaria entspringen an der Densspitze und setzen am medianen Rand der occipitalen Kondylen sowie am Rand des Foramen magnum an. Sie sind die wichtigsten Führungs- und Hemmungsbänder für Kopfbewegungen.

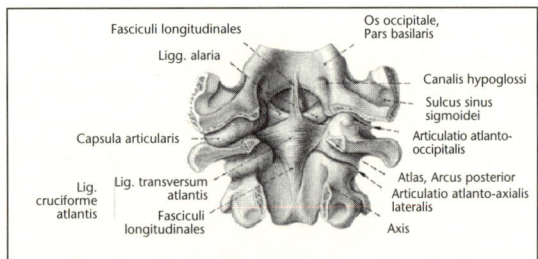

Abb. 1.2: Kopfgelenke und obere Halswirbelsäule von dorsal nach Entfernung der hinteren Anteile des Os occipitale und des Atlas [Sobotta: Atlas der Anatomie des Menschen, 20. Aufl. Urban & Schwarzenberg München]

1.1.2 Halswirbelkörper 3–7

Die Wirbel der unteren HWS bestehen aus einem queroralen Wirbelkörper, den Gelenkfortsätzen, die die Articulationes zygapophysiales bilden, dem Wirbelbogen, der in einem häufig an der Spitze zweigeteiltem Processus spinosus (Dornfortsatz) ausläuft sowie den Querfortsätzen, in deren Foramina vom 2.–6. Halswirbel die Arteria vertebralis verläuft. Die Gelenkflächen der Wirbelgelenke im Bereich der HWS sind rund bis oval und weisen eine Neigung von 45° auf. Die Kapsel der Gelenke ist schlaff. In die ventral weiten Gelenkspalten ragen meniskoide Synovialfalten hinein.

Zwischen den Wirbelkörpern befinden sich die Bandscheiben, die aus einem Gallertkern (Nucleus pulposus) und einem mehrschichtigen Faserring (Anulus fibrosus) bestehen. Dieser Aufbau erlaubt eine gleichmäßigere Druckverteilung auf die angrenzenden Wirbelkörperflächen.

Der Bandapparat der HWS besteht aus dem Lig. longitudinale anterius vor dem Wirbelkörper, dem Lig. longitudinale posterius hinter dem Wirbelkörper, den Ligg. flava (Zwischenwirbelbänder) und den Ligg. interspinalia zwischen den Dornfortsätzen.

Im Unterschied zur übrigen Wirbelsäule finden sich an der HWS an der hinteren oberen seitlichen Kante des Wirbelkörpers die Unci corporis. Diese bilden zusammen mit dem Unterrand des nächst kranialen Wirbels die Unkovertebralgelenke. Diese „Gelenke" entstehen durch horizontale Rißbildungen in der ursprünglich intakten Zwischenwirbelscheibe, die sekundär zu einer gelenkähnlichen Struktur umgebaut werden. Diese Veränderungen beginnen ab dem 10. Lebensjahr. Sie treten genau in der Mitte der Bandscheibe im gesunden Gewebe auf und setzen sich weiter in das Zentrum fort, bis der Anulus fibrosus schließlich eine durchgehende transversale Spalte aufweist.

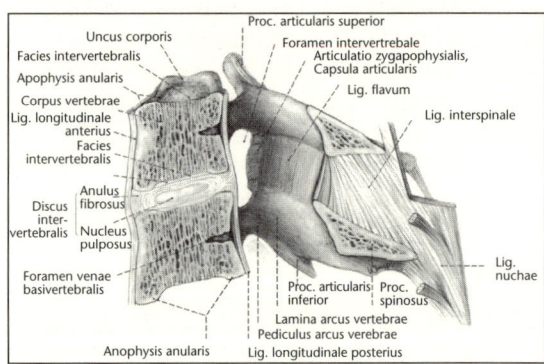

Abb. 1.3: Medianschnitt durch ein Bewegungssegment der mittleren HWS [Sobotta: Atlas der Anatomie des Menschen, 20. Aufl. Urban & Schwarzenberg München]

1.1.3 Muskulatur

Die Stabilität der HWS wird zu einem wesentlichen Teil durch die Muskulatur gewährleistet. Im Gegensatz zur lumbalen Wirbelsäule sind die Bandverbindungen der Wirbelkörper weniger straff, so daß der Muskelführung besondere Bedeutung zukommt.

Die dem Achsenskelett unmittelbar aufliegenden Muskeln werden als autochthone Muskeln bezeichnet. Sie werden von den dorsalen Ästen der Spinalnerven innerviert. Es handelt sich um kurze unisegmentale Muskeln, die der Feinregulierung der Stellung zwischen zwei Wirbelkörpern dienen, sowie um lange plurisegmentale Muskeln. Diese autochthone Muskulatur bildet mit der ventralen Halsmuskulatur eine funktionelle Einheit. Ähnlich wie das Zusammenspiel von M. erector spinae und Bauchwandmuskulatur die aufrechte Haltung des Rumpfes ermöglicht, ist das koordinierte Zusammenspiel der ventralen und dorsalen Halsmuskulatur Voraussetzung für eine aufrechte Kopfhaltung. Zur Einstellung der Kopfgelenke dienen zusätzlich die Mm. suboccipitales, bei denen eine ventrale und eine dorsale Gruppe unterschieden wird. Eine Sonderstellung nehmen der M. trapezius und der M. sternocleidomastoideus ein, die funktionell sowohl zur Schultergürtel- als auch zur Halsmuskulatur zählen.

1.1.4 Lagebeziehung zum Myelon und zu den Nervenwurzeln

Die knöcherne Begrenzung des Spinalkanals wird ventral durch die Wirbelkörperhinterwand, lateral durch die Processus articulares und dorsal durch die Wirbelbögen gebildet. Der Spinalkanal weist einen sagittalen Durchmesser von ca. 15 mm und einen Transversaldurchmesser von 20–25 mm auf.

Im Spinalkanal liegt das Rückenmark. Das im Spinalkanal liegende Myelon ist von den Rückenmarkshäuten umgeben. Zwischen Dura mater und der Wand des Spinalkanals befindet sich die Cavitas epiduralis. Diese ist dorsal weit und ventral schmal. Sie enthält neben Fettgewebe die zahlreichen Venen der Plexus venosi vertebrales. Auch die Spinalnerven sind von diesen venösen Plexus umgeben. Da sich in diesen Venen keine Klappen befinden, kann das Blut sehr rasch in alle Richtungen verschoben werden. Hierdurch können bei Bewegung entstehende Druckschwankungen im Spinalkanal durch eine rasche Volumenverschiebung ausgeglichen werden. Auf

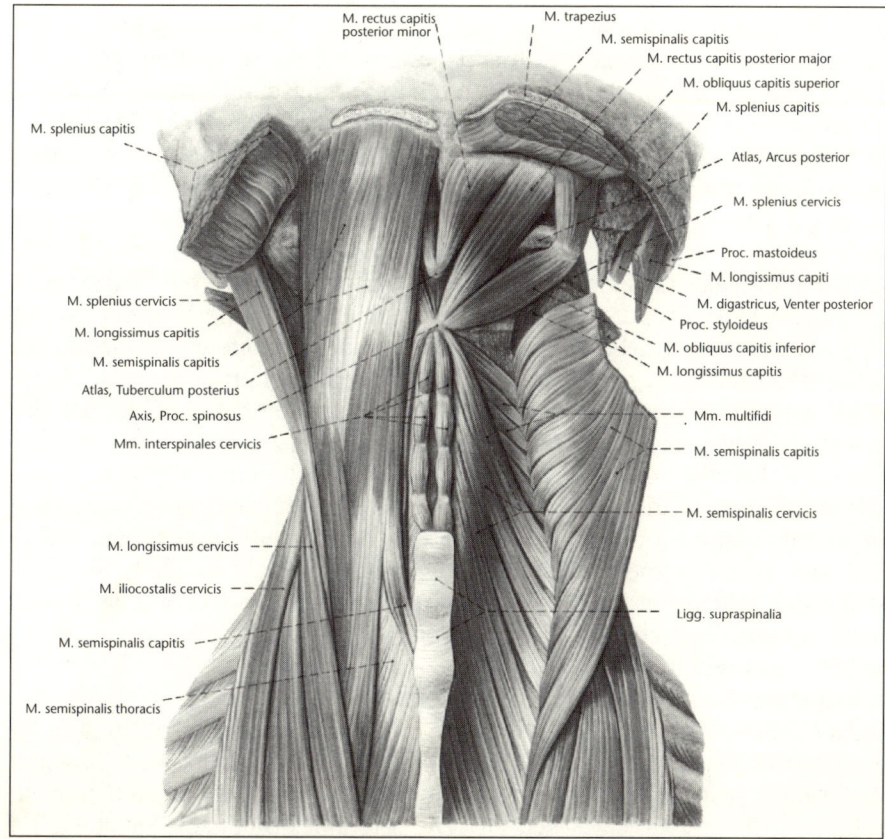

Abb. 1.4: Tiefe Nackenmuskeln und autochtone Rückenmuskeln im Nackenbereich [Sobotta: Atlas der Anatomie des Menschen, 20. Aufl. Urban & Schwarzenberg München]

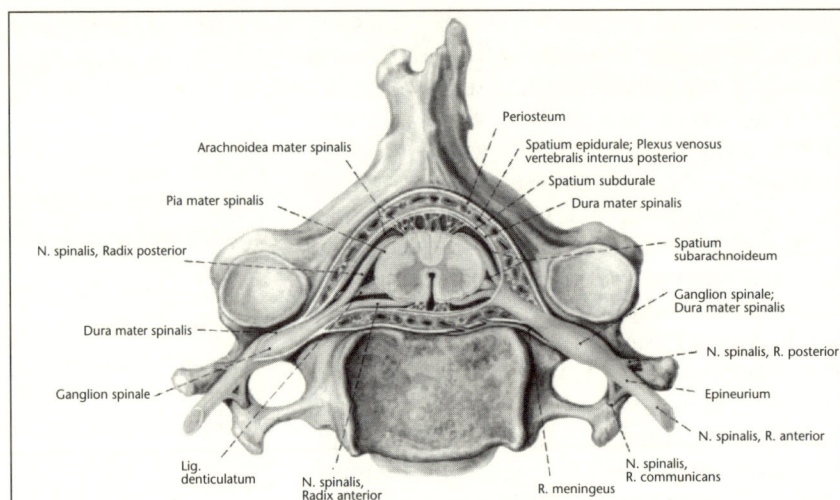

Abb. 1.5: Querschnitt durch den 5. Halswirbel [Sobotta: Atlas der Anatomie des Menschen, 20. Aufl. Urban & Schwarzenberg München]

diese Weise werden sowohl Myelon wie Spinalnerven geschützt.

Die Spinalnerven treten aus den Foramina intervertebrales aus.

1.2 Biomechanik der Halswirbelsäule

Die Kenntnis der Biomechanik bildet die Basis der Interpretation klinischer Befunde bei Funktionsstörungen der HWS. In den letzten 10 Jahren haben eine Vielzahl von experimentellen und klinischen Untersuchungen zu einem wesentlich besseren Verständnis der biomechanischen Grundlagen der Bewegungsabläufe der Halswirbelsäule geführt.

Da die HWS ein dreidimensionales Gebilde ist, müssen alle Bewegungen mit Hilfe eines dreidimensionalen Koordinatensystems beschrieben und analysiert werden. Die Hauptachsen begrenzen dabei die drei Hauptebenen des Koordinatensystems. Die physiologische Bewegung in einem Gelenk ist immer eine Rollgleitbewegung, wobei eine Rotationskomponente und eine Translationskomponente, also eine Parallelverschiebung der Gelenkflächen, unterschieden werden können. Die Wirbelsäule wird dabei dreidimensionalen Krafteinwirkungen ausgesetzt, so daß wiederum entsprechend ihrer Richtung drei Vektoren der Translation und drei Momente der Rotation entstehen. Jeder Wirbel weist somit 6 Freiheitsgrade auf, mit deren Hilfe jede Bewegung des Wirbels beschrieben werden kann (White und Panjabi 1990).

Zur Angabe des Bewegungsausmaßes unterscheidet man die physiologische von der anatomischen und der pathologischen Bewegungsgrenze. Als **physiologische Grenze** wird der maximale aktive Bewegungsausschlag um die drei Achsen bezeichnet. Als **anatomische Grenze** ist der maximale passive Bewegungsumfang definiert. Eine Bewegung über diese Grenze hinaus hat immer pathologische strukturelle Veränderungen des Organs zur Folge. Die **pathologische Bewegungsgrenze** beschreibt die Einschränkung des Bewegungsumfangs durch pathologische Prozesse.

Das Bewegungsverhalten der HWS ist ebenso wie das anderer Gelenke als viskoelastisch aufzufassen. Das bedeutet, daß der Gesamtbewegungsumfang in eine neutrale Zone und eine elastische Zone unterteilt wird. Die neutrale Zone repräsentiert dabei die Laxizität des Bewegungssegmentes um die Neutralposition herum. Die elastische Zone ist Ausdruck der zähen Phase des elastischen Verhaltens. Neuere Untersuchungen deuten darauf hin, daß der Umfang der neutralen Zone ein besserer Indikator für die Instabilität eines Segmentes darstellt als der Gesamtbewegungsumfang. Eine klinische Messung dieser Parameter der HWS-Bewegung ist derzeit nicht möglich. Sie spielen jedoch bei der In-vitro-Analyse der Bewegungsvorgänge eine wichtige Rolle.

Kopfgelenke

Die paarige Articulatio atlanto-occipitales ist als Ellipsoidgelenk aufzufassen. Sie ermöglicht eine Flexion von ca. 5° und eine Extension von ca. 20°. Die Lateralflexion um die Sagittalachse ist im Segment C0/C1 mit ca. 5° möglich. Während der Lateralflexion des Kopfes kommt es zu einem transversalen Gleiten des Atlas bedingt durch die Anspannung des Ligamentum alare. Funktionelle CT-Untersuchungen konnten zeigen, daß im atlanto- occipitalen Gelenk auch eine Rotation von ca. 5° möglich ist.

Die wichtigste Bewegung im Segment C1/C2 ist die axiale Rotation, wobei sich Kopf und Atlas um eine durch den Dens verlaufende Rotationsachse drehen. Der Bewegungsumfang liegt um 40°. Die Rotationsachse wird durch das Ligamentum transversum gesichert. Verschiedene experimentelle Arbeiten konnten zeigen, daß die Ligg. alaria entscheidende Bedeutung bei der Limitierung der Rotationsbewegung haben. Die Lateralflexion zwischen Atlas und Axis ist mit einer Rotation des Axis gekoppelt. Diese wird durch den Verlauf der Ligamenta alaria bedingt. Die Kenntnis der wesentlichen Bedeutung der Ligg. alaria hat zu neuen Ansätzen in der Interpretation des Unfallmechanismus bei Beschleunigungsverletzungen der HWS geführt (s.u.). Die axiale Rotation C1/C2 kann klinisch in maximaler Inklination des Kopfes geprüft werden, da in dieser Stellung die untere HWS nur einen kleinen Anteil zur Rotation des Kopfes beitragen kann.

Übrige Halswirbelsäule
Die Neigung der Gelenkflächen und ihre Ausrichtung bestimmen das Bewegungsausmaß der kaudalen HWS. In den unteren Segmenten ist die Gelenkflächenneigung steiler als in den kranialen Segmenten. Der Krümmungsradius der einzelnen Segmente bezüglich der Flexion/Extension ist daher in den oberen Segmenten flach, in den kaudalen Segmenten beinahe halbkreisförmig. Zahlreiche Untersuchungen haben sich damit befaßt, Normalwerte für die Beweglichkeit der einzelnen Segmente herauszuarbeiten. Die größte Beweglichkeit wurde dabei im Segment C5/C6 mit ca. 23° gemessen. Die Flexions- und Extensionsbewegungen sind von einer Translation in der z-Achse von 2–3 mm begleitet.

Allgemein ist heute anerkannt, daß keine isolierten Bewegungen an der HWS in eine Richtung möglich sind. Es finden immer Begleitbewegungen statt, die in der anglo-amerikanischen Literatur als Coupled movements bezeichnet werden. So ist an der unteren HWS die Lateralflexion zu einer Seite immer mit einer Rotation in die gleiche Richtung gekoppelt.

1.3 Diagnostik der Funktionsstörungen

Die Diagnostik der Funktionsstörungen der HWS bzw. der Funktionsstörungen nach erfolgter Akutversorgung einer HWS-Verletzung erfordert eine therapieorientierte Zuordnung der anamnestischen und klinischen Befunde zu morphologischen Veränderungen der HWS. Diese ätiologische Abklärung ist jedoch aufgrund der häufig zu beobachtenden Diskrepanz zwischen den anamnestischen und klinischen Befunden zu den morphologischen Veränderungen der HWS schwierig.

1.3.1 Anamnese

Die Wirbelsäulenanamnese sollte folgende Punkte berücksichtigen:
- allgemeine und persönliche Anamnese: Vor- oder Begleiterkrankungen, Medikation, Ergebnisse früherer Untersuchungen, bereits durchgeführte Therapie
- Beginn der Symptomatik: schleichend, akut, posttraumatisch
- bei posttraumatischen Zuständen möglichst genaue Rekonstruktion des Unfallmechanismus: z.B. Richtung und Ausmaß der Krafteinleitung
- Verlauf, Lokalisation und Charakter der Schmerzen
- Schmerzauslösung durch mechanische Faktoren: z.B. Bücken, Aufrichten, Drehen, Heben
- Schmerzauslösung durch andere Faktoren: z.B. Witterung, Feuchtigkeit
- neurologische Störungen
- psychische Störungen.

Die weit überwiegende Zahl der Patienten mit Funktionsstörungen der HWS sucht den Arzt wegen der Schmerzsymptomatik auf. Der genauen Analyse der Schmerzen kommt eine richtunggebende Funktion bei der Planung der weiteren Diagnostik zu. Bei der zervikalen Myelopathie stehen hingegen Funktionsstörungen wie Gangstörungen, Störungen der manuellen Feinmotorik im Vordergrund.

1.3.2 Klinik und Syndrome

Klinik

Die klinische Untersuchung beginnt mit der Inspektion. Hierbei können sowohl Haltungsanomalien als auch verminderte Spontanbewegungen der HWS erfaßt werden. Nach einem akuten Trauma der HWS mit posttraumatischen Nackenschmerzen müssen vor der Durchführung einer funktionellen Untersuchung der HWS knöcherne oder ligamentäre Verletzungen mit Hilfe bildgebender Verfahren ausgeschlossen werden. Bei einem Patienten, der nach einem Trauma der HWS über Schmerzen im Schulter-Nacken-Bereich klagt, besteht so lange der Verdacht auf eine Instabilität der HWS, bis das Gegenteil bewiesen ist.

Bei der klinischen Untersuchung des Patienten mit chronischen Schmerzen wird zunächst das Bewegungsausmaß (Range of motion) erfaßt. Eine exakte Analyse kann mit Hilfe von Potentiometersystemen erfolgen. Der Wert dieser Befunde im klinischen Alltag ist jedoch umstritten. Beurteilt werden sollte der Bewegungsstopp. Ein harter Stopp ist als Hinweis auf ein artikulär-arthrotisches Geschehen, ein weicher Stopp als Anzeichen für eine Muskelverkürzung zu werten.

Bei radikulären Symptomen können Provokationstests wie die axiale Stauchung oder die Auslösung eines Nervendehnungsschmerzes diagnostische Hinweise geben.

Eine exakte neurologische Untersuchung ist selbstverständlicher Bestandteil der klinischen Diagnostik.

Syndrome

Zur Klassifizierung der klinischen Befunde können verschiedene Syndrome unterschieden werden. Allerdings stellen die beschriebenen Syndrome keine klar abzugrenzenden Krankheitsbilder dar. Vielmehr zeigt die klinische Praxis, daß oft Mischbilder gefunden werden, die insbesondere bei chronischen Schmerzzuständen häufig mit einer psychovegetativen Überlagerung der Symptomatik einhergehen, so daß eine exakte ätiologische Zuordnung schwierig, wenn nicht gar unmöglich wird.

Radikuläre Syndrome

Typische Symptome sind:
- bandartige Schmerzen mit Ausstrahlung in den Hinterkopf und die Arme
- Sensibilitätsstörungen, Schwächegefühl oder Paresen in den abhängigen Muskeln, Muskelatrophien.

Charakteristisch ist die Bindung der Symptome an eine oder mehrere Nervenwurzeln. Auslösend ist eine Kompression der Nervenwurzel, z. B. durch osteochondrotische Veränderungen oder Bandscheibengewebe.

Pseudoradikuläre Syndrome

Typisch sind ausstrahlende Schmerzen ohne segmentale Zuordnung im Bereich von Haut, Muskulatur und Gelenkapparat mit dadurch bedingter Bewegungseinschränkung der HWS. Typischerweise fehlen bei den pseudoradikulären Syndromen objektivierbare neurologische Ausfallerscheinungen. Ursprungsorte dieser Syndrome sind die Bewegungssegmente der HWS, d.h. die Wirbelgelenke oder die interspinalen Ligamente.

Eine Sonderstellung nimmt das **diskogene Schmerzsyndrom** ein, das u.a. von Whitecloud (1987) beschrieben wurde. Dieses Syndrom ist gekennzeichnet durch chronische Nackenschmerzen mit Ausstrahlungen occipital, entlang des medialen Scapularandes sowie in den Schulter-Arm-Bereich. Zur Pathogenese dieser diskogenen Schmerzen werden verschiedene Hypothesen wie Freisetzung von Entzündungs- und Schmerzmediatoren in der Bandscheibe, aber auch direkte neuronal-vermittelte Schmerzreize diskutiert. In einer Vielzahl von Untersuchungen konnte nachgewiesen werden, daß die Bänder und Gelenke der zervikalen Bewegungssegmente ebenso wie der Anulus fibrosus der Bandscheiben zahlreiche Nervenenden, sowohl Nozizeptoren als auch Mechanorezeptoren, enthalten.

Vaskuläre Syndrome

Drehschwindel in Abhängigkeit von der Kopfhaltung, Sehstörungen, Sensibilitätsstörungen, Gefühlsstörungen und Schwächegefühl in den Extremitäten sind führende Symptome. Diese Syndrome werden durch Zirkulationsstörungen in den das Rückenmark versorgenden Gefäßen bis hin zur vaskulären Myopathie bedingt.

Spinale Syndrome

Symptome sind Schluck- und Sprechstörungen und inkomplette Querschnittsymptomatik. Auslösend für spinale Syndrome ist eine chronische Kompression des Spinalmarks durch eine Einengung des Spinalkanals. Diese kann sowohl knöchern durch Spondylophyten als auch durch sich vorwölbendes oder vorgefallenes Bandscheibengewebe oder Tumoren der HWS bedingt sein.

1.3.3 Bildgebende Diagnostik

Nativaufnahmen der Halswirbelsäule

Grundlage der radiologischen Diagnostik der HWS bilden die konventionellen Röntgenbilder in zwei Ebenen. Bei der seitlichen Aufnahme ist darauf zu achten, daß der zervikothorakale Übergang vollständig dargestellt ist. Gelingt dies aufgrund der Schulterüberlagerung nicht, müssen Spezialaufnahmen, z.B. in Fechterstellung, angefertigt werden. Besteht der Verdacht auf eine Wurzelkompression, sind zusätzlich Schrägaufnahmen in einem Winkel von 45° zur koronaren Ebene erforderlich.

Deckplatten des Wirbelkörpers und zur Osteophytenbildung. Dieses Bild wird als Osteochondrose bezeichnet.

Spondylose

Die Spondylose ist durch Osteophytenbildung am Wirbelkörper charakterisiert. Diese Osteophyten entstehen bei degenerativen Prozessen meist durch einen Verschleiß der äußeren Anteile des Anulus fibrosus mit Auswanderung von Diskusmaterial und konsekutiver Ossifikation. Differentialdiagnostisch müssen diese Osteophyten von den Syndesmophyten des Morbus Bechterew abgegrenzt werden, die schmäler imponieren und meist innerhalb des Anulus liegen.

Spondylarthrose

Die Spondylarthrose ist definiert als Degeneration der Wirbelbogengelenke. Ähnlich wie bei anderen Gelenken zeigt sich die Arthrose

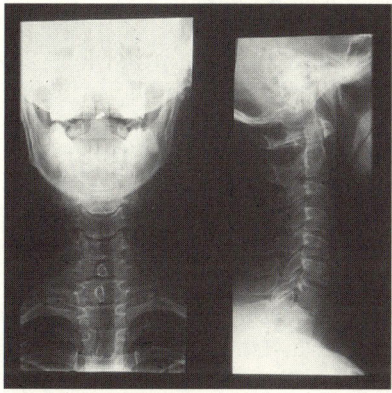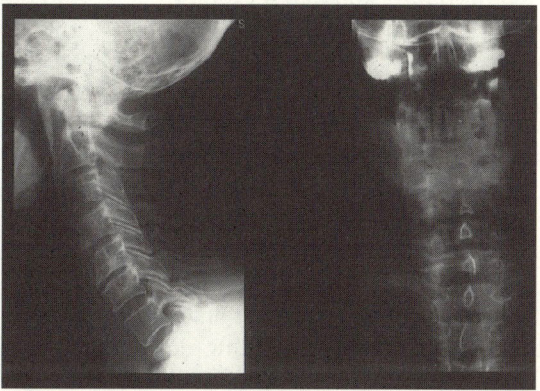

Abb. 1.6: Nativaufnahmen einer gesunden Halswirbelsäule [Badke]

Im folgenden werden die häufigsten radiologischen Befunde bei Funktionsstörungen der HWS kurz skizziert.

Chondrose, Osteochondrose

Als Chondrose wird eine Höhenminderung des Zwischenwirbelraumes bezeichnet. Ursächlich ist eine Dehydratation der Bandscheibe. Da dieser Wasserverlust des Bandscheibengewebes ein mit steigendem Alter physiologisch zu beobachtender Vorgang ist, können Chondrosen bereits ab der 2. Lebensdekade beobachtet werden. Innerhalb der Bandscheibe können Vakuumphänomene als Ausdruck eines Gaseinschlusses, v.a. Stickstoff, auftreten. Bei fortschreitender Degeneration kommt es zu einer knöchernen Reaktion mit einer vermehrten Sklerosierung der Grund- und

radiologisch durch eine Verschmälerung des Gelenkspaltes, subchondraler Sklerosierung und einer Osteophytenbildung. Selten ist eine Subluxation nachzuweisen. Zu einer exakten Beurteilung der Gelenke sind die Schrägaufnahmen der HWS hilfreich.

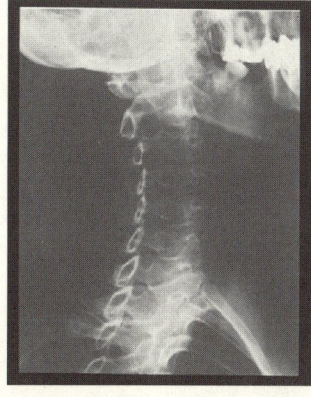

Abb. 1.7: Nativaufnahme einer degenerativ veränderten Halswirbelsäule, Osteochondrose bei C5/6 [Badke]

Unkarthrose

Als Unkarthrose werden degenerative Veränderungen im Bereich der Unkovertebralgelenke bezeichnet. Sie sind häufig assoziiert mit einer Osteochondrose des Intervertebralraumes. Bei einer ausgeprägten Osteophytenbildung in Richtung Foramina transversalia kann die A. vertebralis eingeeengt werden.

Spinalkanalstenose

Stenosen des Spinalkanals können durch verschiedene Faktoren bedingt sein. Als Stenose wird eine Einengung auf 13 mm im Sagittaldurchmesser bezeichnet. Die Nativaufnahmen eignen sich zur Darstellung knöchern bedingter Stenosen.

OPLL (Ossifikation des posterioren longitudinalen Ligaments)

Diese Ossifikationen hinter dem Wirbelkörper können segmental oder diffus auftreten. Die Ätiologie dieser am häufigsten bei der japanischen Bevölkerung zu beobachtenden Veränderungen ist noch nicht abschließend geklärt.

Schnittbildverfahren

Im Rahmen der weiterführenden bildgebenden Diagnostik, insbesondere bei dem nativradiologisch bestehenden Verdacht auf pathologische Veränderungen der Bandscheiben oder des Myelons, ist die Magnetresonanztomographie (MRT) heute die Untersuchung der ersten Wahl. Aufgrund der exakten Darstellung der Weichteile können im MRT **Diskusprotrusionen** und **-hernien** insbesondere in ihrer Beziehung zum Myelon exakt beurteilt werden. Die klinische Wertigkeit insbesondere der Protrusionen der Bandscheibe ist jedoch schwierig einzuschätzen. So fanden Teresi et al. (1987) bei 100 zur Untersuchung des Larynx zugewiesenen Patienten, die von Seiten der HWS völlig beschwerdefrei waren, bei 20% der 45–54jährigen Patienten Protrusionen oder Diskushernien unterschiedlicher Ausprägung.

Veränderungen des Myelons wie Ödeme, Einblutungen oder Höhlenbildungen im Sinne einer **Syringomyelie** sind im MRT mit hoher Sicherheit zu erfassen.

Auch die **tumorösen** Veränderungen im Bereich der Wirbelkörper können insbesondere in ihrer Ausdehnung in den Spinalkanal oder die umgebenden Weichteile exakt dargestellt werden, was für die Planung einer operativen Therapie unverzichtbar ist.

Die Computertomographie ist in ihrer diagnostischen Wertigkeit insbesondere bei chronischen Funktionsstörungen der HWS durch das MRT weitgehend zurückgedrängt worden. Sie hat jedoch in der Akutdiagnostik nach einem Trauma zur Darstellung einer knöchernen Verletzung ihren festen Platz.

Radiologische Funktionsdiagnostik

Die sagittalen Funktionsaufnahmen in maximaler aktiver Inklination und Reklination dienen zur Objektivierung einer Instabilität oder Blockierung eines Segmentes.

Von Penning wurde 1978 ein Verfahren zur exakten Bildanalyse angegeben, das eine genaue Erfassung der Beweglichkeit eines Segmentes erlaubt. Das dorsale Klaffen eines Intervertebralraumes weist auf einen **dorsalen Diskusprolaps** hin. Oberhalb eines geschädigten Segmentes kann häufig eine oligosegmentale Streckhaltung nachgewiesen werden (Günzsches Zeichen). **Segmenthypermobilitäten** können durch Dorsalverschiebung des Wirbels in Retroflexion und Ventralverschiebung in

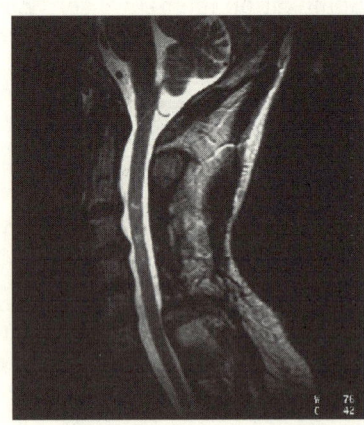

Abb. 1.8:
Im MRT gut sichtbare Protrusion mehrerer mit Bandscheibenetagen mit Rückenmarksödem. Patient mit inkompletter Tetraplegie [Badke]

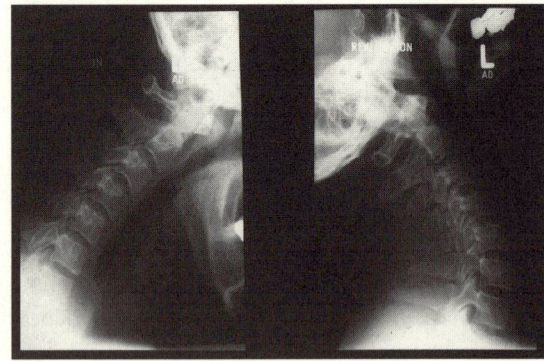

Abb. 1.9: Seitliche Funktionsaufnahmen der HWS [Badke]

Anteflexion nachgewiesen werden. Kommt es in einem Segment jedoch bei Retro- und Anteflexion zu einer Transversalverschiebung des Wirbelkörpers ohne wesentliche Flexion (Schubladenphänomen), so liegt nach Olson (1976) eine **Gleitinstabilität** des Segmentes vor. Diese kann zu einer Überbeanspruchung der autochthonen Muskulatur mit konsekutiven Myalgien führen.

Bezüglich der **Kopfgelenke** existiert eine Vielzahl von Tests und Hilfslinien, die den Nachweis einer Instabilität dieses Segmentes ermöglichen sollen. Hierzu werden zusätzlich zu den Aufnahmen in Retro- und Anteflexion noch Aufnahmen im a.-p.-Strahlengang in Seitneigung sowie in Rotation angefertigt. Wegen der kleinen zu messenden Distanzen und der dadurch drohenden Meßungenauigkeit konnte sich keines dieser Verfahren im Alltag durchsetzen.

Mit der von Dvorak (1987) angegebenen funktionellen CT-Untersuchung der oberen HWS steht ein neues, jedoch aufwendiges Konzept zur Diagnose einer Instabilität der Kopfgelenke zur Verfügung. Insbesondere zur Abklärung therapierefraktärer Schmerzen nach Beschleunigungsverletzungen kann dieses Verfahren Hinweise zur Ätiologie der Schmerzen geben.

1.3.4 Neurophysiologische Diagnostik

Bei Verdacht auf eine neurologische Ursache der bestehenden Funktionsstörungen, der zunächst durch die klinisch-neurologische Untersuchung zu erhärten ist, sind weitere neurophysiologische Untersuchungen indiziert.

Bei der Diagnostik der Wurzelläsionen sind das konventionelle EMG der Kennmuskeln sowie die Messung der Nervenleitgeschwindigkeit die Untersuchungen der ersten Wahl. Zur Beurteilung einer Myelopathie steht insbesondere zur Verlaufsbeobachtung und Indikationsstellung zur Operation bei engem Spinalkanal die Ableitung der evozierten Potentiale im Vordergrund.

Neurographie (NLG)
Die Indikation zur Neurographie (Messung der Nervenleitgeschwindigkeit) ergibt sich aus der Differentialdiagnose zwischen Radiku-

lopathie und peripherem Nervenkompressionssyndrom.

Elektromyographie (EMG)
Bei Verdacht auf Radikulopathie kann das EMG der Kennmuskeln zur Höhenlokalisation beitragen. Außerdem kann eine Klärung des Zeitverlaufes der Nervenschädigung erfolgen.

Der Stellenwert des EMG der Nackenmuskulatur bei pseudoradikulären Symptomen ist in der Diskussion. In neueren Arbeiten wurde versucht, durch eine sonographische Kontrolle der Elektrodenplazierung eine bessere Standardisierung zu erreichen, die eine gezieltere Aussage über eine bestehende Dysfunktion einzelner Teile der autochthonen Muskulatur ermöglicht. Im klinischen Alltag konnte sich jedoch dieses Verfahren noch nicht durchsetzen.

Motorisch evozierte Potentiale (MEP)
Eine Indikation zur Ableitung der MEP besteht bei Verdacht auf zervikale Radikulopathie oder zervikale Myelopathie. Durch Ableitung der MEP der unteren Extremität können Schädigungen der Pyramidenbahnen objektiviert werden.

Somato-sensibel evozierte Potentiale (SSEP)
Die Ableitung der SSEP ermöglicht die Abklärung einer Beteiligung der afferenten Leitungsbahnen bei Verdacht auf zervikale Myelopathie.

1.4 Krankheitsbilder

Im folgenden werden die häufigsten Krankheitsbilder und ihre Therapieformen dargestellt. Insbesondere wird auf eine Darstellung der zahlreichen Syndrome aus dem rheumatologischen Formenkreis verzichtet. Hinsichtlich der funktionellen und operativen Therapie ergeben sich in diesen Fällen zahlreiche Parallelen zu den degenerativen Erkrankungen. Zur medikamentösen Therapie wird auf die einschlägigen rheumatologischen Lehrbücher verwiesen.

1.4.1 Beschleunigungsverletzungen der Halswirbelsäule (Whiplash injury)

Aufgrund des zunehmenden Straßenverkehrs haben die Beschleunigungsverletzungen der HWS deutlich zugenommen. Ein wesentlicher Teil der Schmerzensgeldforderungen nach Verkehrsunfällen wird heute mit Beschwerden nach einem „Schleudertrauma" der HWS begründet. Die therapeutischen Ansätze sind so vielfältig wie die Theorien über die biomechanischen Abläufe während des Unfalls oder die zugrundeliegenden pathologischen Veränderungen an der HWS.

Der Begriff „Schleudertrauma" sollte heute nicht mehr verwendet werden. In diesem Begriff wird eine ungenaue Beschreibung des Verletzungsmechanismus mit der vermuteten Läsion der HWS vermengt. Hinsichtlich des Unfallmechanismus muß zwischen isolierten Beschleunigungsverletzungen und Abknicktraumen infolge eines Kopfanpralls unterschieden werden. Diese Verletzungsmechanismen führen zu unterschiedlichen Formen der Krafteinleitung auf die HWS und somit zu unterschiedlichen Verletzungsmustern.

Biomechanische Studien zur Beschleunigungsverletzung haben gezeigt, daß bei der isolierten Beschleunigungsverletzung der HWS einer Schädigung der Kopfgelenke eine besondere Bedeutung zukommt. Im Initialstadium der Verletzung kommt es beim Heckanprall zu einer Hypertranslation zwischen C1 und C2. So konnten verschiedene Autoren Verletzungen der Ligamenta alaria oder der kurzen Nackenmuskeln in diesem Bereich nachweisen. Die durch diese Verletzungen hervorgerufene Störung der Propriozeption könnte eine Erklärung für die häufig zu beobachtenden posttraumatischen Gleichgewichtsstörungen liefern. Andere Autoren konnten demgegenüber in Autopsiestudien auch an den Bandscheiben der unteren HWS Mikroläsionen nach Beschleunigungsverletzungen darstellen. Experimentell konnten auch mikroskopisch sichtbare Läsionen neuronaler Strukturen wie z.B. der Spinalganglien erzeugt werden. Es ist jedoch fraglich, ob die oben beschriebenen Mikroläsionen zur Erklärung der posttraumatischen Symptome herangezogen werden können, wenn umgekehrt Patienten mit erheblichen radiologisch zu dokumentierenden Veränderungen der Bandscheibe keinerlei klinische Symptomatik aufweisen. Zusammenfassend bleibt festzuhalten, daß bei dem gegenwärtigen Stand der Forschung kein einheitliches pathomorphologisches Substrat der beobachteten Symptomatik nach Beschleunigungsverletzungen festzustellen ist. Ein wesentliches Ziel der Forschung ist ebenso wie im Bereich der übrigen Wirbelsäule eine ätiologische Zuordnung der Schmerzen.

Symptome, Einteilung

Klinisch sind nach einer Beschleunigungsverletzung der HWS verschiedene Symptome zu beobachten. Am häufigsten werden Nackenschmerzen in unterschiedlicher Lokalisation und Intensität beobachtet. Diese können von Kopfschmerzen, Schwindel, Schmerzausstrahlungen in die Schultern und Arme, Gefühlsstörungen der oberen Extremitäten oder

Schweregrade der HWS-Distorsion nach Erdmann

	Grad I	Grad II	Grad III
schmerzfreies Intervall	• häufig • 12–16 h	• seltener • 4–8 h	nicht vorhanden
totale Haltungsinsuffizienz	nicht vorhanden	fehlt als Sofortphänomen, selten nachträglich	immer sofort vorhanden
primäre Parästhesien	selten	fehlen	vorhanden
primäre Verletzungsmerkmale im Röntgenbild	fehlen	fehlen	vorhanden
sekundäre Verletzungsmerkmale im Röntgenbild	fehlen	bisweilen	vorhanden

Schluckstörungen begleitet sein. Bei der klinischen Untersuchung finden sich Myogelosen der zervikalen Muskulatur und segmentale Blockierungen. Neurologische Symptome werden seltener nachgewiesen. Die Nativaufnahmen der HWS zeigen keine morphologisch faßbaren posttraumatischen Veränderungen. Durch Funktionsaufnahmen ist eine segmentale Instabilität auszuschließen.

Zur Beschreibung des Schweregrades einer HWS-Distorsion wird im deutschen Sprachraum häufig die Einteilung nach Erdmann (1973) verwendet. Es werden hier drei Schweregrade unterschieden, wobei in diagnostischer Hinsicht bei der Differenzierung von Grad I und II dem beschwerdefreien Intervall besondere Bedeutung zukommt. Die Einteilung zeigt die Tabelle.

Im Rahmen einer mehrere tausend Patienten umfassenden Kohortenstudie sowie einer ausgedehnten Literaturanalyse hat die Quebec Task Force of Whiplash-Associated Disorders folgendes Einteilungsschema zur Einschätzung des Schweregrades der Verletzung vorgeschlagen:

- Grad I: Nackenschmerzen ohne klinisch nachweisbare pathologische Befunde
- Grad II: Nackenschmerzen und motorische Symptome, z.B. Bewegungseinschränkung, Fehlhaltung
- Grad III: Nackenschmerzen und neurologische Ausfälle

Das Vorliegen von Kopfschmerzen, Schwindel, Dysphagie hat keinen Einfluß auf die Gradeinteilung.

Therapie

Aufgrund der Tatsache, daß meist kein morphologisches Korrelat zu dem posttraumatischen Symptomenkomplex gefunden werden kann, konnte bislang kein allgemein anerkanntes Therapieregime angegeben werden. Unter den vielen hundert von der Quebec Task Force analysierten Publikationen berichteten nur wenige über Therapiestudien, die wissenschaftlichen Ansprüchen genügen. Aus diesen Arbeiten kann gefolgert werden, daß eine Ruhigstellung der HWS mit einer Schanzschen Krawatte allenfalls kurzfristig in der akuten Schmerzphase sinnvoll ist. Die Krawatte sollte so rasch wie möglich entfernt werden. Außerdem kommt einer adäquaten Analgesie in der ersten posttraumatischen Phase eine wesentliche Bedeutung zu. Ob und in welcher Form eine

physiotherapeutische Behandlung zu einer Verringerung der Rate an chronischen Beschwerden nach einer Beschleunigungsverletzung führen kann, bedarf der wissenschaftlichen Aufarbeitung. Die große Mehrzahl der Patienten wird unabhängig von der durchgeführten Therapie in wenigen Wochen beschwerdefrei. Wenn nach 6–8 Wochen noch keine Beschwerdefreiheit eingetreten ist, sollte die Indikation zu weiterführenden diagnostischen Maßnahmen, z.B. MRT und neurophysiologische Diagnostik, überprüft werden.

1.4.2 Ossäre und ligamentäre Verletzungen der Halswirbelsäule

Verletzungen von Halswirbelkörper 1 und 2

Verletzungen der beiden kranialen Wirbel entstehen in der Regel durch schwere Traumen, z.B. bei Verkehrsunfällen oder Stürzen aus großer Höhe.

Die Frakturen des Atlas machen in den verschiedenen epidemiologischen Untersuchungen zwischen 2 und 13% der HWS-Verletzungen aus. Es handelt sich meist um Frakturen im Bereich des vorderen oder hinteren Bogens. Kombinierte Frakturen des vorderen und hinteren Atlasbogens werden als Jefferson-Frakturen bezeichnet. Diese entstehen, indem bei großer axialer Krafteinwirkung auf die HWS der Atlasbogen gesprengt wird.

Die Frakturen des 2. Halswirbels finden sich bei ca. 20% der Patienten mit HWS-Verletzungen. Über die Hälfte dieser Frakturen betreffen den Dens. Bei Kindern unter 7 Jahren ist die Densfraktur mit über 70% die häufigste HWS-Verletzung. Die Stabilität einer Densfraktur hängt von ihrer Lokalisation und vom Grad der Dislokation ab. 12–33% der Densfrakturen gehen mit einer Rückenmarkschädigung einher. Bei ca. einem Viertel der Frakturen des Axis handelt es sich um beidseitige Frakturen des Wirbelbogens (Hangman fracture).

Die konservative Therapie der instabilen Frakturen des 1. und 2. Halswirbels besteht in der Ruhigstellung der HWS mit dem Halo-Fixateur oder dem Minerva-Gipsverband (s.u.). Die Dauer der Ruhigstellung richtet sich nach dem Frakturtyp und beträgt zwischen 8 und 12 Wochen. Nur in Ausnahmefällen, z.B. isolierte Fraktur des hinteren Atlasbogens, kann eine Ruhigstellung mit einer halbstarren Krawatte ausreichend sein. Bei Frakturen, die stark redislokationsgefährdet sind, ist eine operative Stabilisierung durch Schrauben indiziert. Instabile Jefferson-Frakturen können mit einer Schrauben-Spondylodese C1/C2 versorgt werden. Der Nachteil dieses Verfahrens liegt in der Aufhebung der atlanto-axialen Rotation und der Traumatisierung der kurzen oberen Nackenmuskeln durch den dorsalen Zugang.

Frakturen und Luxationen der unteren Halswirbelsäule

Etwa 80% der HWS-Verletzungen betreffen die Segmente C2/C3–C7/Th1. Nach großen epidemiologischen Studien sind ca. 30% dieser Verletzungen mit kompletten Querschnittlähmungen und ca. 40% mit inkompletten Querschnittlähmungen oder radikulären Ausfällen vergesellschaftet. Die Unfallmechanismen sind Flexion, Distraktion und Rotation einerseits und axiale Kompression und Extension andererseits. In Kombination mit anatomischen Kriterien können so Verletzungen der vorderen Elemente (Wirbelkörper) durch Kompression, Verletzungen der hinteren Elemente durch Distraktion und Kombinationsverletzungen unterschieden werden.

Das therapeutische Vorgehen orientiert sich an der Stabilität der Verletzung. Ossär oder ligamentär instabile Verletzungen werden überwiegend operativ stabilisiert. Dies kann durch eine ventrale Spondylodese mit Ausräumung der Bandscheibe, Einbringen eines Knochenspans und Stabilisierung mit einer Platte erfolgen. Je nach Verletzungstyp erfolgt die Fusion mono- oder mehrsegmental. Alternativ zum

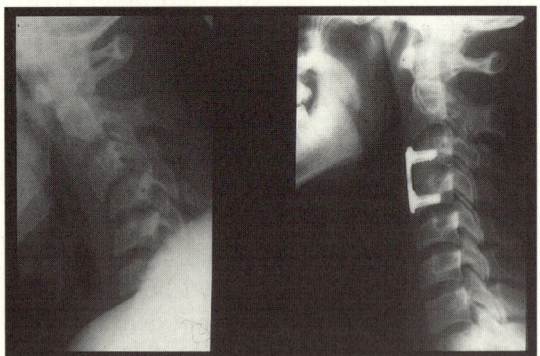

Abb. 1.10: Subluxation der HWK3/4, ventrale Spondylodese mit Beckenkammspan und Platte [Badke]

ventralen Vorgehen ist auch eine Stabilisierung über einen dorsalen Zugang möglich. Ziel der operativen Therapie ist eine Dekompression des Rückenmarks und eine stabile Fusion der betroffenen Segmente, um eine frühzeitige Übungsbehandlung zu ermöglichen. Der Vorteil des ventralen Zugangs liegt in der fehlenden operativen Traumatisierung der Nackenmuskulatur.

Die Auswirkungen einer Fusion eines oder mehrerer Segmente auf die übrigen Segmente der HWS sind noch nicht eindeutig geklärt. Einige Autoren konnten bei Langzeituntersuchungen eine Zunahme der Bandscheibendegeneration in den benachbarten Segmenten nachweisen. Ob diese durch eine kompensatorische Hypermobilität dieser Segmente bedingt ist, ist Gegenstand der Forschung.

1.4.3 Hilfsmittel zur Ruhigstellung der Halswirbelsäule

Verschiedene Hilfsmittel ermöglichen eine äußere Ruhigstellung der Halswirbelsäule.

Die weitestgehende Bewegungseinschränkung wird mit einem Kopf-Hals-Thorax-Gips oder Minerva-Gips erreicht. Der gleiche Effekt kann mit einem Halo-Fixateur erzielt werden. Hierbei wird am Kopf ein Ring fixiert, der wiederum durch ein Stabsystem mit einer Thoraxweste verbunden ist. Beide Systeme dienen in erster Linie zur konservativen Behandlung der Verletzungen des ersten und zweiten Halswirbelkörpers. Hierbei wirkt sich v.a. die mit diesen Systemen zu erreichende weitgehende Ausschaltung der Kopfrotation aus. Bei liegendem Halo-Fixateur können die Patienten mobilisiert und bei gesicherter häuslicher Versorgung ambulant behandelt werden. Nach Entfernung der oft über mehrere Monate notwendigen Fixation ist eine intensive physiotherapeutische Behandlung erforderlich.

Eine weniger ausgeprägte äußere Fixation ist mit einer starren Halskrawatte möglich. Je nach Modell wird eine Reduktion von Flexion und Extension auf 20–40 %, der Rotation auf 27–62 % und der Seitneigung auf 40–69 % der Norm erreicht (Askins et al, Spine vol. 22 1193–1198). Hauptindikationen zur Anlage einer starren Krawatte sind die Notfallstabilisierung am Unfallort und die kurzfristige äußere Schienung nach operativer Stabilisierung einer HWS-Verletzung.

Die „weichen Halskrawatten" oder Schanz-Krawatten in ihren vielfachen Ausführungen sind zur Ruhigstellung der Halswirbelsäule nicht geeignet. Aufgrund des zu geringen mechanischen Widerstandes wird durch diese Hilfsmittel keine relevante Reduktion der HWS-Beweglichkeit erreicht. Die Indikation in der Traumatologie beschränkt sich daher auf Verletzungen, bei denen keine Instabilität der HWS nachgewiesen wurde. Der therapeutische Wert der Schanz-Krawatte bei diesen Verletzungen ist jedoch umstritten. In keiner wissenschaftlich verwertbaren Studie konnte ein positiver therapeutischer Effekt dokumentiert werden. Vielmehr zeigten mehrere Untersuchungen, daß die Schmerzen nach einer Beschleunigungsverletzung unter Behandlung mit einer Krawatte in vielen Fällen eher länger andauern als ohne diese Art der Ruhigstellung. Aus diesem Grund empfehlen mehrere Autoren, auf eine Therapie mit einer Schanz-Krawatte ganz zu verzichten oder die Therapiedauer zumindestens so kurz wie möglich zu halten.

1.4.4 Degenerative Erkrankungen

Die degenerativen Veränderungen der HWS stellen neben den posttraumatischen Zuständen die häufigsten Ursachen von Funktionsstörungen der HWS dar. Ätiologisch spielen bei der Entwicklung einer Spondylose der HWS neben den altersbedingten Abnutzungserscheinungen sowohl berufsbedingte Mehrbelastungen als auch Sport und andere Freizeitbeschäftigungen eine Rolle. Bei Frauen kommt es zwischen dem 30. und 40. Lebensjahr am häufigsten zu wirbelsäulenbedingten Beschwerden, bei Männern treten sie ab dem 60. Lebensjahr am deutlichsten in Erscheinung. Klinisch handelt es sich zumeist um pseudoradikuläre Syndrome. Bei fortgeschrittenen Krankheitsbildern kommen radikuläre Symptome infolge einer Kompression der Nervenwurzeln oder eine Myelopathie bei Einengung des Spinalkanals hinzu. Nativradiologisch finden sich die oben beschriebenen Veränderungen. Besteht der Verdacht auf eine Bandscheibenerkrankung, sollte eine MRT angefertigt werden.

Die Therapie der degenerativ bedingten Funktionsstörungen der HWS gliedert sich in drei Bereiche:
- funktionelle Behandlung
  - Physiotherapie
  - physikalische Therapie
  - Ergotherapie
  - manuelle Therapie
  - medikamentöse Therapie
- Injektionstherapie
  - Quaddel
  - Triggerpunktinjektion
  - Nervenblockaden inkl. Stellatumblockade
  - Wurzelblockade
  - Facetteninfiltration

Differentialindikation bei degenerativen HWS-Erkrankungen

Diagnose	Ebene	Therapie
strukturelle Diagnosen: • Intervertebralgelenksarthrose • enges Foramen intervertebrale • Diskushernie • segmentale Instabilität	Struktur	• strukturelle Therapie = Operation • funktionelle Therapie
funktionelle Diagnosen: • Verkürzung einzelner Muskeln • Abschwächung einzelner Muskeln • Pathologische Haltungs- und Bewegungsmuster	Funktion	funktionelle Therapie
Schmerz-Diagnosen: • Phase I: Nozireaktion • Phase II: muskuläre Dysbalance • Phase III: Reconditioning	Schmerz	• Schmerztherapie • funktionelle Therapie

Aus W. Schneider, J. Dvorak: Die funktionelle Behandlung der Erkrankungen und Verletzungen der Halswirbelsäule. Orthopäde (1996) 25: S. 519–523

• chirurgische Therapie
  – ventrale Diskektomie und Spondylodese
  – dorsale Spondylodese
  – Laminektomie.

Zur Orientierung bezüglich der Differential-indikation der verschiedenen Behandlungs-maßnahmen kann die von Schneider und Dvorak angegebene Einteilung verwendet werden.

Ziel der funktionellen Behandlung ist es, Funktionsstörungen zu verbessern und Schmerzen zu lindern. Die Therapie muß insbesondere auf der Schmerzebene phasengerecht erfolgen, um eine Chronifizierung der Beschwerden zu vermeiden. Bei bestehenden strukturellen Veränderungen, die keiner strukturellen Therapie zugeführt werden können und somit funktionell zu behandeln sind, kommt der richtigen Dosierung der Physiotherapie entscheidende Bedeutung zu. Die therapeutische Breite zwischen trainingsintensivem Handeln und der Auslösung einer Schmerzreaktion ist hier sehr gering. Die gute Kommunikation zwischen Arzt und Physiotherapeut ist hier von besonderer Bedeutung.

Im Rahmen der Schmerzbehandlung hat die Injektionstherapie in der Hand des geübten und erfahrenen Therapeuten einen festen Platz. Sie dient der schnelleren und gezielten Beschwerdelinderung und ermöglicht so eine frühere Rehabilitation. Im Rahmen der Diagnostik kann eine Injektionsbehandlung zur Lokalisation des schmerzgenerierenden Segmentes wichtige Informationen liefern.

Die Indikation zu einem operativen Vorgehen ergibt sich aus folgender Trias:
• therapieresistente Schmerzen
• klinisch nachgewiesene und lokalisierbare Symptome
• mit bildgebender Verfahren darstellbare strukturelle pathologische Veränderungen.

Ziel der operativen Therapie bei kompressionsbedingten Syndromen ist die möglichst sichere Dekompression der neuralen Strukturen. Hierzu stehen in Abhängigkeit von der anzugehenden morphologischen Veränderung, z.B. Bandscheibenvorfall, Unkovertebralarthrose oder enger Spinalkanal, verschiedene Verfahren zur Verfügung. Vom ventralen Zugang aus kann eine Diskektomie durchgeführt werden. In welchen Fällen hierbei gleichzeitig eine Fusion des betroffenen Segmentes erfolgen sollte, ist Gegenstand der Diskussion. Eine gezielte Dekompression einer Nervenwurzel kann mit einer Unkoforaminotomie, d.h. Resektion des Processus uncovertebralis, erreicht werden. Beim engen Spinalkanal und bestehender Myelopathie ist eine Laminektomie, d.h. Entfernung des Wirbelbogens indiziert, die in unterschiedlicher Ausdehnung mono- oder mehrsegmental durchgeführt werden kann. Eine Indikation zur Fusion der betroffenen Segmente besteht bei therapieresistenten Schmerzen bei Arthrose der Intervertebralgelenke. Gleiches gilt für diskogene Schmerzsyndrome.

Die Aufstellung genereller Regeln für den Ablauf einer postoperativen Therapie ist aufgrund der Verschiedenartigkeit der Verfahren und der in jedem Einzelfall anderen Voraussetzungen hinsichtlich der bestehenden Veränderungen an den übrigen Segmenten der HWS nicht möglich. Für die konservative Behandlung der postoperativen Funktionsstörungen gilt in besonderer Weise, daß die Abstimmung von Art und Intensität der Behandlung zwischen Physiotherapeut und Operateur in jedem Einzelfall eine unabdingbare Voraussetzung für den Therapieerfolg ist.

1.5   Weiterführende Literatur

1. Dvorak J, Hayek I, Zehnden R: CT-functional diagnostics of the rotatory instability of upper cervical spine. II. An evaluation on healthy adults and patients with suspected instability. Spine (1987) 12, 726-731
2. Dvorak J: Klinische und apparative Diagnostik der Halswirbelsäule. Orthopäde (1996) 25, 505-511
3. Dvorak J et al.: Manuelle Medizin. Therapie. Thieme Stuttgart 1996
4. Erdmann B: Schleuderverletzung der Halswirbelsäule. In: Die Wirbelsäule in Forschung und Praxis, Bd. 56 (1973), 28-39
5. Goldhahn WE et al.: Degenerative Erkrankungen der Halswirbelsäule. Hippokrates Stuttgart 1994
6. Grifka J: Injektionstherapie bei Zervikalsyndrom. Orthopäde (1996) 25, 524-532
7. Hodler J: Degenerative Veränderungen der Halswirbelsäule – Bildgebung. Orthopäde (1996) 25, 512-518
8. Olson TH et al.: Vertebral motion in spondylolisthesis. Acta radiol. diagn. (1976) 17, 861-868
9. Penning L: Hypertranslation des Kopfes nach hinten: Teile des Schleuderverletzungsmechanismus der HWS? Orthopäde (1994) 23, 268-274
10. Whitecloud III TS et al.: Cervical Discogenic Syndrome. Results of Operative Intervention in Patients with Positive Discography. Spine (1987) 12, 313-316
11. Spitzner WO et al.: Scientific Monograph of the Quebec Task Force on Whiplash-Associated Disorders: Redefining „Whiplash" and its management. Spine (1995) 20, 8S
12. Szyszkowitz R, Schleifer P (Hrsg.): Verletzungen der Wirbelsäule. Verlag Hans Huber 1995
13. Teresi LM et al.: Asymptomatic degenerative disk disease and spondylosis of the cervical spine: MR imaging. Radiology (1987) 164, 83
14. Töndury G, Tillmann B: Anatomie des Rumpfes. In: Rauber/Kopsch: Anatomie des Menschen, Band I, Thieme Stuttgart New York 1987
15. Walz F: Biomechanische Aspekte der HWS - Verletzungen. Orthopäde (1994) 23, 262-267
16. White AA, Panjabi MM: Clinical biomechanics of the spine, 2nd ed. JB Lippincott Philadelphia 1990

2. Physiotherapeutischer Befund: Screening

Ursula Schauer-Klatt

Der physiotherapeutische Befund unter funktionellen und manualtherapeutischen Gesichtspunkten folgt im Anschluß an die klinische Untersuchung und liefert die Grundlage für eine adäquate Behandlung. Das **kurzfristige Ziel** der Behandlung ist zunächst die Beeinflussung des Gewebes, das eine lokale Funktionsstörung verursacht, also eine symptomatische Behandlung. Dazu ist erforderlich, die betroffene Region und die betroffene Struktur herauszufinden, um lokal eine Funktionsverbesserung und eine Steigerung der Belastbarkeit des Gewebes zu erreichen. Denn eine ungestörte Funktion aller seiner Anteile ist für die Gesamtfunktion des Bewegungsapparates die Voraussetzung.

Die **Lokalisation** der wahrgenommenen Schmerzen muß nicht unbedingt mit dem Ort der Störung übereinstimmen. Beschwerden nicht lokalen Ursprungs können Folge einer Reizung von Nozizeptoren irgendwo im Körper sein, die somatomotorische vegetative Reflexaktivitäten auslösen, aber auch zu einer Schmerzausbreitung im zugehörigen Bewegungssegment führen. Das funktioniert in beide Richtungen. So kann die Dysfunktion eines Bewegungssegments eine Störung im Versorgungsgebiet verursachen und durch Dysregulation auf das vegetative Nervensystem wirken, so daß es durch Störungen im HWS-Bereich auch zu einem Übergriff auf die thorakalen Sympathikuswurzeln kommen kann.

Die Untersuchung muß auch die **Kausalität** der Beschwerden herausfinden und die Ursachen erkennen, die zur Symptomatik geführt haben. Lokale Funktionsstörungen sind die Folge einer Traumatisierung des Gewebes. Diese Traumatisierung kann plötzlich auftreten, wenn die einwirkende Kraft stark genug ist. Nicht erkannte Mikrotraumen jedoch schädigen das Gewebe zunehmend, die Belastbarkeit nimmt ab, und so führt ein Mißverhältnis zwischen Belastung und Belastbarkeit zur Symptomatik.

Nur wenn klar ist, warum ein Patient seine Symptomatik entwickelt, kann durch eine Behandlung und Beratung eingewirkt und bei motivierten Patienten ein längerfristiger Behandlungserfolg sichergestellt werden.

Um eine adäquate symptomatische Behandlung durchführen zu können, kann mit Hilfe eines **Screenings** (engl.: Siebung, Vorfelddiagnostik), wie es im Weiterbildungskonzept der Arbeitsgemeinschaft Manuelle Therapie im ZVK vermittelt wird, den für die Funktionsstörung in Frage kommenden Wirbelsäulenabschnitt und die in Frage kommende Struktur herausgefiltert werden.

Dabei orientiert man sich zunächst am Hauptproblem, wobei der Befund stets als momentane Standortbeschreibung zu betrachten ist und jede Behandlung als Probebehandlung. Es ist auch wichtig, Veränderungen wahrzunehmen, um die Behandlung entsprechend darauf einstellen zu können. Der Befund soll sich auf relevante Fakten beschränken und Informationen enthalten, die sich am Problem orientieren und die für die Behandlung verwertbar sind.

2.1 Anamnese

Durch die Angaben des Patienten erhält der Therapeut Informationen darüber:
- mit welchen Symptomen oder schmerzbedingten Problemen sich der Patient zum gegenwärtigen Zeitpunkt im täglichen Leben auseinandersetzt
- wie einschneidend die Symptome empfunden werden
- wann sie auftreten
- welche Aktivitäten im Alltag, im Berufsleben oder im Freizeitbereich zu Beschwerden führen
- wie reduziert die Belastbarkeit des Gewebes ist und ob es sich um ein akutes, chronisches oder subchronisches Geschehen handelt
- Läßt die Anamnese eine schwerwiegende Erkrankung vermuten?
- Gibt es prädisponierende Faktoren, die bei den momentanen Beschwerden eine Rolle spielen?

Der Patient schildert an Beispielen:
- wo, seit wann und bei welchen Gelegenheiten seine Symptome auftreten
- ob und welche Strategien zur Schmerzlinderung er selbst entwickelt hat und welche Maßnahmen er bereits erhalten hat und ob diese symptomlindernd waren
- ob im Zusammenhang mit den Beschwerden Medikamente eingenommen werden, die die Symptomatik im Moment dämpfen
- ob Osteoporose bekannt ist
- ob eine Tumoranamnese vorliegt.

Prädisponierende Faktoren

Mögliche prädisponierende Faktoren sind z.B.:
- Mißverhältnis zwischen Belastung und Belastbarkeit durch unerkannte Mikrotraumatisierung des Gewebes
- Belastungssituation im Alltag, durch äußere Einflüsse und durch Körperbau und Statik
- Trauma in der Vergangenheit, auch in anderen Bereichen des Bewegungsapparates oder der Wirbelsäule
- degenerative Veränderungen, die zu Bewegungseinschränkung und reduzierter Belastbarkeit der Gelenke und der gelenkumgebenden Strukturen führen
- degenerative Veränderungen, die zu einer Einengung des Foramen intervertebrale führen
- Bewegungseinschränkung eines Extremitäten- oder Wirbelsäulengelenks oder eines Wirbelsäulenabschnitts
- Hypermobilität: posttraumatische, konstitutionelle oder kompensatorische Hypermobilität als Folge eines hypomobilen Wirbelsäulenabschnitts.

Symptomspezifische Anamnese

Lokalisation und Schmerzcharakter ergeben erste Hinweise auf die betroffene Region, aber auch auf die betroffenen Strukturen, also Gelenk, Muskulatur oder Neuralstrukturen. Der Therapeut ergänzt mit Hilfe einer gezielten Fragestellung die Angaben vom Patienten und kann über Lokalisation und Symptomcharakter Hinweise auf die betroffene Region und die betroffenen Strukturen erhalten, die sich dann durch weitere Untersuchungsschritte erhärten lassen.
- Wo gibt der Patient seine Symptomatik an? Lokalisation der Schmerzen oder anderer

Symptome werden am besten in eine Körperskizze eingezeichnet, um so mit einem Blick eine Übersicht über die Lokalisation aller Symptome zu erhalten, wenn neben dem Hauptproblem weitere Symptome vorhanden sind
- Welche Strukturen liegen im Bereich der Symptome?
- Was kann die Symptome in den Bereich projizieren, z.B. Nervenwurzel, Bewegungssegment, nozizeptives Schmerzsyndrom?
- Wie ist der Charakter der Symptome? Hier erhält der Therapeut die ersten Hinweise auf die betroffene Struktur
- Wann sind die Symptome das erste Mal aufgetreten, plötzlich durch Trauma oder eine bestimmte Belastungssituation? Sind die Beschwerden allmählich gekommen?
- Welche Auslöser gibt es dafür und welche Maßnahme führt zu einer Entlastung?
- Wie verhalten sich die Symptome heute: Tag-/Nachtrhythmus, Bewegungsabhängigkeit, Belastungsabhängigkeit, bei welcher Tätigkeit und wie lange kann diese Tätigkeit ohne Beschwerden durchgeführt werden?

Symptome, die auf eine Funktionsstörung des Gelenks hinweisen

- tiefe Schmerzen im Bereich des Gelenks, lokal und bewegungsabhängig in eine oder mehrere Richtungen, vor allem bei Bewegungen in Konvergenz, aber auch in Divergenz
- Charakter: tief, dumpf oder stechend, auch ziehend
- Bewegungseinschränkung in eine oder mehrere Richtungen und Steifigkeitsgefühl bei hypomobiler Funktionsstörung oder degenerativen Veränderungen
- viel oder zuviel Beweglichkeit mit Abbrechgefühl bei hypermobilen Funktionsstörungen
- bewegungsabhängige einseitige Schmerzen, Morgenschmerz, der bei Bewegung wieder verschwindet, oder Anlaufschmerz nach längerer Ruhestellung, der bei Bewegung abklingt
- Einnahme einer Provokationsstellung reproduziert den Schmerz, z.B.:
  - HWS und CTÜ bei Seitneigung (SN) zur betroffenen Seite und Rotation (ROT) gegensinnig in Extension (EXT)
  - Kopfgelenke: SN und ROT gleichsinnig zur betroffenen Seite in EXT.

Symptome, die auf eine Funktionsstörung der Muskulatur hinweisen

- Lokalisation: im Verlauf des Muskels, am tendoperiostalen Übergang, am tendomuskulären Übergang
- Charakter: ziehend, reißend, nagend, dumpf oder bohrend, kraftlos, schmerzhafte Müdigkeit, schmerzhafte Steifigkeit, herabgesetzte Belastbarkeit
- Schmerz tritt während oder nach konzentrischer und/oder exzentrischer Belastung oder längerer einseitiger Haltung oder bei Dehnung des betroffenen Muskels auf oder einer Kombination mehrerer der oben genannten Faktoren
- Provokation für die kontraktilen Anteile: Dehnung des Muskels über alle Bewegungskomponenten, konzentrische und exzentrische Muskelarbeit, Widerstandstests in angenäherter, gedehnter und Mittelstellung
- Provokation für den tendoossären Übergang: Dehnung des betroffenen Muskels, Widerstandstest in Dehnstellung.

Symptome, die auf eine Funktionsstörung der Neuralstrukturen hinweisen

- Lokalisation: ausstrahlende Symptomatik begrenzt auf das Versorgungsgebiet der Nervenwurzel oder des peripheren Nerven in Kopf oder Gesicht, Nacken-Schulterbereich, Arm oder Hand, möglicherweise lokale Schmerzen im Bereich der zugehörigen Gelenke
- Charakter: hell, stechend, ziehend, kribbelnd, brennend, scharf, Sensibilitätsstörungen, Kraftmangel, Hypalgesie
- bewegungs- und stellungsabhängig, nach mechanischer Belastung, Husten, Niesen, Pressen
- Reproduktion der Symptome bei Dehnung der betroffenen Nerven durch herabgesetzte Gleitfähigkeit
- Reproduktion der Symptome bei Kompression der Nervenwurzel durch Einengung im Foramen intervertebrale bei Extension, Seitneigung und Rotation zur betroffenen Seite, im Bereich der HWS und des zervikothorakalen Überganges (CTÜ) oder im Bereich von Engpässen im Verlauf des peripheren Nerven durch Muskulatur.

Bereichsspezifische Symptome, die sowohl auf eine Dysfunktion der Kopfgelenke als auch auf eine Beteiligung der A. vertebralis hinweisen

- Schwindel, Kopfschmerzen
- Gesichtshautparästhesien, Geschmack auf der Zunge
- Doppel- und Schleiersehen
- Übelkeit, Erbrechen
- unsicheres Stehen
- Nystagmus.

2.2 Inspektion in Ruhe

Die Inspektion in Ruhe dient dazu, abzuklären, warum der Patient möglicherweise die Symptome entwickelt. Dabei soll sich der Therapeut stets die Frage stellen, welchen Einfluß hat das Wahrgenommene auf die Gelenkmechanik, auf die Belastungssituation der Gelenke, der Muskulatur oder der Bandscheiben hat und ob das Wahrgenommene für die Symptome des Patienten von Bedeutung ist. Wichtig ist zu erkennen, welche Faktoren die momentane Symptomatik hervorgerufen haben. Die systematische Betrachtung und Beurteilung der drei Ebenen kann ergeben:

- prädisponierende Faktoren aufgrund der Statik, Asymmetrien
- Kompensationsmechanismus als Ursache für eine lokale Funktionsstörung.

Die symptomorientierte Inspektion, um das Problem zu fokussieren, ergibt:

- Stellung des betroffenen Bereichs, Haltungsabweichung oder Schon- oder Fehlhaltung
- Muskelrelief, Ödeme
- Reproduktion der Schmerzen in der Gewohnheits-, Belastungs-, Entlastungs- oder korrigierten Haltung.

2.3 Inspektion in Bewegung

Aktive Bewegungen

Bewegungsbeispiele aus dem täglichen Leben verdeutlichen, welche Bewegungen und welche Richtung schmerzhaft ist. Einige dieser Bewegungsbeispiele können aufgegriffen, demonstriert und bewertet werden. Dabei ist es wichtig zu wissen, was man erwarten kann und wie das ungestörte Bewegungsverhalten aussieht. Folgende Fragen sind zu beantworten:

- Welche Bewegungsrichtung ist schmerzhaft?
- Ist das Bewegungsausmaß im Vergleich zur anderen Seite geringer oder vergrößert?
- Welche Struktur limitiert die Bewegung, kommt sie für die Symptomatik in Frage?
- Handelt es sich um eine Bewegung, die eine bestimmte Struktur provoziert oder entlastet?

Die Reproduktion von Symptomen ergibt Hinweise auf die bewegungslimitierende Struktur. Dabei ist die Bewegungsrichtung entscheidend:

- Die Gelenke der Halswirbelsäule und des CTÜ werden provoziert durch Seitneigung zur betroffenen Seite und gleich- oder mehr noch in gegensinniger Rotation mit Extension
- Die Kopfgelenke werden provoziert in Seitneigung und Rotation in die gleiche Richtung mit Extension
- Die Nervenwurzel wird provoziert durch Einengung des Foramen intervertebrale in Extension, Seitneigung und Rotation zur betroffenen Seite hin. Lokalisation und Charakter der Symptomatik weist durch das Ausstrahlungsgebiet auf die betroffene Nervenwurzel hin
- Die Nackenmuskulatur reagiert bei Flexion mit Seitneigung und Rotation, wenn man sie also dehnt, und/oder bei Widerstandstests in Dehnung, Mittelstellung und Annäherung und bei exzentrischer Muskelarbeit.

Wichtige Hinweise beim Bewegungsverhalten auf den betroffenen Bereich sind:

- Hauptumdrehungsachse der Bewegung. Wird der betroffene Abschnitt bei der Bewegung übersprungen (Steifigkeit) oder findet dort besonders viel Bewegung statt? Neben dem Bewegungsausmaß wird auch registriert, in welchem Bereich Schmerzen reproduziert werden und ob diese mit den Angaben aus der Anamnese übereinstimmen
- Ist die weiterlaufende Bewegung harmonisch, weisen Ausweichmechanismen auf eine lokale Hypomobilität hin
- In welchem Bereich befindet sich die Funktionsstörung. In Frage kommen die Kopfgelenke, die Halswirbelsäule und der zervikothorakale Übergang (CTÜ)
- Quantität der Bewegung
- Qualität der Bewegung wie beispielsweise strukturschonendes oder strukturbelastendes Bewegungsverhalten

harmonischer Bogen mit gleichmäßig weiterlaufenden Bewegungen oder treten zu früh weiterlaufende Bewegungen auf als Kompensation einer bestehenden Hypomobilität oder Überbelastungssituation.

Festlegen der Region

Um den betroffenen Bereich herauszufinden, wird die Bewegung durch Änderung der Umdrehungsachse in die Bewegungsabschnitte fokussiert, die für eine Bewegungseinschränkung in Frage kommen können. Dazu werden die Bereiche, die sich nicht mitbewegen sollen, durch Einnehmen einer bestimmten Position fixiert.

Um die Bewegung in das Atlantooccipitalgelenk fokussieren zu können, werden zunächst alle Bewegungssegmente ab C1 bis TH4 rotiert. Dann prüft man die Flexions- und Extensionsbewegung des Kopfs, indem man eine Nickbewegung durchführen und anschließend das Kinn etwas anheben läßt. Dabei darf die Bewegungsachse nicht nach kaudal wandern, sondern bleibt konstant etwas dorsal des Hörkanals.

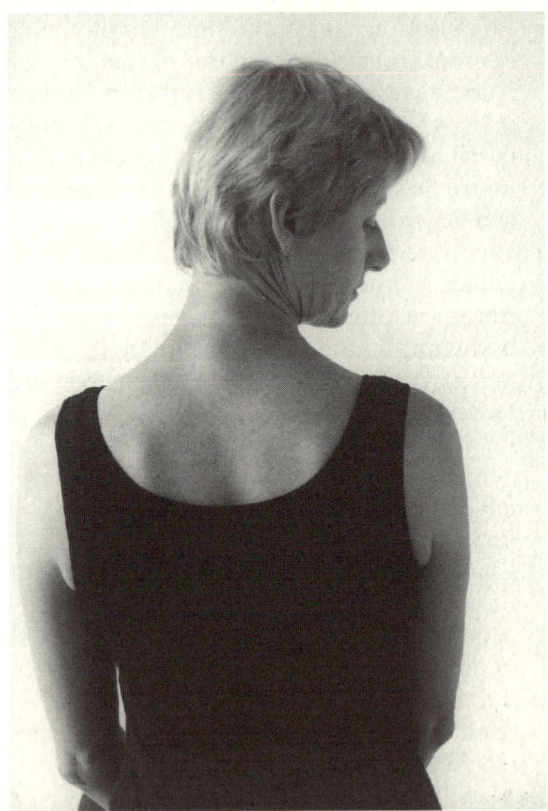

Abb. 2.1: Maximale Rotation durch die gesamte HWS, um das Atlantooccipitalgelenk in Flexion und Extension zu testen [Schauer-Klatt]

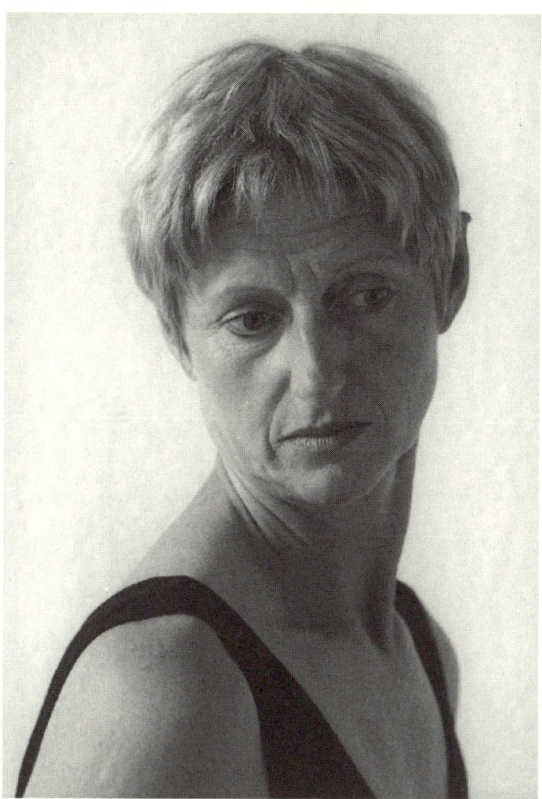

Abb. 2.2: Maximale Rotation durch die gesamte HWS, um das Atlantooccipitalgelenk in Seitneigung zu testen [Schauer-Klatt]

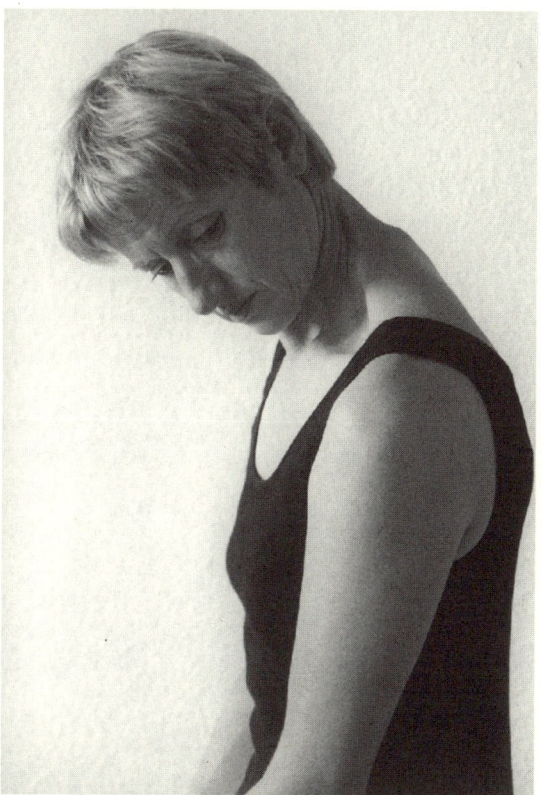

Abb. 2.3: Maximale Flexion von HWS und CTÜ, um das Bewegungssegment C1 in Rotation zu testen [Schauer-Klatt]

Zur Prüfung der Seitneigung wird die Rotationsstellung der kaudalen Bewegungssegmente beibehalten, dann führt man als gekoppelte Bewegung eine gegensinnige Seitneigung im Seitenvergleich durch. Wird die Rotation unter Beibehaltung der Seitneigung geändert, entsteht eine kombinierte Bewegung als Provokation.

Die HWS wird durch Vorspannung in maximaler Flexionsstellung fixiert. Dann werden die Rechtsrotation und die Linksrotation des Kopfs verglichen. Als Alternative kann man die kaudalen Abschnitte in Seitneigung einstellen und damit fixieren und dann in C1 eine gegensinnige Rotation (Rechtsrotation gekoppelt mit Linksseitneigung und umgekehrt) im Seitenvergleich durchführen.

Um die Bewegung in den Bereich Halswirbelsäule zu fokussieren, wird der Patient aufgefordert, zusammenzusinken und dabei das Kinn anzuheben, um die Kopfgelenke in Extension und die Brustwirbelsäule mit CTÜ in Flexion einzustellen. Dabei ist darauf zu achten, daß die HWS in Mittelstellung bleibt.

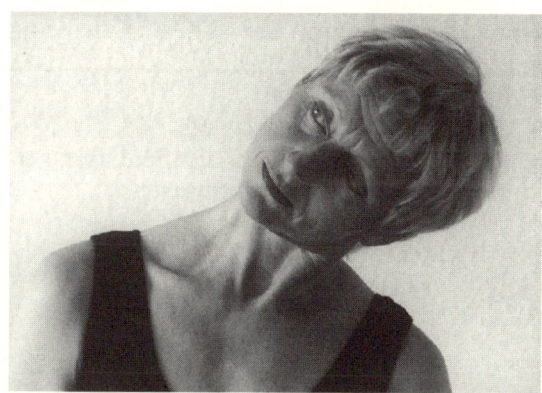

Abb. 2.4: Maximale Seitneigung von HWS und CTÜ, um das Bewegungssegment C1 in Rotation zu testen [Schauer-Klatt]

In dieser Position werden dann re. und li. Rotation verglichen.

Um die Bewegung in den CTÜ zu fokussieren, wird die HWS in Körperlängsachse aufgerichtet, der Kopf nach dorsal translatiert. Dadurch werden Kopfgelenke und HWS fixiert. Dann wird mit „steifem Nacken" der Kopf gedreht und das Bewegungsausmaß von re. und li. Rotation verglichen.

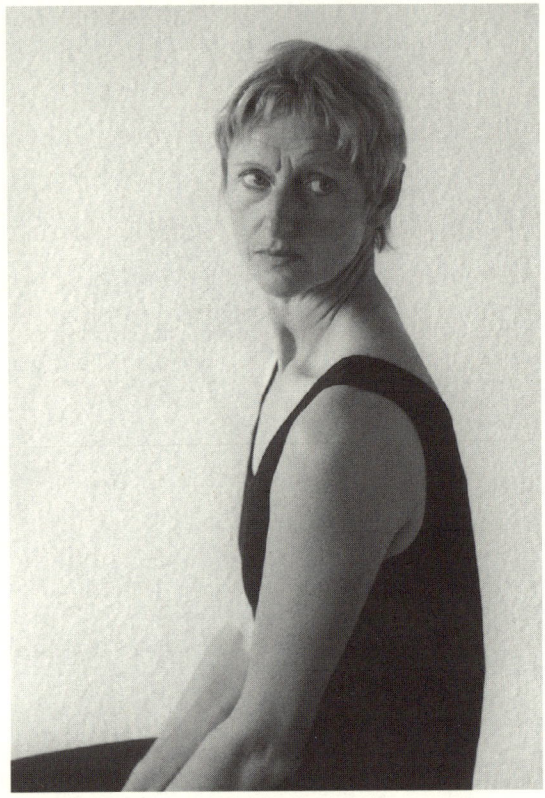

Abb. 2.5: Extension in den Kopfgelenken, Flexion im CTÜ, um die HWS in Rotation zu testen [Schauer-Klatt]

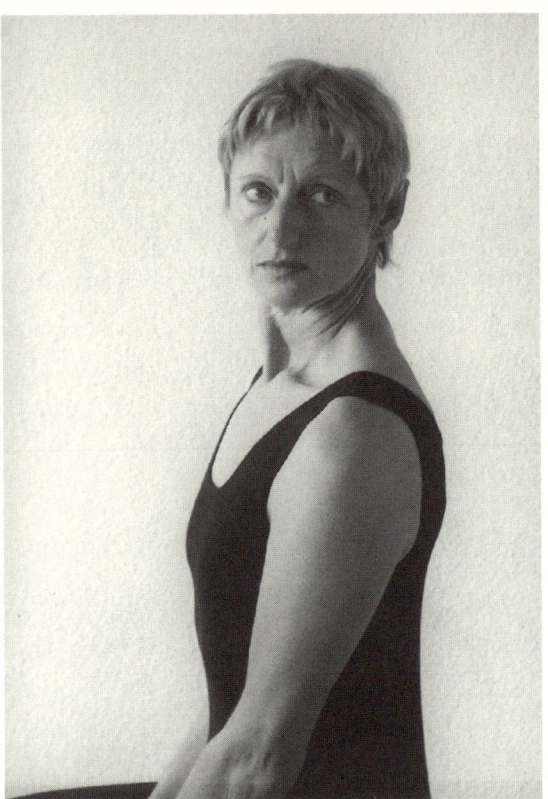

Abb. 2.6: Aufrichten der HWS und Flexion der Kopfgelenke (steifer Nacken), um die Rotation im CTÜ zu testen [Schauer-Klatt]

Nach der Inspektion der aktiven Bewegung sollte festliegen:
• die betroffene Region
• die Quantität der Bewegung
• weitere Zeichen, die auf die möglicherweise betroffene Struktur hinweisen.

2.4 Passive Bewegungsprüfung

Bei der passiven Bewegungsprüfung werden die Hinweise auf die betroffene Struktur durch weitere Faktoren und durch spezifische Provokation bestätigt.

Endgefühl
Das Endgefühl gibt Information über die Qualität während und am Ende der Bewegung und über die bewegungslimitierende Struktur. Das passive Ende einer Bewegung wird bei einem gesunden Gelenk nie hart oder plötzlich erreicht. Wird eine Bewegung passiv durchgeführt, so nimmt man am Ende einen Wider-

stand von unterschiedlicher Qualität wahr. Jede Bewegung hat ihr physiologisches Endgefühl mit einer charakteristischen Elastizität, die durch die bewegungslimitierende Struktur bestimmt wird. Den Stopp einer Gelenkkapsel oder einen ligamentären Stopp kann man als fest-elastisch bezeichnen, den Stopp eines Muskels als weich-elastisch. Die Prüfung des Endgefühls ist bei gesundem Gewebe nie schmerzhaft.

Wird am Ende der Bewegung ein verändertes, derberes Endgefühl wahrgenommen, womöglich in Verbindung mit einer schmerzhaften Bewegungseinschränkung, so ist dies als ein Hinweis auf eine **hypomobile Dysfunktion** des Gelenks zu bewerten. Ist jedoch Schmerz der bewegungslimitierende Faktor, verbunden mit einem leeren Gefühl ohne auftretenden Widerstand, mit großem Weg und oftmals einem plötzlichen, harten Stopp, so ist dies als ein Hinweis auf eine **hypermobile Dysfunktion** des Gelenks zu werten. Ein **muskulärer Widerstand** ist daran zu erkennen, daß das Endgefühl verändert ist und der Patient ziehende Schmerzen im Verlauf der Muskulatur angibt, die nachlassen, wenn man die Position eine Zeitlang hält. Widerstand durch **kollagene Fasern** dagegen ist daran zu erkennen, daß er auch bei wiederholter Testbewegung konstant bleibt.

Aber auch bei zu harter Technik kann man eine Schutzspannung auslösen, die mit dem Endgefühl verwechselt werden kann. Dann kann die Prüfung nochmals wiederholt werden.

Strukturanalyse

Um weitere bewertbare Hinweise auf die betroffene Struktur zu finden, kann man das Gewebe entlasten oder provozieren, um damit zu überprüfen, ob die jeweilige Maßnahme Einfluß auf das Bewegungsausmaß und die Schmerzsymptomatik hat.

Beispiel: Einschränkung der Rotation des Kopfes nach rechts

In Frage kommt in erster Linie eine Funktionsstörung eines oder mehrerer Gelenke im betroffenen Bereich. Zeichen sind:

- lokal schmerzhaft auf der bewegungszugewandten Seite, vor allem bei Seitneigung, Rotation und Extension
- Endgefühl derb, fast hart.

Zur Bestätigung einer hypomobilen Dysfunktion des Gelenks wird zunächst die eingeschränkte Bewegung durchgeführt, und dann der Schultergürtel nach kranial angehoben. Durch die Annäherung werden Muskulatur und Neuralstrukturen entlastet. Hat dies Maßnahme keinen Einfluß auf die Beweglichkeit, kann von einer artikulären Dysfunktion ausgegangen werden.

Die Einnahme der Provokationsstellung reproduziert die Symptome bzw. Schmerzen in den Wirbelbogengelenken. Dabei kann man schrittweise die Provokation steigern:

- HWS und CTÜ: mit Seitneigung nach rechts beginnen. Wenn der Patient aufgefordert wird, zusammenzusinken, entsteht in der HWS eine Extension. Die Provokationsstellung wird in die HWS fokussiert. Richtet sich der Patient ganz auf, wird im CTÜ extendiert, während die HWS entlastet wird. Nun fehlt nur noch die gegensinnige ROT, um die Gelenkfacetten aufeinanderzupressen. Verstärkt werden kann die Provokation zusätzlich durch einen longitudinalen Druck.

- Kopfgelenke: Die Provokationsstellung ist Seitneigung mit gleichsinniger Rotation und Extension.

Die Reize, die nötig sind, um Symptome zu reproduzieren, geben auch einen Hinweis darüber, wie akut die Störung ist:

- schmerzhaft akut: eine Bewegungskomponente wie die Extension oder die Seitneigung reicht aus, um zu reproduzieren
- chronisch subakut: mehrere Bewegungskomponenten, je größer der Reiz, um so weniger akut ist die Störung.

Foramenkompressionstest

Die Einstellung der HWS in Extension, Rotation und Seitneigung zur betroffenen Seite in Verbindung mit axialem Druck ist gleichzeitig auch ein Kompressionstest für die Foramina intervertebralia (Spurling-Test). Allerdings wird eine andere Reaktion und Symptome erwartet, die auf die Kompression der Nervenwurzel hinweisen. Zeichen sind ausstrahlende neurologische Symptomatik in den Arm ins zugehörige Dermatom auf der bewegungszugewandten Seite. Liegt eine Kompression der Nervenwurzel vor, kann man das Screening zunächst als abgeschlossen betrachten und führt eine Etagendiagnostik durch.

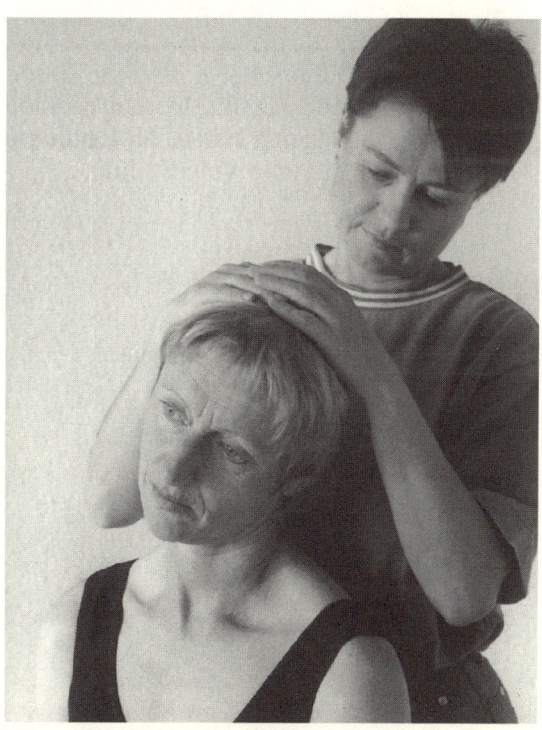

Abb. 2.7: Kompressionstest für die Foramina intervertebralia (Spurling-Test) [Schauer-Klatt]

Gleitfähigkeit der Neuralstrukturen

Nimmt das Bewegungsausmaß zu, wenn der Patient den Schultergürtel anhebt, können die Gelenke als ausgeschlossen betrachtet werden. Die Störung liegt dann wahrscheinlich im Bereich der Muskulatur oder der Neuralstrukturen.

Für die Neuralstrukturen sprechen ziehende Symptomatik in den Arm auf der bewegungsabgewandten Seite mit neurogenen Reaktionen wie Kribbeln, Ausstrahlen in den Arm bis in die Hand, „Funny feelings".

Kommt eine Kompression im Bereich der Nervenwurzel nicht in Frage, was durch den Foramenkompressionstest auszuschließen ist, kann das Nervengewebe über Dehnung provoziert werden, um Symptome zu reproduzieren:

- Zunächst wird der Patient aufgefordert, den Kopf zur Seite zu neigen
- Dann legt der Therapeut den Unterarm fixierend an den Kopf vom Patienten und die Finger aufs Akromion und verhindert dadurch eine Ausweichbewegung
- Mit dem fixierenden Arm nimmt man eine Spannungserhöhung des Gewebes bei zunehmender Dehnung einzelner peripherer Nerven wahr. Dadurch erhält man einen weiteren Hinweis auf mangelnde Gleitfähigkeit der Neuralstrukturen.

Dehnposition für die peripheren Nerven sind:
- N. medianus: Ellbogen in Extension, Unterarm in Supination, Hand in Dorsalextension
- N. radialis: Ellbogen in Extension, Unterarm in Pronation, Hand in Volarflexion
- N. ulnaris: Ellbogen in Flexion, Unterarm in Pronation, Hand in Dorsalextension
- für alle: Seitneigung der HWS, Schultergürteldepression, Schulter in Abduktion, Außenrotation und Extension.

Weitere Untersuchungen sind im Kapitel 6 „Neurale Systeme" zu finden.

Muskulatur

Zeichen einer Bewegungseinschränkung durch reflektorisch oder strukturell veränderte Muskulatur sind: ziehende Schmerzen auf der bewegungsabgewandten Seite im Verlauf der betroffenen Muskeln, die bei Verstärkung

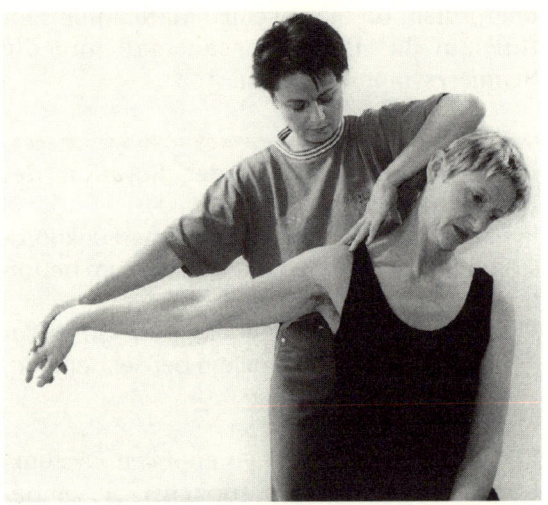

Abb. 2.9: Dehnposition des N. radialis: Ellbogen in Extension, Unterarm in Pronation, Hand in Volarflexion [Schauer-Klatt]

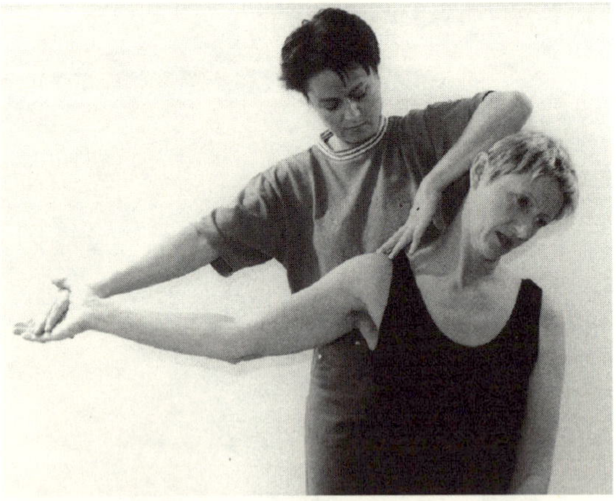

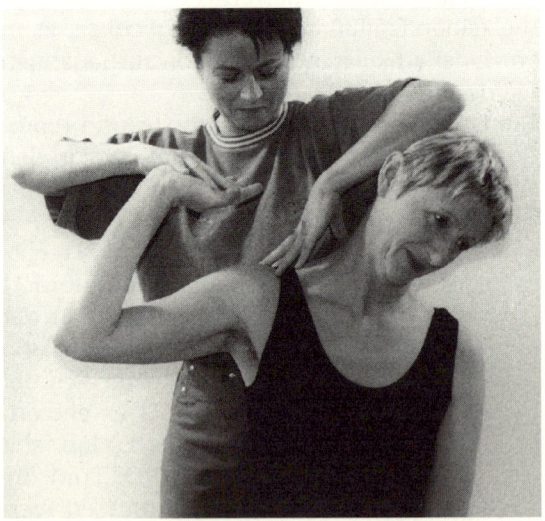

Abb. 2.10: Dehnposition des N. ulnaris: Ellbogen in Flexion, Unterarm in Pronation, Hand in Dorsalextension [Schauer-Klatt]

Abb. 2.8: Dehnposition des N. medianus: Ellbogen in Extension, Unterarm in Supination, Hand in Dorsalextension [Schauer-Klatt]

der Dehnung zunehmen, Kontraktionsschmerz.

Der Therapeut bringt die dorsale Halsmuskulatur über die Seitneigung in Dehnung, verstärkt die Dehnung durch Flexion und nimmt eine Spannungszunahme (Endgefühl) wahr. Ein gleichzeitig entstehender ziehender Schmerz im Bereich der gedehnten Muskeln, der abklingt, wenn die Position eine Zeitlang gehalten wird oder nachläßt, wenn die Muskeln angenähert werden, können wir als Hinweis auf Störung im Bereich der Muskulatur bewerten. Schmerzreaktion bei Widerstandstests und Druckprovokation im Ursprungs- und Ansatzbereich sowie im Verlauf der Muskulatur und bei Dehnung bestätigen das Ergebnis.

Nach abgeschlossenem Screening liegt das Ergebnis vor:
• betroffener Bereich
• betroffene Struktur: Gelenk, Muskulatur, Neuralstrukturen.

Natürlich besteht die Möglichkeit, daß mehrere Strukturen betroffen sind. Dies wird daran erkannt, daß sowohl für die einen, als auch für die anderen Strukturen Zeichen zu finden sind. Wenn eine Gelenkstörung vorliegt, sollte immer zuerst das Gelenkspiel wieder hergestellt werden und danach die Reaktion in den anderen Strukturen überprüft und bei Bedarf behandelt werden.

Wenn das Gewebe auf die Provokationstests nicht mit Reproduktion von Symptomen reagiert, kann es daran liegen:
• daß die Provokationsintensität zu gering ausfiel oder das Provokationsniveau sehr hoch ist. Hier helfen andere strukturspezifische Hinweise weiter, wie z.B. eingeschränktes Gelenkspiel, die als vergleichbare Zeichen zu bewerten sind.
• daß die Funktionsstörung in einer Struktur liegt, die durch die Provokation nicht erreicht wurde, da es sich um übertragene Symptome infolge einer anderswo lokalisierten Funktionsstörung handelt, wie es beispielsweise bei einem tendomyotischen Syndrom (s. Kap. 3 Brügger) oder einem viszeromuskulären oder viszerokutanen Reflexgeschehen der Fall ist.

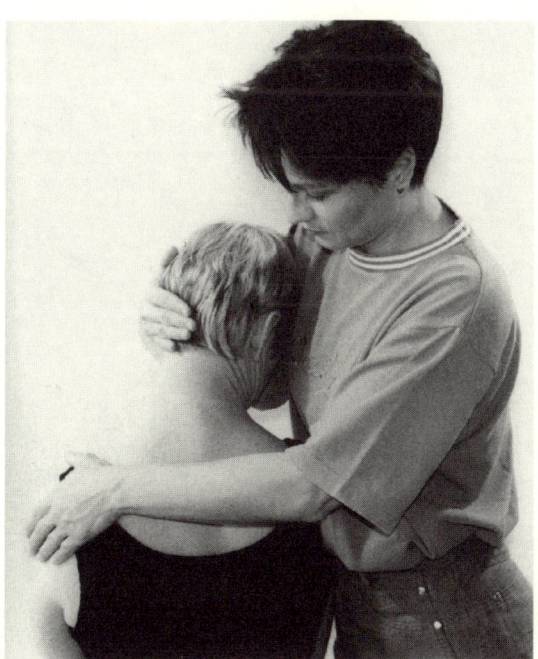

Abb. 2.11: Provokation der Muskulatur durch Längsdehnung [Schauer-Klatt]

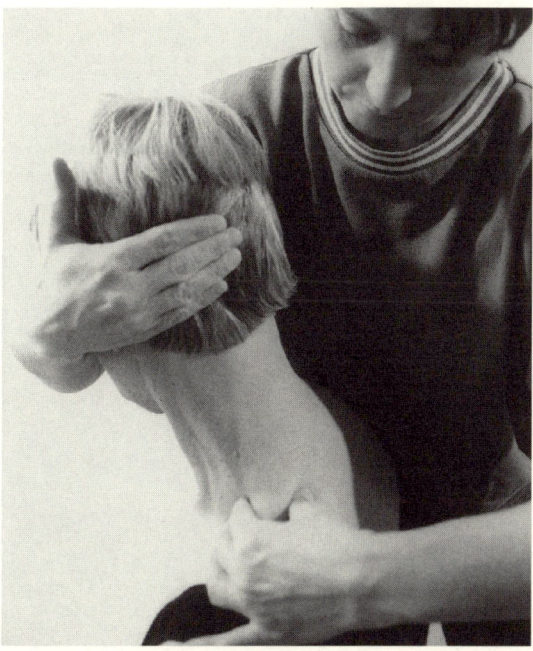

Abb. 2.12: Provokation durch Druck auf Ansatz , Verlauf oder Ursprung eines Muskels [Schauer-Klatt]

2.5 Weiterführende Literatur

Butler, David S. (1994): Mobilisation des Nervensystems, Springer Berlin Heidelberg New York Tokyo

Dahl, Heiko (1995): Skript zum Weiterbildungskurs „Obere Extremität - Wirbelsäule I und II" der Arbeitsgemeinschaft Manuelle Therapie im ZVK

Frisch, Herbert (1993): Programmierte Untersuchung des Bewegungsapparates (Chirodiagnostik), 5. Aufl., Springer Berlin Heidelberg New York Tokyo

Hoppenfeld, D. (1980): Orthopädische Neurologie, Enke Stuttgart

Maitland, G.D. (1991): Manipulation der Wirbelsäule, Springer Berlin Heidelberg New York Tokyo

Wolff, H.D. (1983): Neurophysiologische Aspekte der manuellen Medizin, Springer Berlin Heidelberg New York Tokyo

3. Reflektorische Funktionsstörungen der Halswirbelsäule

Betrachtungen aus der Sicht der Lehre der „Funktionskrankheiten des Bewegungssystems" von A. Brügger

Carmen-Manuela Rock

3.1 Grundlagen

Die Lehre der Funktionskrankheiten (Brügger-Konzept) basiert auf der Erkenntnis Brüggers, daß die Ursache der meisten Erkrankungen des Bewegungsapparates primär nicht auf strukturelle Veränderungen, sondern auf neuronale Schutzmechanismen des Gehirns zurückzuführen sind. Die anfänglichen Funktionsstörungen können durch fortgesetzte Fehlbelastungen, Fehlbeanspruchungen oder Überlastungen zu strukturellen Veränderungen führen.

Das Ziel der Brüggerschen Lehre ist, die der Funktionsstörung zugrundeliegenden Störfaktoren durch eine Funktionsdiagnostik und -analyse zu erkennen, soweit wie möglich zu beseitigen und die veränderten Bewegungsprogramme, z.B. Fehlhaltungen, zu korrigieren und zur Prävention die Beanspruchung des Körpers im Alltag zu optimieren.

3.1.1 Neurophysiologische Grundlagen der Funktionskrankheiten des Bewegungsapparates

Das globale Bewegungsmuster der aufrechten Körperhaltung (AH) stellt die deterministischen Beziehungen des Bewegungsabschnittes Stamm (Kopf, Thorax, Becken und Wirbelsäule) mit den Extremitäten dar. Die Schlüsseldarstellung der Norm bildet das sogenannte **Zahnradmodell**. Dieses beinhaltet zum einen die neurophysiologische Verkettung der einzelnen Bewegungskomponenten (Funktionen) und erklärt zum anderen, wie z.B. eine Kontraktur der Daumenopposition in Form von rücklaufenden Bremsimpulsen die Mobiliät des gesamten Stammes beeinträchtigt und somit eine von vielen Möglichkeiten für reflek-

torische Funktionsstörungen im Bereich der Halswirbelsäule darstellt (vgl. 3.1.2 Pathoneurophysiologie).

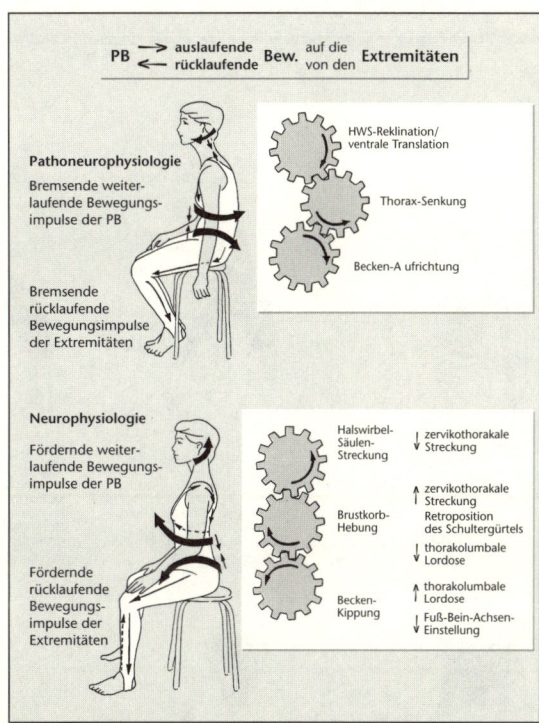

Abb. 3.1: Das Zahnradmodell
Die drei Zahnräder unten rechts stellen die Primärbewegungen der aufrechten Körperhaltung (AH) dar: Nacken-Streckung, Thorax-Hebung und Becken-Kippung [Rock (1993a), S. 48].
Links sind die Primärbewegungen und auslaufende Bewegungen dargestellt [Rock (1993b), S. 56].

Beispiel: Das Schreiben mit einem sehr harten Bleistift
Das Festhalten des Bleistiftes erfordert einen hohen Kraftaufwand für das Schließen der Finger (Flexion, Adduktion und Opposition des

Daumens, Adduktion der Finger) und vor allem der Ellenbogenpronatoren. Gleichzeitig kommt es zu einer starken Aktivierung der Strecker und Beuger des Ellenbogens. Mit hohem Tonus arbeiten auch diejenigen Muskeln, die den Schultergürtel als sogenannte „Hängemuskeln" fixieren. Hierzu zählen u.a. der M. coracoideus und M. levator scapulae, der das Schulterblatt mit dem Atlas verbindet und es somit an der Halswirbelsäule fixiert.

Beim Schreiben muß der Stift so ausgewählt werden, daß der Einsatz der konvergierenden Aktivitäten der Finger und die pronatorische Kraft im Ellenbogen möglichst gering sind, d.h. Hand und Vorderarm sollten quasi über der Schreibunterlage „schweben".

Die pathogenen Auswirkungen von schlechter Schreibhaltung und ungeeignetem Schreibmaterial können den Patienten mit sogenannten Provokationstests und Funktionstests, z.B. dem Th_5-Wippen und der HWS-Rotation, leicht nachvollziehbar vermittelt werden.

Provokationstest: Palpation einer bestimmten Stellen z.B. im Bereich der Finger- und Handgelenksextensoren am Epikondylus lateralis beim Wechsel von krummer bzw. belastender Körperhaltung in die aufrechte entlastende Körperhaltung. Normale Reaktion: stärkere Schmerzen- bzw. Druckempfindung in der Belastungshaltung.

Die Funktionsstörungen und ihre Folgen können nur dann vermieden werden, wenn das lokomotorische System physiologisch bean-

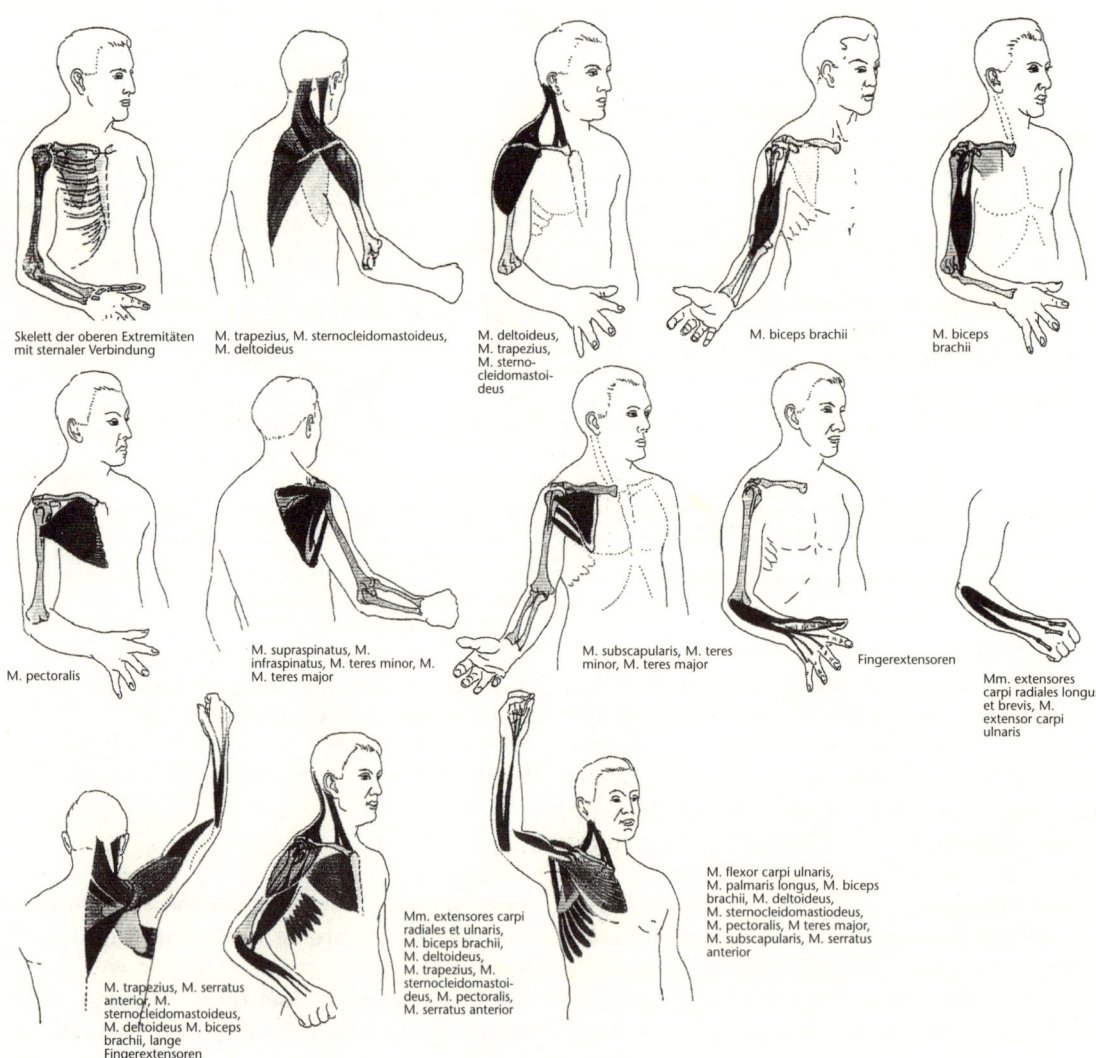

Abb. 3.2: Die wichtigsten Muskeln des oberen Körperviertels [Brügger (1977), S. 713]

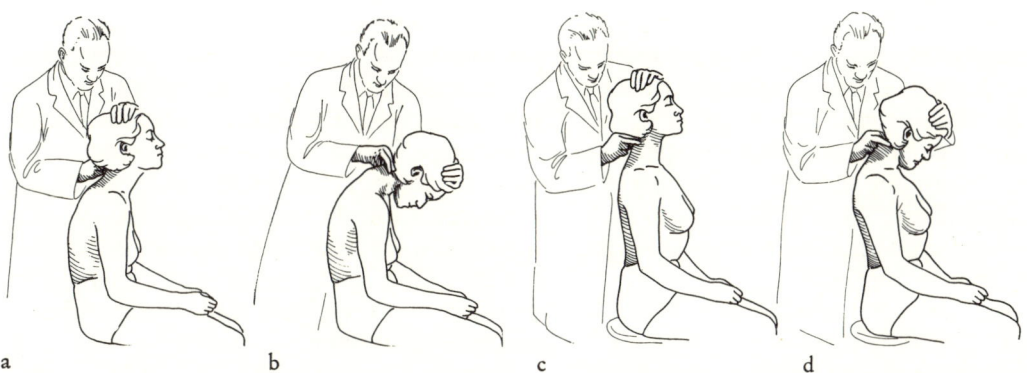

a   b   c   d

Abb. 3.3: Prüfung der reflektorischen Dolenzen verschiedener zervikaler Wirbelbogengelenke und der Nackenmuskeln [Brügger (1977), S. 722]

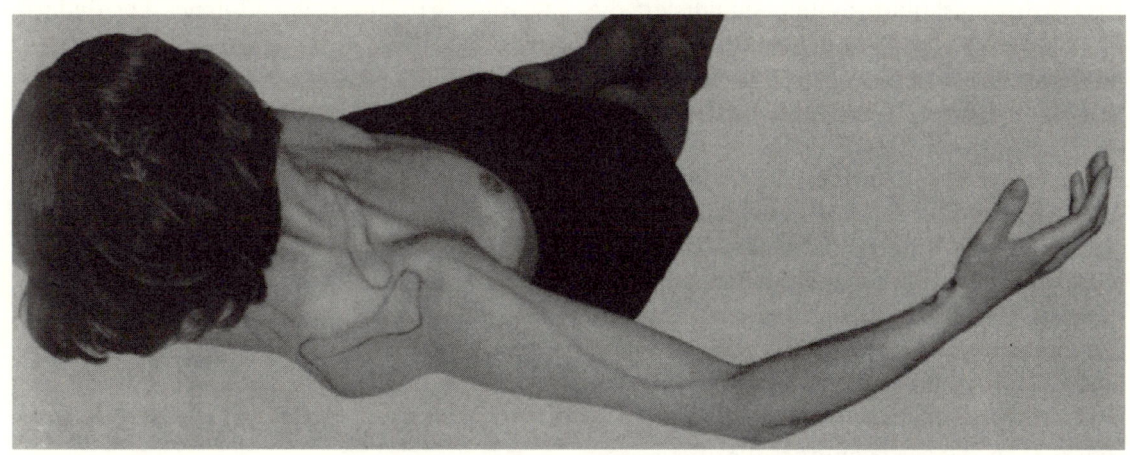

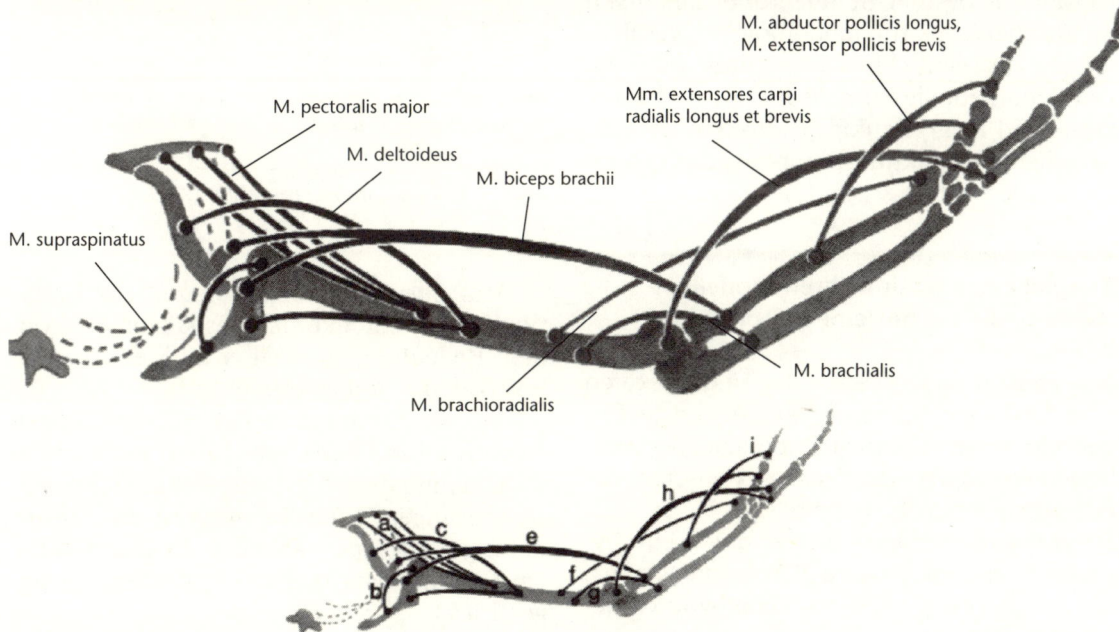

Abb. 3.4: Bedeutung der Zweigelenkigkeit vieler Muskeln für das Zustandekommen der reflektorischen Tendomyosen des Schulter-Armgebietes [Brügger (1977), S. 729]

sprucht wird. Die dynamische aufrechte Körperhaltung (AH) mit ihrer harmonischen thorakolumbalen Lordose vom Sakrum bis Th5 ist die Basis hierfür.

Verlangt das Alltagsgeschehen repetitive, monotone und/oder statische Haltungs- und Bewegungsabläufe, so muß diesen mit Ausgleichsbewegungen und Thera-Band-Übungen entgegengewirkt werden.

3.1.2 Pathoneurophysiologische Grundlagen

Das arthromuskuläre System signalisiert die Funktionsstörungen zunächst durch reflektorisch bedingte veränderte Haltungs- und Bewegungsmuster (schmerzfreie Warnsignale): „Beim Vorhandensein von Störfaktoren verlassen die Haltung- und Bewegungsmuster ihre neurophysiologischen Bewegungsebenen und weichen auf nozizeptiv akzeptierte Bewegungsebenen aus" (Brügger 1992).

Im Bereich der Muskulatur werden diese zentralnervös organisierten Zustandsveränderungen als Tendomyosen (Brügger 1955/58) bezeichnet. Beim Auftreten eines Funktionsüberwiegens (funktionelle Muskelkontraktur) werden zu dessem Schutze alle diejenigen Funktionen hyperton tendomoytisch geschaltet, die zur selben Funktionsgruppe gehören. Der Schutz für die Störfaktoren wird über die zwei- und mehrgelenkigen Muskeln der verursachenden Funktionsgruppe auf den gesamten Körper verteilt.

Beispiel einer vereinfachten Modellvorstellung, die auf nur einem Störfaktor beruht

Das Funktionsüberwiegen der Fingerflexoren wird durch eine hypertone Tendomyose der Finger-Adduktoren, Daumen-Opposition, der Ellenbogen-Pronatoren, der Becken-Extensoren, der Fuß-Supinatoren etc. geschützt.

Diese Funktionsgruppe bremst durch ihre hypertone Tendomoyse ihre „Gegenfunktionen", die entsprechend hypoton tendomyotisch geschaltet sind.

Das obige Beispiel stellt den Entstehungsmechanismus des sogenannten „funktionellen Antagonismus" dar.

Die komplexen Anforderungen an das lokomotorische System und seine Infrastruktur können unter diesen Bedingungen nicht mehr mit optimalem Einsatz des skelettoarthromuskulären Systems ausgeführt werden. Hierin ist der Beginn eines Prozesses zu sehen, der veränderte formative Bildungsreize bei zum Teil maximaler struktureller Belastung beinhaltet. Dies führt zu einem pathogenen Ungleichgewicht von Verschleiß und Wiederaufbereitung der Strukturen.

Geoffry Saint-Hilaire (1772–1844) formulierte bereits dieses Grundprinzip: „Es ist die Funktion, die das Organ formt und umgekehrt werden Strukturen der Organe „bei Bedarf" ausgebaut".

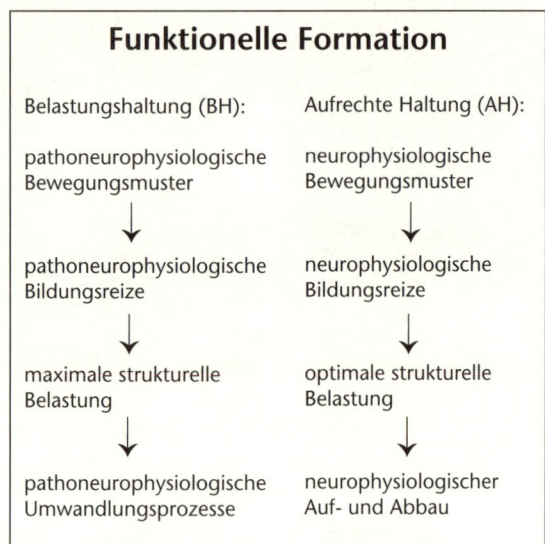

Abb. 3.5: Funktionelle Formation [Rock (1994), S. 57]

Dem oben erläuterten Prozeß der Funktionskrankheiten kommt deshalb eine besondere Bedeutung zu, weil er größtenteils subkortikal, d.h. unbemerkt abläuft.

Erst die Summation der Störmeldungen (Nozizeption) führt schließlich zu kortikal wahrnehmbaren, d.h. schmerzhaften Funktionsstörungen: „Der Schmerz ist die Aufforderung des Körpers an das Individuum, aktiv am Schonungsprozeß teilzunehmen" (Brügger 1987).

Störungen der Daumen-Atlas-Schlinge (Brügger 1991/92)
Die Daumen-Atlas-Schlinge stellt die direkte funktionelle Verbindung zwischen dem Daumen und dem Atlas mit den dazugehörigen,

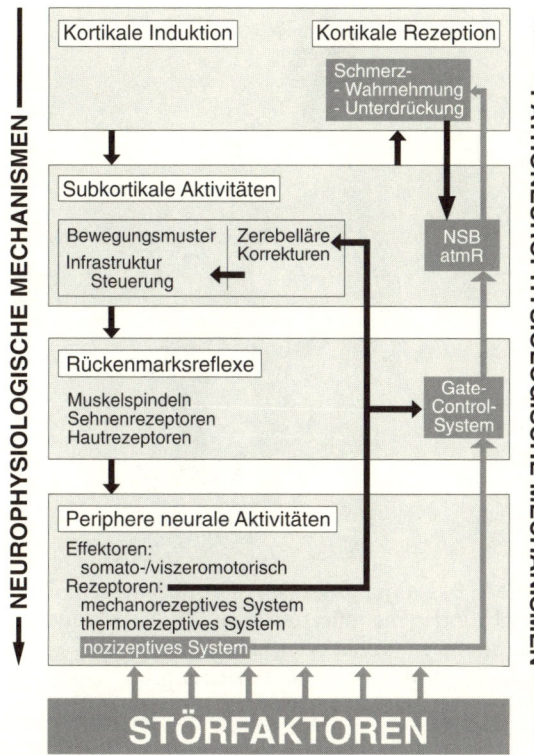

NEUROPHYSIOLOGISCHE MECHANISMEN

PATHONEUROPHYSIOLOGISCHE MECHANISMEN

Kortikale Induktion   Kortikale Rezeption

Schmerz-
- Wahrnehmung
- Unterdrückung

Subkortikale Aktivitäten

Bewegungsmuster   Zerebelläre
Infrastruktur   Korrekturen
Steuerung

NSB
atmR

Rückenmarksreflexe

Muskelspindeln
Sehnenrezeptoren
Hautrezeptoren

Gate-
Control-
System

Periphere neurale Aktivitäten

Effektoren:
somato-/viszeromotorisch
Rezeptoren:
mechanorezeptives System
thermorezeptives System
nozizeptives System

STÖRFAKTOREN

Abb. 3.6: Schema des nozizeptiven somatomotorischen Blockierungseffektes NSB [Brügger (1989), S. 111]

d.h. gekoppelten Bewegungen des Stammes und der unteren Extremität dar.

Das Funktionsüberwiegen (funktionelle Muskelkontraktur) im Bereich des Daumens stellt eine häufige Ursache für reflektorisch bedingte Funktionsstörungen der Halswirbelsäule dar.

Beispiel: Funktionsüberwiegen der rechten Daumenopposition
Die Kontraktur des M. opponens pollicis erzeugt die nachfolgenden refektorischen Schutzmechanismen in Form von rücklaufenden Bremsimpulsen auf das gesamte Bewegungssystem: Pronation bei flektiertem Ellenbogen → Innenrotation und Abduktion im Glenohumeralgelenk → Protraktion des Schultergürtels → Weiterleitung der Störung durch die sog. „Skapula-Knochenbrücke" und deren Verbindung durch den M. levator scapulae zur Halswirbelsäule.
Da die unilaterale Kontraktion des M. levator scapulae eine HWS-Rotation zur homolateralen Seite bewirkt, führt das Funktionsüberwiegen der rechten Daumenopposition zu einer reflektorisch eingeschränkten HWS-Rotation nach links. Alle

Muskeln, die eine HWS-Rotation nach links machen, sind reflektorisch hypoton tendomyotisch geschaltet, diejenigen, die die Rotation nach rechts durchführen, sind hyperton tendomyotisch geschaltet.
✓ Die Störungen der rechten (linken) Daumen-Atlas-Schlinge führen zu reflektorischen Bewegungseinschränkungen der HWS-Rotation nach links (rechts).
Da u.a. die kurzen Nackenextensoren bis auf den M. obliquus capitis superior ebenfalls eine Rotation zur homolateralen Seite durchführen, sind auch sie reflektorisch hyperton tendomyotisch geschaltet. Dies hat zur Folge, daß die HWS-Inklination (Flexion im oberen Kopfgelenk) ebenfalls reflektorisch behindert wird.
Die HWS-Inklination ist eine der drei Primärbewegungen innerhalb des Zahnradmodells, so daß deren Behinderung zu weiterlaufenden Bremsimpulsen auf die Thorax-Hebung und die Becken-Kippung führt.
Die reflektorisch behinderte Becken-Kippung bewirkt ihrerseits auslaufende Bremsimpulse auf die gesamte untere Extremität. Diese führen zur reflektorisch veränderten Fuß-Beinachsen-Stellungen und damit u.a. zu einem reflektorisch modifizierten Gangprogramm.
Die Kontraktur im Bereich des Daumens führt somit zu generalisiert veränderten Bewegungsprogrammen des gesamten lokomotorischen Systems. Bleibt dieses Funktionsüberwiegen unerkannt, so generieren sich in der Folge aus den anfänglichen Schutzmechanismen neue Störfaktoren mit neuen Schutzmechanismen: der Beginn eines „Circulus vitiosus".
Alle Störfaktoren werden vom ZNS registriert und verarbeitet. Das ZNS entscheidet über die Dringlichkeit der Schutzbedürftigkeit. Hieraus ergibt sich die sog. „Staffelung der Störfaktoren", d.h. die Reihenfolge und die Art und Weise der Behandlung der Störungsursachen.

Störungen der Fuß-HWS-Schlinge
Das Funktionsüberwiegen einer oder mehrerer Funktionen im Bereich des Fußes kann ebenfalls zu reflektorisch bedingten Funktionsstörungen der HWS führen.

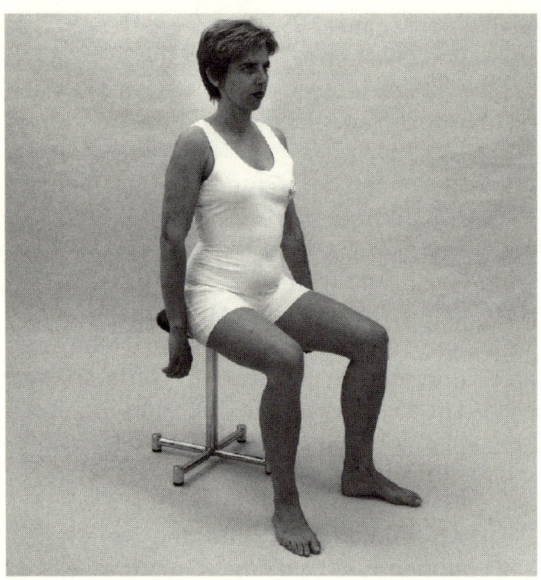

a) Daumen-Oppositionsüberwiegen mit rücklaufenden reflektorischen Bremsinpulsen, u.a. Unterarm-Pronation, Schulter-Innenrotation, verminderte Thorax-Hebung

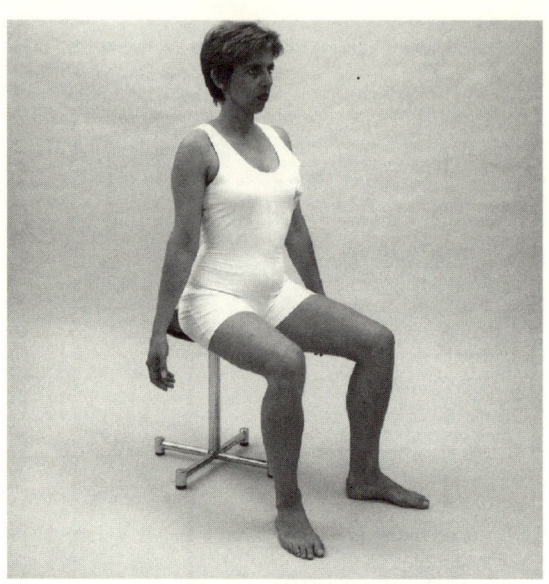

c) Nach Beseitigung des Funktionsüberwiegens verschwinden die reflektorischen Schutzstellungen, u.a. Unterarm-Pronation und Schulter-Innenrotation, verminderte Thorax-Hebung.

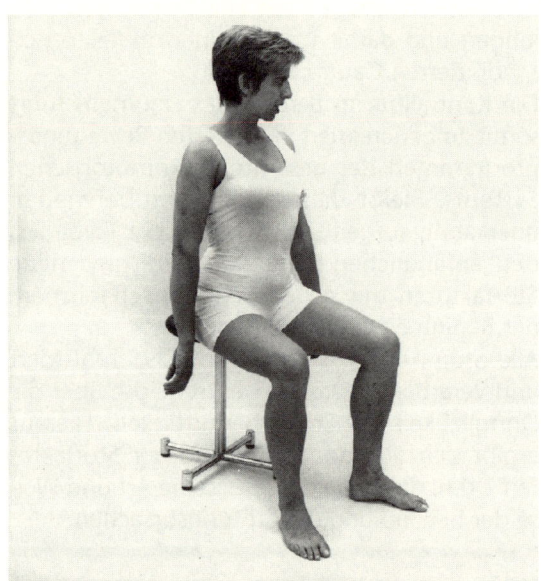

b) Reflektorisch gebremste HWS-Rotation

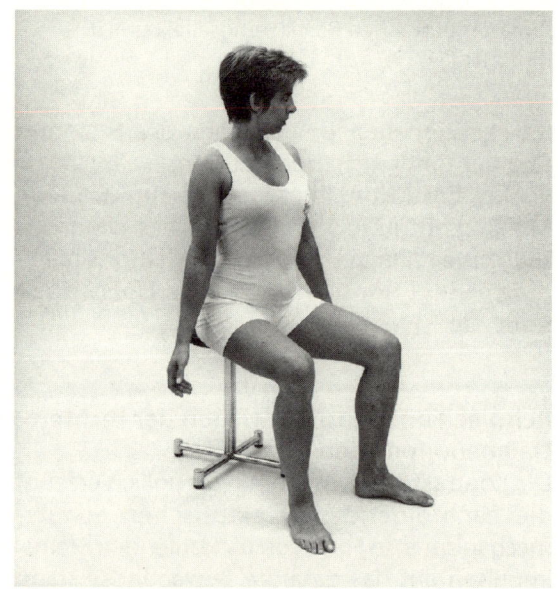

d) Nach Beseitigung des Funktionsüberwiegens verbesserte HWS-Rotation aufgrund reduzierter rücklaufender Bremsimpulse.

Abb. 3.7: Auswirkungen beim Überwiegen einer Daumen-Opposition [Rock]

Beispiel: Funktionsüberwiegen der Supination des rechten Fußes

Die Kontraktur der Vorfuß-Supinatoren erzeugt die nachfolgenden reflektorischen Schutzmechanismen in Form von rücklaufenden Bremsimpulsen auf das gesamte lokomotorische System: Innenrotation bei flektiertem Knie → Adduktion und Innenrotation im Hüftgelenk → Becken-Extension → Thorax-Senkung → verstärkte HWS-Lordose mit Reklinationsstellung im oberen Kopfgelenk.

Die HWS-Flexion und -Inklination werden reflektorisch durch die hypertone Tendomyose der HWS-Extensoren behindert.

In Bezug auf die HWS-Rotation wird eher die Rotation nach rechts gebremst. Dies kann zum einen durch den reflektorischen Schutz über die Diagonalschlinge „rechter Fuß ↔ linker Arm" unter Einbezug der Daumen-Atlas-Schlinge erklärt werden. Zum anderen läßt sich diese Annahme neurophysiologisch ableiten. Der, durch das Überwiegen der rechten Vorfuß-Supination, nach links gerichtete Fuß induziert eine Bewegung des Körpers aus der Mittelposition nach links. Diese geplante Lageveränderung verlangt eine neue optische Orientierung im Raum in Form einer HWS-Rotation nach links. Zu diesem Zweck werden die Linksrotatoren der Halswirbelsäule hyperton tendomyotisch geschaltet. Die Rechtsrotatoren werden durch eine hypotone Tendomyose gebremst. Dies zeigt sich beim Funktionstest durch eine entsprechend eingeschränkte Beweglichkeit der Kopfdrehung nach rechts.

✓ Die Supinationsstellung des linken (rechten) Fußes fazilitiert die HWS-Rotation nach rechts (links) und bremst die HWS-Rotation nach links (rechts).

Modellbeispiel zweier Störfaktoren: Funktionsüberwiegen der Supination im rechten Fuß bei gleichzeitiger funktioneller Muskelkontraktur der rechten Ellenbogenpronatoren

Im obigen Fall kollidiert das Schutzbedürfnis des rechten Fußes, welches eine reflektorische Bewegungseinschränkung der Kopfdrehung nach rechts verlangt, mit denjenigen der rechten Ellenbogen-Pronatoren, die als Teil der Daumen-Atlas-Schlinge die Halswirbelsäulen-Rotation nach links einschränken würde.

Zentralnervös werden die beiden Störmeldungen verarbeitet. Hieraus ergibt sich die Staffelung der Wichtigkeit der Störfaktoren bzw. die Priorität des aktuellen Schutzbedürfnisses.

Bekommt die Störmeldung des Fußes Priorität gegenüber derjenigen des Ellenbogens, so zeigt der Funktionstest eine nach rechts stärker eingeschränkte Kopfdrehung als nach links. Wird das Supinationsüberwiegen des Fußes beseitigt, so zeigt der Rotationstest der Halswirbelsäule plötzlich eine verstärkte Bewegungseinschränkung nach links; die zweite, vorher verdeckte Funktionsstörung kommt nun zum Vorschein. Das Schutzbedürfnis der Ellenbogen-Pronatoren steht nun an oberster Stelle, so daß die Kopfdrehung nach links nun stärker reflektorisch gebremst werden kann als zu Beginn.

Funktionsstörung/-Test:

⇓ HWS-Rotation nach rechts + ↓ HWS-Rotation nach links

Ursachen/Arbeitshypothese:
Supinationsüberwiegen des rechten Fußes mit 1. Priorität
Pronationsüberwiegen des rechten Ellenbogens mit 2. Priorität

Therapie:
Beseitigung des Funktionsüberwiegens des rechten Fußes mit einer agistisch-exzentrischen Kontraktionsmaßnahme (AEK).

Funktionstest:
HWS-Rotation nach rechts ist frei + ⇓ HWS-Rotation nach links

Therapie:
Beseitigung des Funktionsüberwiegens der rechten Ellenbogen-Pronatoren mit einer Thera-Band-Übung.

Funktionstest:
Die HWS-Rotation ist nach beiden Seiten frei

Fazit:
Bestätigung der Arbeitshypothese

↓ vermindert ⇓ deutlich vermindert

Abb. 3.8: Modellbeispiel Supination im rechten Fuß bei gleichzeitiger aktiver Kontraktur der rechten Ellenbogenpronatoren

Störungen in der Diagonal-Schlinge

Die beidseitig angelegte Diagonal-Schlinge ist die „klassische" Muskelschlinge der Funktionskrankheiten. Sie repräsentiert die anatomische Darstellung der gekoppelten Funktionen als Bestandteile des globalen Bewegungsmusters der aufrechten Haltung (AH).

Liegen gleichzeitig Störfaktoren im rechten Fuß und im linken Daumen vor, so ist die Diagonal-Schlinge „rechte untere Extremität ‹ › linke obere Extremität" mit betonten distalen

Extremitätenkomponenten gestört. Hierbei kann es zu massiven Funktionsstörungen und Schmerzen im Bereich der Halswirbelsäule kommen, da die beiden Störfaktoren den selben Schutzmechanismus in Form einer reflektorischen Bewegungseinschränkung der Kopfdrehung nach rechts benötigen.

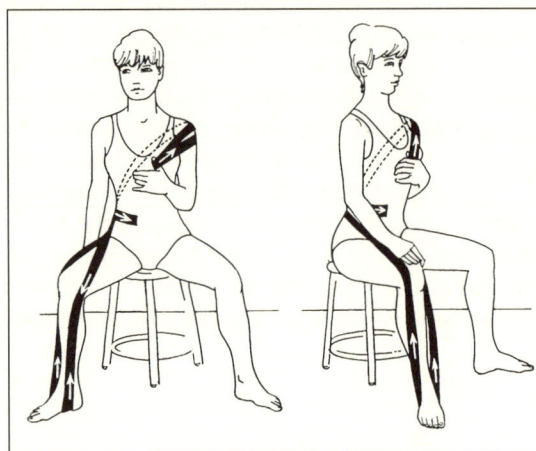

Abb. 3.9: Muskelschlingen der aufrechten Haltung [Brügger (1986), S. 105]

Das Prioritätsprogramm der Rumpf-Flexion

Werden im Alltag (Beruf, Sport, Hobby, Haushalt) ständig Haltungen und Bewegungen mit flektiertem Rumpf ausgeführt, so entsteht ein sogenanntes Prioritätsprogramm der Rumpf-Flexion gegenüber der Rumpf-Extension. Letztere wird somit reflektorisch gebremst.

Die Rumpf-Flexion beinhaltet die Becken-Extension, die Thorax-Senkung und die vermehrte HWS-Extension. Dies bedeutet, daß von den Primärbewegungen von Thorax und Becken sowohl weiterlaufende Bremsimpulse auf die Primärbewegung des Kopfes als auch auslaufende Bremsimpulse auf die obere und untere Extremität ausgehen.

Sowohl bei haltungsbedingten reflektorischen Funktionsstörungen der Halswirbelsäule als auch bei verletzungsbedingten Störungen der Kopfbeweglichkeit, z.B. durch ein Schleudertrauma, spielen die Bremsimpulse, die vom Rumpf weiterlaufend auf die HWS übertragen werden, eine große Rolle.

Augen-Nacken-Verbindung

Der Tractus vestibulospinalis nimmt seinen Ursprung im Nucleus vestibularis medialis und projiziert bilateral über den Fasciculus longitudinalis medialis zu den zervikalen motori-

schen Kernen. Über den Fasciculus longitudinalis medialis wird außerdem eine Verbindung zwischen dem Nucleus vestibularis superior und den motorischen Kernen der Augen hergestellt. Der Tractus longitudinalis medialis stellt somit eine Verbindung der motorischen Kerne der Augen mit den zervikalen motorischen Kernen her, d.h. eine Verbindung zwischen Augenmuskulatur und Nackenmuskulatur. Dementsprechend fazilitiert der Blick nach oben die Nackenextension, derjenige nach unten die HWS-Flexion und derjenige zur Seite die entsprechende Rotation der HWS.

Das Sehen bzw. Beobachten gehört zur Antizipation der Bewegung. Dies bedeutet, daß mit sogenanntem „Feed foreward" Voraussagen über das getroffen wird, was passieren wird. Für die Motorik wird ein entsprechender Bewegungsplan ausgearbeitet. Die Richtung des Sehens verlangt somit die Adaptation des gesamten Organismus.

Störungen im optischen System wirken sich sofort auf das arthromuskuläre System aus. Die Funktionstests, z.B. das Th_5-Wippen oder die Halswirbelsäulenbeweglichkeit mit offenen oder geschlossenen Augen bzw. mit oder ohne Brille oder Kontaktlinsen, geben Auskunft darüber, inwieweit das Bewegungssystem Schutzfunktion für das beeinträchtigte optische System übernimmt und umgekehrt.

Bei Funktionsstörungen der Halswirbelsäule ist deshalb der Einfluß des optischen Systems zu überprüfen.

3.1.3 Zusammenfassung

Die Funktionen des Körpers sind alle miteinander gekoppelt. Unter neurophysiologischen Bedingungen herrscht ein funktioneller Synergismus, der die optimale und dynamische Belastung des Bewegungssystems herstellt. Unter dem Einfluß von Störmechanismen werden die Bewegungsmuster so verändert, daß die Störungsursachen optimal geschützt werden können.

Die Summe der im Körper vorhandenen Störfaktoren wird zentralnervös verarbeitet und verwaltet. Hieraus ergibt sich das aktuelle Schutzprogramm, welches sich in spezifischen Funktionsstörungen, d.h. Krankheitsbildern äußert.

Die erörterten Beispiele sollen exemplarisch verdeutlichen, wie zahlreich die Ursachen für reflektorisch bedingte Funktionsstörungen der Halswirbelsäule sein können. Sind die Funktionsstörungen der Halswirbelsäule als reflektorisch einzustufen, bleibt die Beweglichkeit der Halswirbelsäule zum Schutze der vorhandenen Störungsursache so lange verändert, wie diese Störfaktoren im Körper fortbestehen.

Die Behandlung der Funktionsstörungen der Halswirbelsäule muß bei den Störungsursachen ansetzen. Dies bedeutet für reflektorischen Funktionsstörungen, daß nicht im Bereich der Halswirbelsäule behandelt werden darf, da es sich hier um die Schutzmechanismen (das Krankheitsbild), nicht aber um die Störungsursache (Krankheitsursache) handelt. Das therapeutische Eingreifen in die Schutzprogramme des Körpers hat eine Verschlechterung der vorhandenen Symptomatik zur Folge.

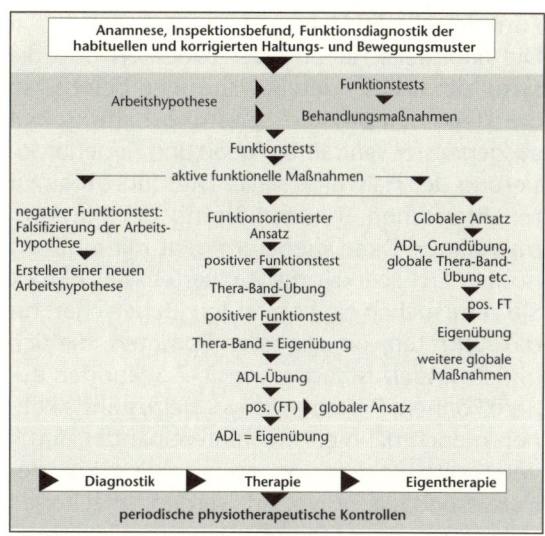

Abb. 3.10: Flußschema der Diagnostik und Therapie [Rock (1996), S. 100]

3.2 Befunderhebung der Funktionskrankheiten

Zur Funktionsdiagnostik aller Funktionskrankheiten des Bewegungssystems gehört die systematische Analyse der Haltungs- und Bewegungsmuster unter Berücksichtigung der alltagsspezifischen Aktivitäten mit dem Ziel, die Störfaktoren, d.h die Krankheitsursache aus den modifizierten Bewegungsprogrammen (Krankheitsbild) kausal schlüssig abzuleiten.

Grundsätzlich stellt sich somit immer die Frage: „Welche Störfaktoren könnten durch die vorhandene Funktionsstörung geschützt werden?" Weiterhin ist abzuklären, ob die Krankheitsursache primär vom Bewegungsapparat ausgeht oder ob andere Organerkrankungen im Vordergrund stehen.

Die Funktionsanalyse führt zur Formulierung einer Arbeitshypothese in bezug auf die Art und die Schwere der zugrundeliegenden Störfaktoren. Die Arbeitshypothese ergibt die geeigneten Behandlungsmaßnahmen. Sie muß während der Therapie mit adäquaten Funktionstests nach dem Prinzip „Test → try → retest" ständig auf ihre Richtigkeit überprüft und gegebenenfalls korrigiert werden.

3.2.1 Anamnese

Die Anamnese setzt sich aus der Sozialanamnese und der klinischen Anamnese zusammen.

Hierfür werden Fragebögen verwendet, die die Patienten vor der ersten Therapie ausfüllen. Ziel ist es, die Alltagssituationen und Alltagsaktivitäten zu ermitteln, die für das momentane Beschwerdebild verantwortlich sind.

Die Funktionsanalyse der Anamnese ermittelt:

• Funktionsquantitäten: Sitz, Stand, Gang, Bewegungen, Transfers
• Funktionsqualitäten: monoton, statisch, dynamisch, abwechslungsreich
• Funktionsüberwiegen
• Funktionsbeeinträchtigungen.

Patientenbeispiel Prokuristin
Prokuristin, 53 Jahre, geschieden, Rechtshänderin. Diagnose: HWS-Syndrom.

Subjektive Symptomatik (1)
Seit ca. 7 Jahren in unregelmäßigen Abständen Spannungskopfschmerzen im Bereich des Nackens mit Bewegungseinschränkungen in beide Richtungen. Wenn diese Schmerzen stärker sind, dann strahlen sie bis in die Stirn und z.T. auch bis hinter die Augen aus. Zeitweise sind diese mit kurzen Schwindelzuständen von ca. 5 Sekunden verbunden. Diese werden vor allem durch längere Computerarbeit, Bückbewegungen, Zähneputzen und manchmal beim Haarewaschen ausgelöst.

Funktionelle Erklärung (1)

Die habituelle Haltung der Patienten und die symptomauslösenden Bewegungen beinhalten die sternosymphysale Belastungshaltung mit ausgeprägter Ventraltranslation und Hyperlordosierung der Halswirbelsäule. Dies führt u.a. zur reflektorischen Tonuserhöhung der Nackenmuskulatur. Diese wiederum geht mit einer erhöhten Erregbarkeit der Aa. vertebrales einher. Sie verursuchen eine besondere Bereitschaft für das Auftreten von arteriellen Spasmen, die sich in Schwindelzuständen von 3–7 Sekunden äußern können. Derartige Schwindelzustände können manchmal mehrmal hintereinander durch verstärkte Reklination oder Inklination der Halswirbelsäule provoziert werden. In seltenen Fällen können die Krampfzustände der Vertebralarterien zu Bewußtseinsstörungen führen.

Differentialdiagnostisch müssen strukturelle Veränderungen in Form von Randleistenwülsten in der Unkovertebralregion ausgeschlossen werden, da diese die selbe Symptomatik auslösen können.

Die ausstrahlenden Spannungskopfschmerzen bis zur Stirn sind typisch für reflektorische Kopfschmerzen. Der Zusammenhang dieser Schmerzen mit der Belastungshaltung (BH) läßt sich klinisch leicht nachweisen. Die Korrektur der Haltung führt zur Reduktion und schließlich zum Verschwinden der Symptomatik.

Die Bewegungseinschränkungen der Kopfdrehung in beide Richtungen könnte ein Hinweis auf Störungen in der Daumen-Atlas-Schlinge sein.

Subjektive Symptomatik (2)

Laterale Ellenbogenschmerzen rechts nach längerer Computerarbeit. Diese Schmerzen bestehen in der Regel für 1–3 Tage und verschwinden danach wieder. Nur einmal im Zusammenhang mit einer Verstauchung des rechten Daumens beim Volleyballspielen hatte die Patientin mehrere Wochen Ellenbogenschmerzen. Durch Schonung des rechten Armes verschwanden diese wieder ohne therapeutische Intervention.

Funktionelle Erklärung (2)

Die reflektorischen lateralen Ellenbogenschmerzen lassen sich aus dem Funktionsüberwiegen der Finger-Flexion und Daumen-Opposition durch die Computerarbeit erklären. Dieses Funktionsüberwiegen führt in beiden Fällen zu einer reflektorischen Bremsung der Finger- und Hand-Extensoren in Form einer hypotonen Tendomyose. Die Aktivierung dieser Extensoren ist eine Aktivität entgegen dem Schutzmechanismus (NSB) und führt zur Symptomatik des reflektorischen Ellenbogenschmerzes.

Durch die Verletzung des Daumens wird deutlich, daß der Funktionsbeeinträchtigung des Daumens ein hoher Stellenwert innerhalb der Staffelung der Störfaktoren einzuräumen ist. Auch hier gibt es Hinweise auf eine Störung der Daumen-Atlas-Schlinge.

Subjektive Symptomatik (3)

Plötzlich auftretender Leistenschmerz links während der Standbeinphase. Dieser Schmerz tritt auch beim Bücken oder bei stärkerer Verlagerung der Körperlängsachse nach vorn auf.

Funktionelle Erklärung (3)

Da die Schmerzen bei unterschiedlichen Hüftbewegungen auftreten, liegt die Vermutung nahe, daß es sich um reflektorische Bewegungseinschränkungen handelt, deren Ursache primär nicht im Hüftbereich liegen. Beiden Bewegungen gemeinsam ist die Dorsal-Extension des Fußes. Wenn diese Bewegung z.B. aufgrund eines Funktionsüberwiegens der Plantarflexoren und Supinatoren des Fußes reflektorisch gebremst wird, werden auch alle anderen Funktionen hypoton tendomyotisch geschaltet, die mit dieser Bewegungskomponente gekoppelt sind. Dies gibt außerdem einen Hinweis auf Störungen der Fuß-HWS-Schlinge.

Auswertung der Funktionsanamnese

1. Funktionsquantitäten: 70% sitzende Tätigkeiten, 10% stehende Tätigkeiten und 20% Bewegung.
2. Funktionsqualitäten: Die sitzenden und stehenden Tätigkeiten sind monoton-statisch mit geringem dynamischen Anteil. Die Bewegungen sind nur im Freizeitbereich abwechslungsreich-dynamisch. Im beruflichen Alltag sind es Bewegungen auf kleinem Raum, die als monoton-dynamisch einzustufen sind.
3. Funktionsüberwiegen: ausgeprägte sternosymphysale Belastungshaltung. Primärbewegungen:
   - Ventral-Translation mit Reklination und Hyperlordose der HWS
   - Thorax-Senkung
   - Becken-Aufrichtung (dorsales Drehmoment)
   Extremitäten: distale Betonung im Hand-/Finger- und Fußbereich.

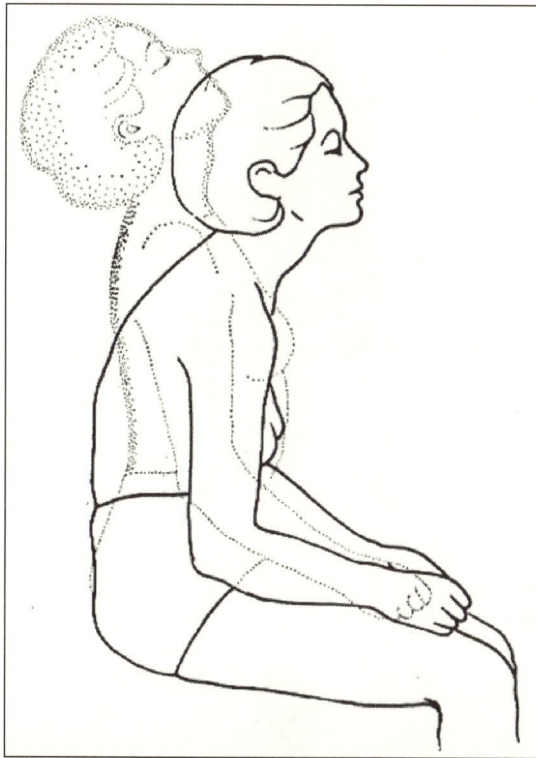

Abb. 3.11: Hyperlordosierung der Halswirbelsäule in der sternalen Belastungshaltung [Brügger (1977), S. 730]

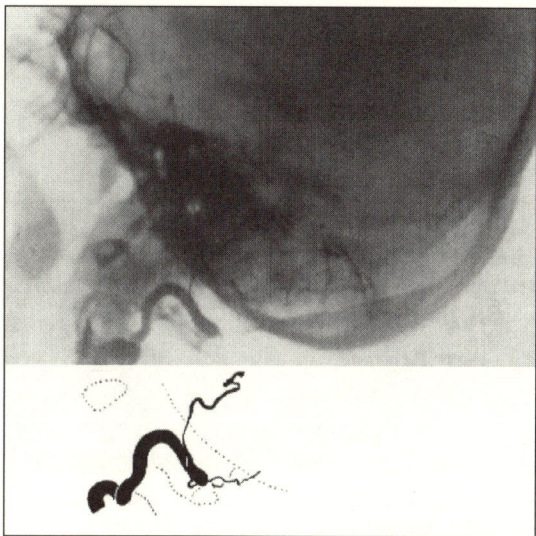

Abb. 3.12: Vertebralisangiographie mit flüchtigem Spasmus der A. vertebralis [Brügger (1977), S. 731]

3.2.2 Inspektion

Der Sichtbefund ermittelt transitorische und persistierende Störfaktoren.

Patientenbeispiel Prokuristin

Transitorische Störfaktoren
Die Patientin trägt aus Gewohnheit gerne schmale Schuhe mit mittelhohen Absätzen und engere Röcke oder Hosen (Abb. 3.13).

Persistierende Störfaktoren
Z.B. Narben von Operationen oder Verletzungen und infrastrukturelle Störungen, z.B. Durchblutungsstörungen und Ödembildungen:
- eine ca. 5 cm lange unauffällige alte Blinddarmnarbe
- funktionelle Überlastungsödeme (OGE) im Bereich der:
  - prävertebralen, infra- und suprahyalen Muskulatur
  - Rumpf-Flexoren: vor allem im Bereich des Leistenbandes und entlang der Rippenbögen
  - Schulter-Innenrotatoren
  - Unterarm-Pronatoren
  - Finger- und Handgelenk-Flexoren
  - Daumen-Opponenten, -Palmaradduktoren
  - Hüft-Adduktoren
  - Hüft-Flexoren
  - Fuß-Plantarflexoren und -Supinatoren
  - Zehen-Flexoren.

4. Funktionsbeeinträchtigungen:
- schmerzhafte Bewegungseinschränkung der Hüft-Flexion und der Hüft-Extension
- Bewegungseinschränkung der HWS-Drehung zu beiden Seiten
- Nacken-Stirn-Kopfschmerzen - teilweise mit kurzzeitigen Schwindelzuständen.

Analyse der Anamnese
Die Krankheitsursache geht primär von funktionelle Fehlbelastungen aus: Überlastung durch monotones Sitzen in Belastungshaltung mit monoton-dynamische Tätigkeit der oberen Extremität und monoton-statischen Belastungen der unteren Extremität. Der abwechslungsreich bewegende Anteil der Alltagsaktivitäten ist zu gering, um die monoton-statischen Aktivitäten kompensieren zu können.
Es zeichnen sich die nachfolgenden Funktionsstörungen ab:
- Störungen in der rechten Daumen-Atlas-Schlinge
- Störungen der Fuß-HWS-Schlinge
- Störungen in der Diagonalschlinge „rechte obere Extremität ↔ linke untere Extremität".

49

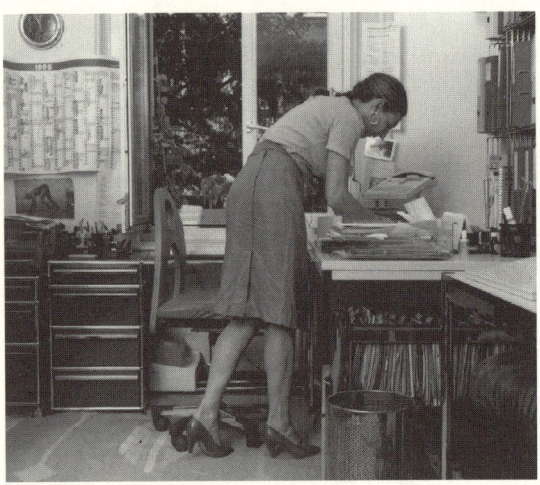

Abb. 3.13: Inspektion: Schuhe mit Absätzen und enger Rock [Rock]

3.2.3 Funktionsdiagnostik

Die Funktionsdiagnostik beurteilt zunächst das habituelle Bewegungsverhalten.

Fragestellung: Wie stark weichen die Haltung und die Bewegung der Patienten im Alltag von der physiologischen Norm der AH (vgl. Tabelle) ab? Beurteilt wird der Grad der Belastungshaltung (BH): + geringe BH, ++ starke BH, +++ sehr starke BH.

Anschließend werden die Auswirkungen auf das Bewegungssystem analysiert.

Fragestellung: Wie gut kann sich der Patient auskorrigieren? Beurteilt wird das momentane Defizit zur Norm der AH: - verminderte AH, -- stark verminderte AH, --- sehr stark verminderte AH.

Der Vergleich von habituellen und korrigierten Haltungs- und Bewegungsmustern ergibt erste Prognosen über den Umfang der Funktionsstörungen.

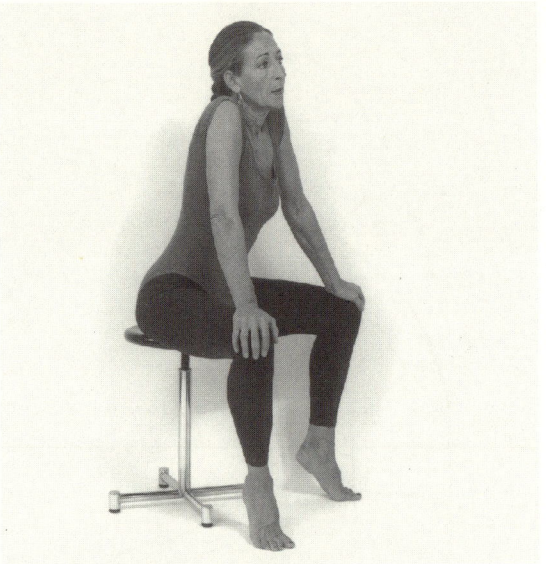

Abb. 3.14: Habituelles Bewegungsverhalten (BH)
a) + geringe BH

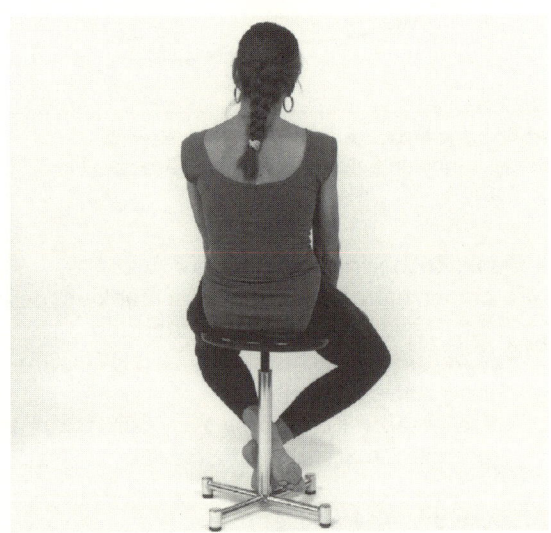

b) ++ starke BH

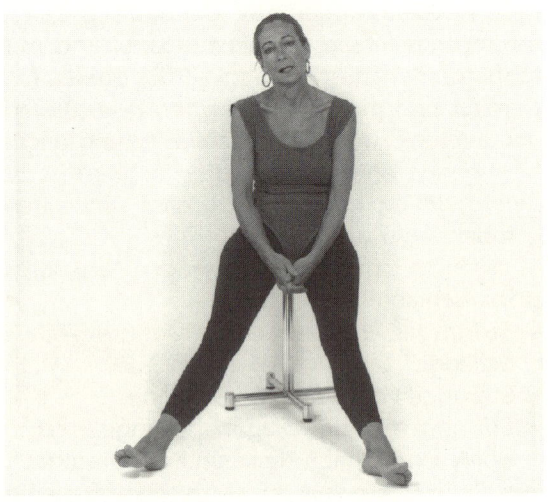

c) +++ sehr starke BH

Patientenbeispiel: Beurteilungen der Primärbewegungen im Sitzen			
Habituelle Haltung (Grad der Belastungshaltung)	**Norm, AH**	**Korrigierte Haltung** (Defizit zur AH)	**Beurteilung**
Becken-Aufrichtung +++	Becken-Kippung	Becken-Kippung - (-)	Tubersitz möglich
Thorax-Senkung ++	Thorax-Hebung	Thorax-Hebung - (-)	wenig Korrektur
· Reklination ++	· Inklination	· Inklination -	gute Korrektur
· Ventral-Translation +++	· „Nacken-Streckung"	· „Nacken-Streckung" -	
· Hyperlordose ++			

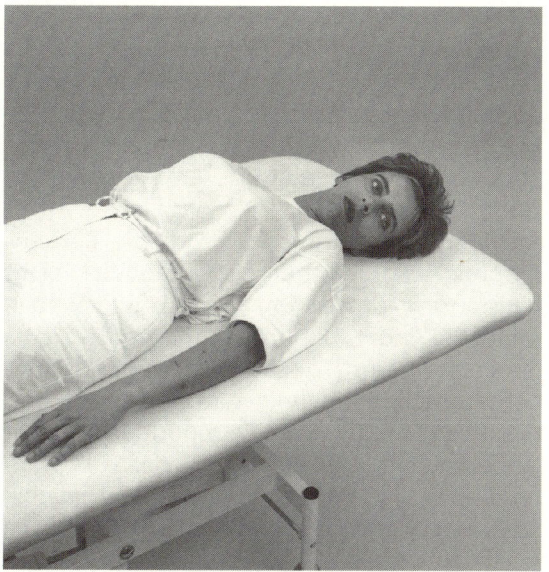

a) Belastungshaltung (BH) mit weiterlaufenden Bremsimpulsen der Primärbewegungen (PB) Becken-Aufrichtung und Thorax-Senkung und rücklaufenden BI der oberen Extremität (Palmar-Flexion der Hand, Pronation des Ellenbogens, Innenrotation und Abduktion der Schulter und Protraktion des Schultergürtels) auf die HWS

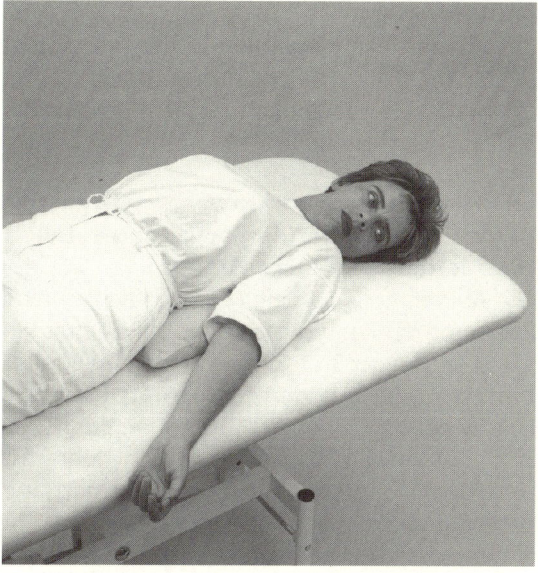

c) Individuell korrigierte aufrechte Haltung (AH): thorakolumbale Unterstützung, außenrotierte Arme und Funktionsstellung der Hand

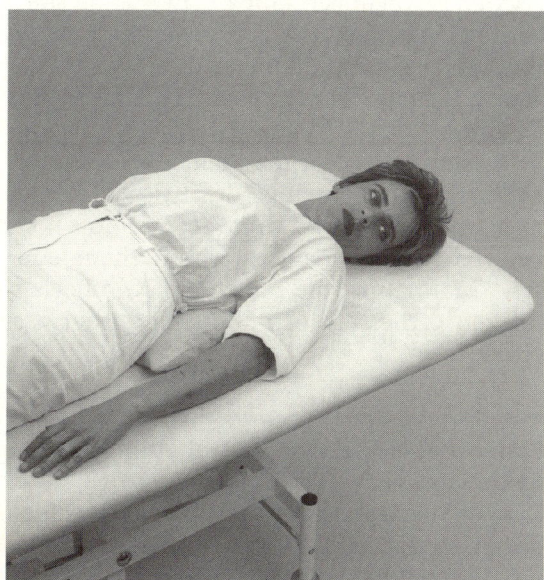

b) Geringere BH durch thorakolumbale Unterstützung mit einem Lumbalkissen. Hierdurch können die weiterlaufenden der PB Becken-Aufrichtung und Thorax-Senkung beseitigt werden. Fortbestehen der rücklaufenden BI der oberen Extremität (vgl. Abb. a) auf die HWS

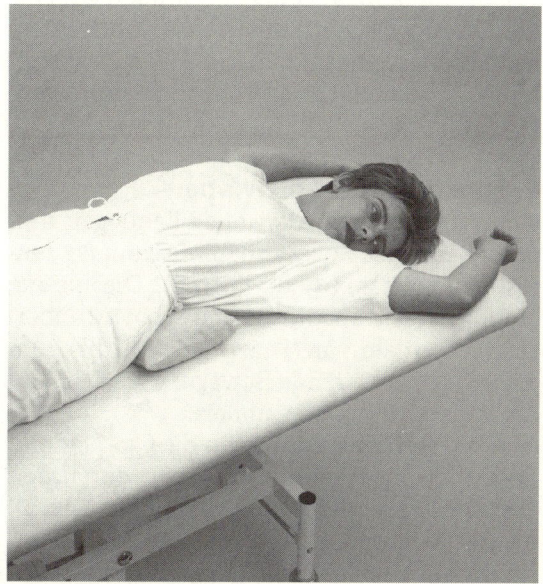

d) Individuelle AH mit fördernden rücklaufenden Bewegungsimpulsen der oberen Extremität: Elevation/Außenrotation der Arme und Funktionsstellung der Hand

Abb. 3.15: Einfluß der Körperhaltung auf die HWS-Rotation in Rückenlage [Rock]

Funktionstests

Die Funktionstests werden in der individuell bestmöglichsten aufrechten Körperhaltung und unter Berücksichtigung der posturalen Reflexe durchgeführt.

Beispiel: Einfluß der Körperhaltung auf die HWS-Rotation in Rückenlage

Die Abbildung 3.15 zeigt von a) nach d) eine Zunahme der Rotationsfähigkeit der Halswirbelsäule. Je weniger Bremsimpulse von den Primärbewegungen und den Extremitäten auf die Halswirbelsäule einwirken, desto weniger wird die Kopfbeweglichkeit reflektorisch gebremst und desto deutlicher wird das momentane Bewegungsvermögen.

Wird die Ausgangsstellung verändert, z.B. von der Rückenlage in den Sitz, so nehmen die posturalen Reflexe und somit die Anforderungen an den funktionellen Synergismus zu. Bei vorhandenen Funktionsstörungen nimmt die Beweglichkeit entsprechend ab. Je höher die posturalen Reflexe sind, desto deutlicher werden die Funktionsstörungen. Deshalb wird für die Diagnostik mindestens ein Funktionstest mit erhöhter Reflexaktivität, z.B. Ausgangsstellung Sitz, Stand, Gang, Transferbewegungen, gewählt.

1. Funktionstest Th$_5$-Wippen

Der vordere Arm fixiert mit Ellenbogen und Handballen die Schultern, ohne Kontakt zum restlichen Thorax (Abb. 3.16 a). Die hintere Hand der Therapeutin (Impulsgeberin) überträgt unterhalb von Th5 beginnend bis zum Sakrum extendierende Bewegungsimpulse auf die Patientin (Impulsnehmer).

Hierdurch wird zum einen die Qualität und Quantität der Primärbewegungen durch den Test der Wirbelsäulensteifigkeit (Abb. 3.16 b), die Beckenkippung (Abb. 3.16 c) und die Thorax-Hebung mit Schultergürtel-Retroposition (Abb. 3.16 d) getestet. Zum anderen werden die auslaufenden Bewegungsimpulse auf die Extremitäten und die rücklaufenden Impulse von den Extremitäten unter der Fragestellung „Wer bremst wen?" beurteilt.

Patientenbeispiel: Th$_5$-Wippen

Die Patientin zeigt eine mäßig eingeschränkte Wirbelsäulenbeweglichkeit mit leichtem „Abknicken" der Bewegungsausbreitung im sog. „bewegungskompensatorischem Abschnitt" in Höhe Th9–L4.

Am stärksten eingeschränkt ist die Becken-Kippung. Die Bewegung überträgt sich nicht harmonisch vom Sakrum auf die Lendenwirbelsäule. Sie findet, die untere und mittlere LWS „überspringend", direkt im bewegungskompensatorischen Abschnitt statt. Die Thorax-Hebung mit Schultergürtel-Retroposition ist leicht eingeschränkt. Auffällig ist, daß der Kopf während des Th$_5$-Wippens einen Reklinationsschwung anstatt einer Inklinationsbewegung macht.

Das Th$_5$-Wippen bestätigt als Funktionstest die „statische Beurteilung der korrigierten Haltung".

2. Funktionstest: HWS-Rotation im Seitenvergleich

Der HWS-Rotationstest ist sowohl aus funktionellen als auch aus pädagogisch-psychologischen Erwägungen sinnvoll. Er kommt standardmäßig immer dann zur Anwendung, wenn Bewegungseinschränkungen der HWS vorliegen, z.B. beim Verdacht auf Störungen der Daumen-Atlas-Schlinge. Dieser Test ermöglicht dem Patienten, die komplexen funktionellen Zusammenhänge des Körpers besser nachzuvollziehen. Im Laufe der Therapie können die Patienten spüren, ob die therapeutische Maßnahme die reduzierte Kopfbeweglichkeit verbessert, nicht verändert oder verschlechtert.

Patientenbeispiel: HWS-Rotation im Seitenvergleich

Der HWS-Rotationstest ergibt eine nach beiden Seiten eingeschränkte Rotationsbewegung, wobei die Kopfdrehung nach links stärker eingeschränkt ist als nach rechts. Bei der Drehung nach links kommt es zu einer reflektorischen Bewegungsmodifikation, d.h. die Patientin führt in dem Moment unbewußt eine HWS-Lateralflexion nach rechts aus, indem sie den Kopf nicht weiter nach links drehen kann (Abb. 3.17 a und b).

Da diese Patientin zum Lesen und für Computerarbeiten eine Brille trägt, wird der HWS-

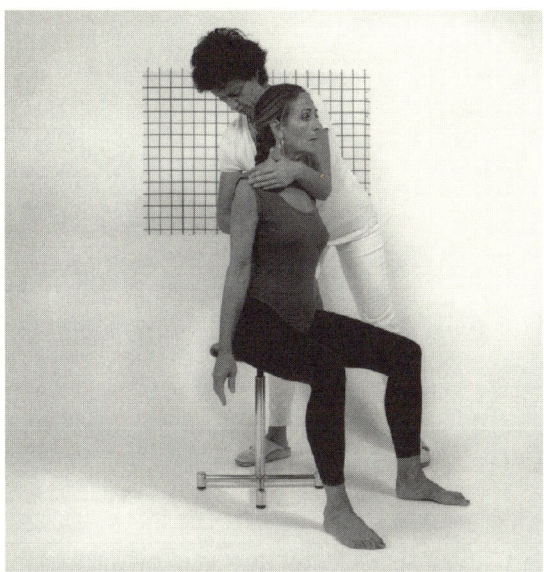

a) Vorderer Arm fixiert mit Ellenbogen und Handballen die Schultern ohne Kontakt zum restlichen Thorax

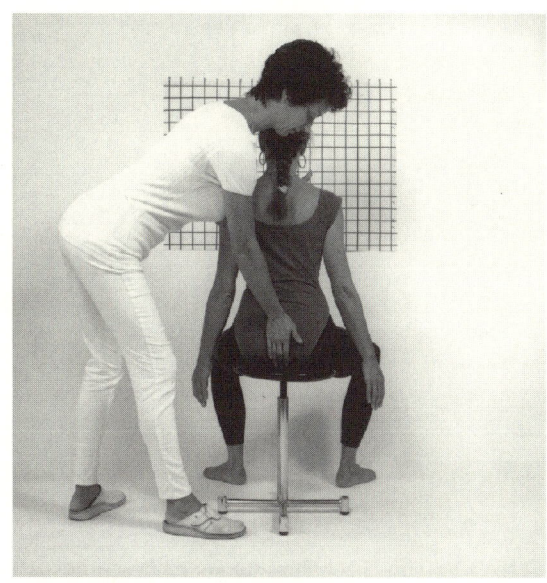

c) Test der Becken-Kippung

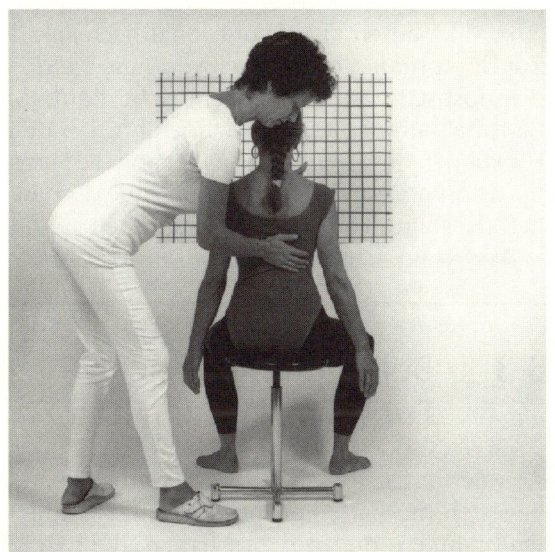

b) Test der Wirbelsäulensteifigkeit

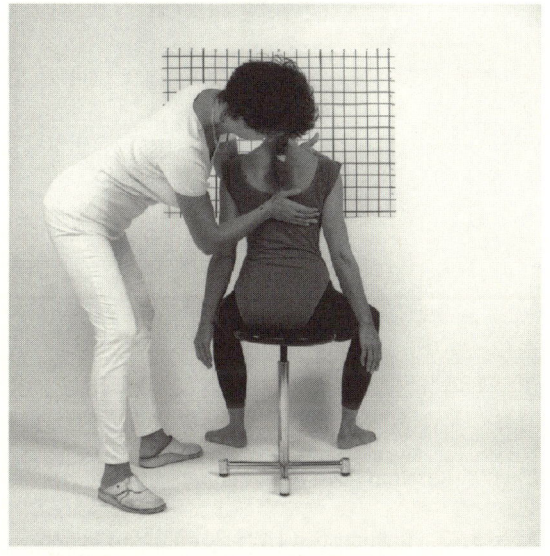

d) Test der Thorax-Hebung mit Schultergürtel-Retroposition

Abb. 3.16: Funktionstest Th_5-Wippen [Rock]

Rotationstest im Vergleich auch mit der Brille durchgeführt. Hieraus ergeben sich erste Informationen, inwieweit das optische System die Kopfdrehung beeinflußt bzw. stört. Bei dieser Patientin zeigt sich beim Tragen der Brille eine Verschlechterung der Kopfdrehung zu beiden Seiten (Abb. 3.17 c). Die Patientin gibt in diesem Zusammenhang an, daß sie wisse, daß ihre Brille zu schwach sei.

Arbeitshypothese
Die Arbeitshypothese stellt das Ergebnis der Analyse aller Bestandteile der Befunderhebung dar. Sie wird im Laufe der Behandlung ständig durch Funktionstests überprüft. Negative Funktionstestergebnisse falsifizieren die Arbeitshypothese und verlangen deren Korrektur. Positive Funktionsteste bestätigen die Arbeitshypothese und beschleunigen den Fortgang der Therapie.

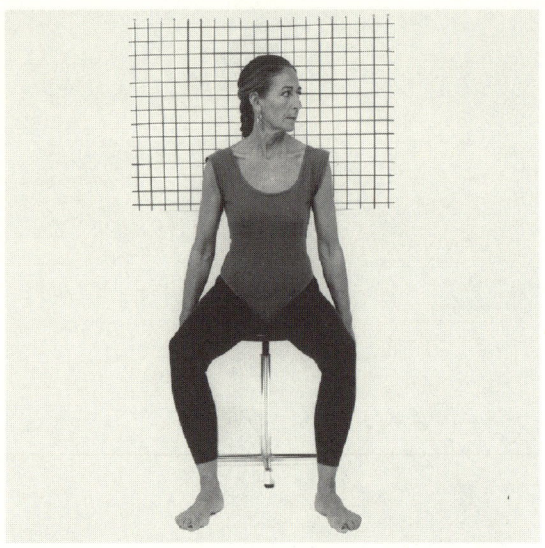

a) HWS-Rotation nach links stärker eingeschränkt als nach rechts

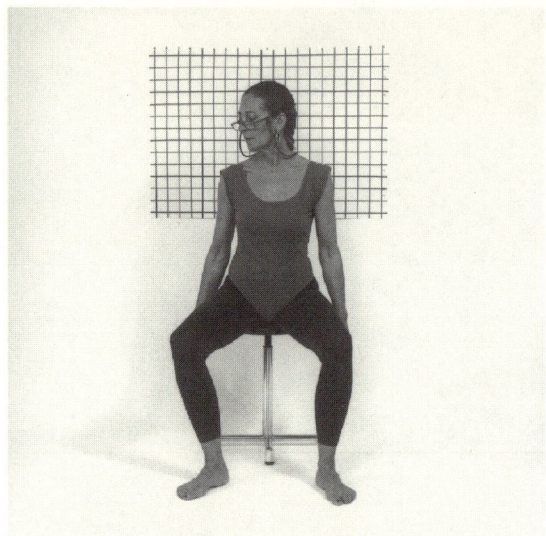

c) Stärker eingeschränkte HWS-Rotation mit Brille

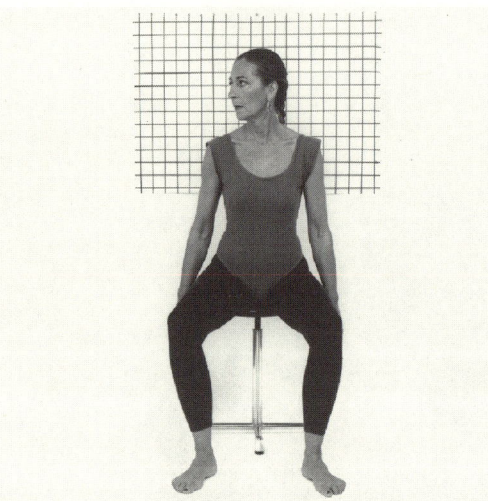

b) HWS-Rotation nach rechts eingeschränkt

Abb. 3.17: Funktionstest HWS-Rotation im Seitenvergleich [Rock]

Patientenbeispiel: Ursachen der Funktionsstörungen

1. Störungen in der Daumen-Atlas-Schlinge: rechts mehr als links (Abb. 3.18)
2. Störungen der Fuß-HWS-Schlinge: links mehr als rechts (Abb. 3.19)
3. Gestörte Diagonalschlinge „rechte obere Extremität ↔ linke untere Extremität" jeweils mit distaler Betonung. Aufgrund der Anamnese und des stärkeren Abweichens der Armstellung von der Norm, scheint die rechte Handkomponente in der Staffelung Vorrang vor der linken Fußkomponente zu haben.

4. Betonung der distalen Extremitätenkomponenten unter Mitbeteiligung der Rumpfkomponenten, u.a. Thorax-Shift nach links. Zur Überprüfung der Arbeitshypothese werden diagnostische agistisch-exzentrische Kontraktionsmaßnahmen (s.u.) durchgeführt, bei den Funktionen des Fußes beginnen, dann die Funktionsstörungen der Hand und am Ende den Einfluß der Rumpfkomponente überprüfen.

3.3 Behandlung der Funktionskrankheiten

Aus der aufgestellten Arbeitshypothese ergeben sich die patientenspezifischen Therapiemaßnahmen, die zum Ziel haben, die reflektorisch zum Schutz des Organismus veränderten Haltungs- und Bewegungsmuster durch Reduktion der Störfaktoren in das neurophysiologische Bewegungsprogramm zurückzuführen.

Grundsätzlich muß sowohl zu Beginn als auch im Verlaufe der Behandung der momentane Stellenwert des funktionsorientierten und des globalen Therapieansatzes bestimmt werden. Beim **funktionsorientierten Ansatz** wird davon ausgegangen, daß gewisse störende Faktoren das gesamte neurophysiologische System negativ beeinflussen, so daß es zu pathoneurophysiologischen Reaktionen kommt. Nach der Beseitigung dieser Störfaktoren kommt es re-

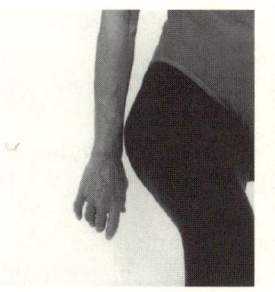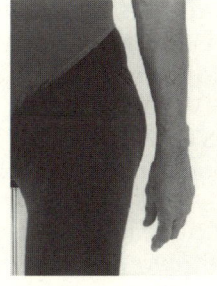

Abb. 3.18: Störung der Daumen-Atlas-Schlinge, rechts mehr als links [Rock]

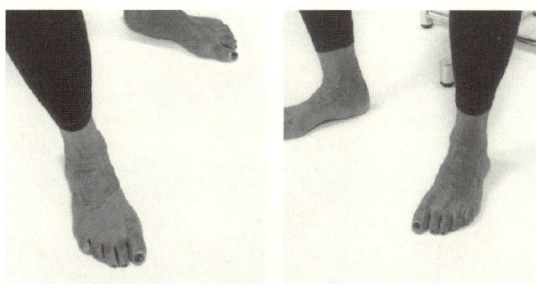

Abb. 3.19: Störungen der Fuß-HWS-Schlinge, links mehr als rechts [Rock]

aktiv zu Verbesserungen des Gesamtsystems. Beim **globalen Therapieansatz** geht man davon aus, daß sich die ureigensten artspezifischen Bewegungsmuster des Menschen, die Vertikalisation und die bipedale Fortbewegung in aufrechter Körperhaltung gegenüber den neu erworbenen pathoneurophysiologischen Bewegungsmustern durchsetzen können, wenn man sie entsprechend betont abruft. Unabhängig von der Stärke der Störfaktoren ist der globale Therapieansatz nur dann möglich, wenn das bestehende Schutzbedürfnis nicht vorrangig bleiben muß.

Aus diesen beiden Therapieansätzen ergeben sich ein funktionsorientiertes und drei globale Therapiemaßnahmen mit entsprechenden Techniken:

- **Reaktive Therapiemaßnahmen** als funktionsorientierter Ansatz. In aufrechter Körperhaltung werden die Störfaktoren soweit wie möglich durch therapeutische Maßnahmen wie z.B. agistisch-exzentrische Kontraktionsmaßnahmen (sog. „Dekontraktionen"), Thera-Band-Übungen, Heiße Rolle in Kombination mit Quermassagen etc. beseitigt
- **Therapiemaßnahmen zur Automatisierung** als globaler Therapieansatz: Umsetzen der individuell bestmöglichen aufrechten Körperhaltung in die Alltagsaktivitäten, z.B. ADL-Training und Body-Walking, und globale Bewegungsübungen in aufrechter Körperhaltung, z.B. Rezepto-Training, Body-Sliding
- **Programmorientierte Therapiemaßnahmen** als globaler Therapieansatz: Anknüpfen an die „Fehlprogramme" (flexorische Prioritätsprogramme) mit Überführen dieser pathoneurophysiologischen Prioritätsprogramme in das neurophysiologische Bewegungsprogramm der aufrechten Körper-

haltung, z.B. mit Brügger-Grundübungen und Kompensationsbewegungen.

Die Motivation und damit der langfristige Therapieerfolg der Patienten hängt davon ab, inwieweit es während der Therapie gelingt, eine emotionale Verbindung zwischen den Therapieabläufen und der Situation des Patienten herzustellen. Hierfür bedarf es individueller, zielgerichteter und kontextspezifischer Maßnahmen. Der zentrale Stellenwert des Training der Alltagsaktivitäten (ADL-Training) im Rahmen der Behandlung der Funktionskrankheiten liegt hierin begründet.

Ein weiterer Aspekt, der sich aus diesem Zusammenhang ergibt, ist, daß möglichst aus denjenigen Ausgangsstellungen gearbeitet und trainiert wird, die im Alltag des Patienten am häufigsten vorkommen. Auch die Auswahl der Übungsgeräte trägt dieser Tatsache Rechnung. Zum Beispiel werden in das Bücktraining Alltagsgegenstände wie z.B. der Rucksack oder die Schuhe des Patienten integriert.

Leider bietet die physiotherapeutische Praxis einen begrenzten Rahmen für die Umsetzung der zielgerichteten und kontextspezifischen Behandlungsmaßnahmen. Eine Erweiterung der Möglichkeiten kann durch die Arbeitsplatzberatung und die Hausbehandlung erfolgen.

Patientenbeispiel: Reaktive Therapiemaßnahmen im Rahmen des funktionsorientierten Therapieansatzes

Die aufgestellte Arbeitshypothese im Rahmen der Befunderhebung ergab eine Extremitätenbetonung – gestörte Diagonalschlinge „rechte obere Extremität mit Betonung der Handkomponenten↔linke untere Extremität mit Betonung der Fußkomponenten" – mit Rumpfbeteiligung. Entsprechend der Arbeitshypothe-

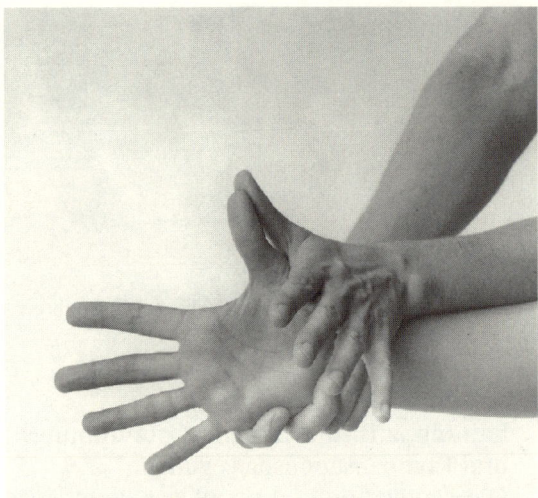

a) ASTE

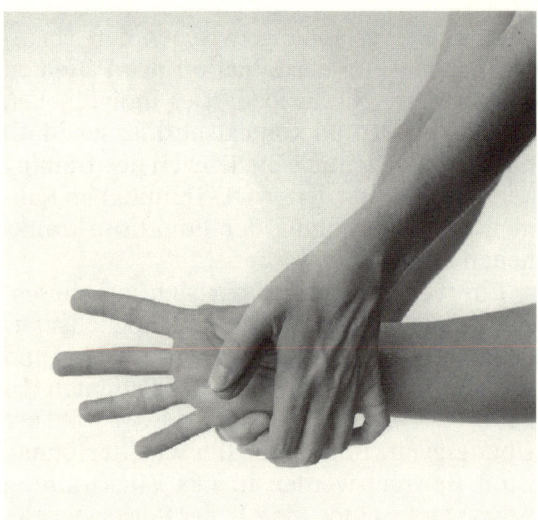

b) ESTE

Abb. 3.20: AEK gegen das Funktionsüberwiegen der Daumen-Opposition [Rock u. Petak-Krueger (1998)]

se wird die Reihenfolge der agistisch-exzentrischen Kontraktionsmaßnahmen (AEK) festgelegt:
- 1. Überprüfung der rechten Daumen-Atlas-Schlinge → AEK gegen das Funktionsüberwiegen der Daumen-Opposition
- 2. Überprüfen der linken Fuß-HWS-Schlinge → AEK gegen das Funktionsüberwiegen der Plantarflexion und Supination
- 3. Überprüfen der Rumpf-Komponente → AEK gegen das Funktionsüberwiegen des Thorax-Shiftes nach links.

AEK gegen das Funktionsüberwiegen der Daumen-Opposition

Funktionstests (FT): FT (1) Th_5-Wippen, FT (2) HWS-Rotation.

ASTE Daumen-Reposition, **ESTE** Daumen-Opposition (Abb. 3.20).

Funktionelle Parameter bestimmen die Häufigkeit der Wiederholungen der agistisch-exzentrischen Kontraktionsmaßnahmen (siehe Tabelle).

Häufigkeit der Wiederholungen der agistisch-exzentrischen Kontraktions-maßnahmen bestimmende Parameter		
Parameter	positiv	negativ
Kraft	↑	↓
Bewegungsausmaß	↑	↓
Rigor	↑	↑
Koordination	↑	↓
Ausweichbewegungen	keine	vorhanden
Schmerzen	keine	vorhanden

Patientenbeispiel: Ergebnis nach AEK gegen das Funktionsüberwiegen der Daumen-Opposition
- FT (1): + (geringe Verbesserung)
- FT (2): Re-Rotation +, Li-Rotation ++ (deutliche Verbesserung).

Der Erfolg des reaktiven Umprogrammierens zeigte sich in einer deutlich physiologischeren Hand- und vor allem Armstellung (Abb. 3.21). Zum Schutze der Daumen-Oppositionskontraktur waren alle Funktionen hyperton tendomyotisch geschaltet, die zur selben Funktionsgruppe gehörten. Nach Reduktion dieses Funktionsüberwiegens waren diese Schutzmechanismen nicht mehr nötig, so daß u.a. die starke Pronationsstellung reaktiv aufgehoben wurde. Aufgrund der Verbesserung beider Funktionstests und der verbesserten Armstellung wird in Hinblick auf die der Eigentherapie der Patientin die entsprechende Thera-Band-Übung mit weißem Thera-Band durchgeführt (Abb. 3.22).

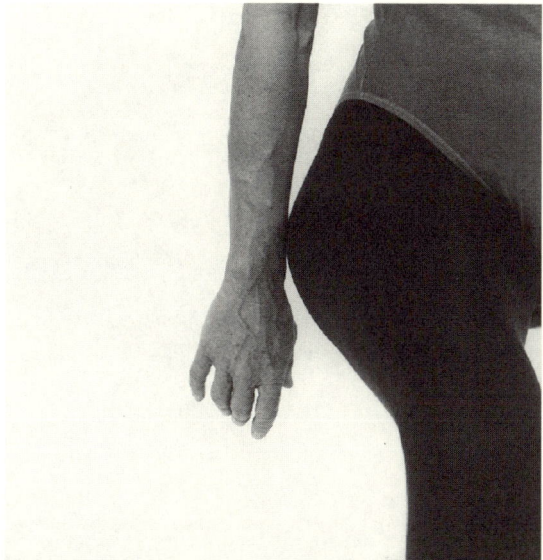

a) Hand- und Armstellung vor AEK

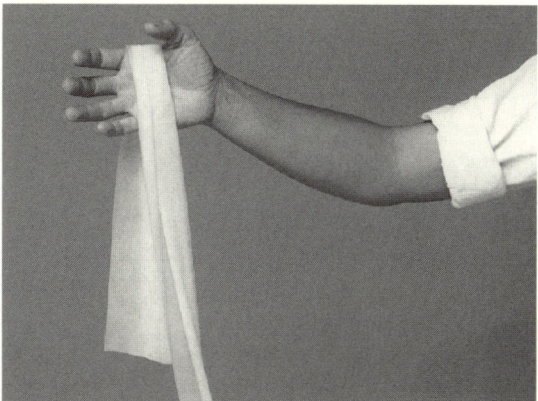

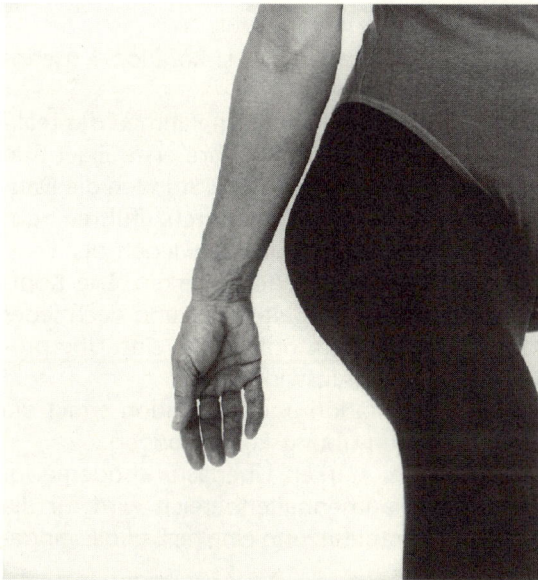

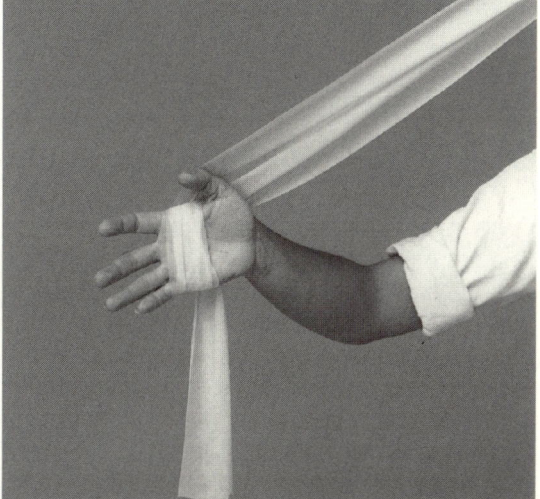

b) Hand- und Armstellung nach AEK

Abb. 3.21: Ergebnis nach AEK gegen das Funktionsüberwiegen der Daumen-Opposition [Rock]

Thera-Band-Übung

Das Thera-Band ermöglicht einen dynamischen Wechsel von exzentrischen und konzen-
trischen Kontraktionen gegen Widerstand. Es
wird so gewickelt, daß das Thera-Band in Richtung des Funktionsüberwiegens (in Abb. 3.22:
Opposition des Daumens) zieht.

Der Hinweg ist eine schnellere konzentrische Kontraktion (¹/₃ der Zeit) und der Rück-
weg eine langsamere exzentrische Kontraktion (²/₃ der Zeit).

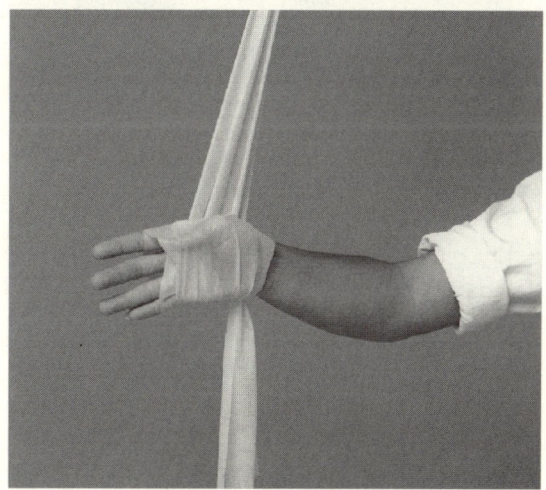

Abb. 3.22: Thera-Band Wicklung [Rock u. Petak-
Krueger (1999)]

Wie bei den AEK richtet sich die Wieder-
holungszahl der Thera-Band-Übungen nach
funktionellen Parametern. Negativ Parameter,
die zur Beendigung der Thera-Band-Übung
führen sind:

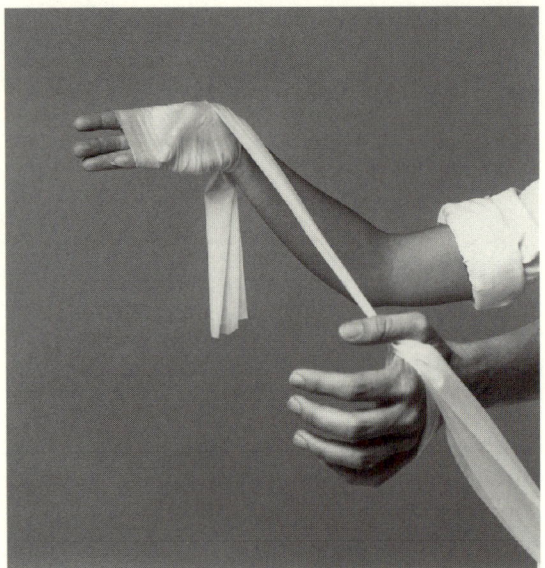

a) ASTE für Hinweg, ESTE des Rückweges. Schnellere konzentrische Kontraktion: Daumen-Reposition

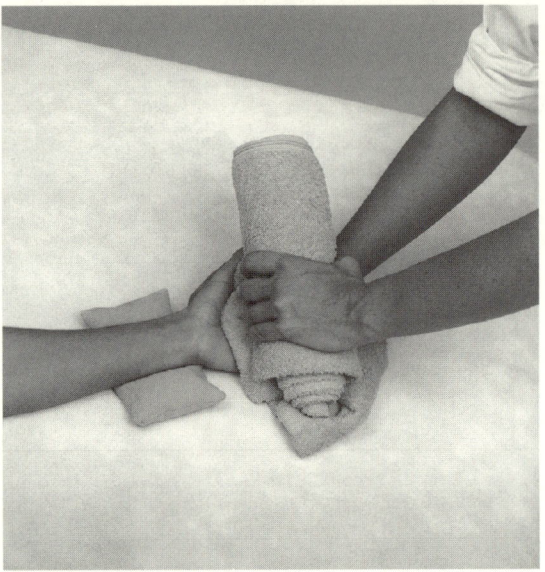

Abb. 3.24: Heiße Rolle [Rock]

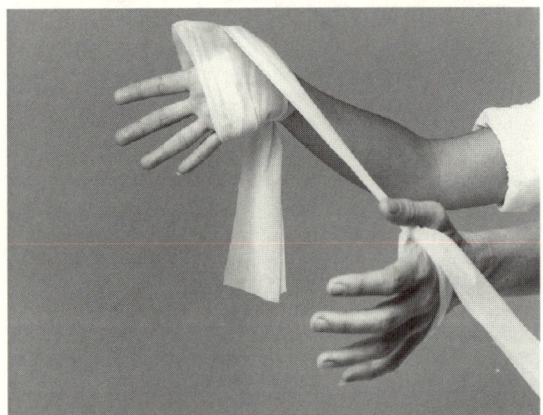

b) ESTE des Hinweges, ASTE des Rückweges. Langsamere exzentrische Kontraktion: Daumen-Opposition

Abb. 3.23: Thera-Band-Übung [Rock u. Petak-Krueger (1999)]

- Schmerzen
- Ausweichbewegungen
- Verkleinerung des Bewegungsausmaßes
- Verschlechterung der Bewegungsqualität und Koordination.

Patientenbeispiel: Thera-Band-Übung

Bei der Patientin traten Ausweichbewegungen nach der siebten Wiederholung auf, was zum Abbruch der Übung führte.
- FT (1): +/- (keine Veränderung)

- FT (2): Re-Rotation +/-, Li-Rotation + (geringe Verbesserung).

Die Patientin erhält somit im Rahmen des reaktiven Umprogrammierens ihre erste Eigentherapiemaßnahme: 6mal alle 2 Stunden die Daumen-Thera-Band-Übung durchzuführen, um dem erneuten Funktionsüberwiegen der Daumenopposition entgegenzuwirken. Die Kopfdrehung zu beiden Seiten vor und nach jeder Übungssequenz ermöglicht ihr eine Überprüfung der Übungsauswirkungen.

Zur Dokumentation und Motivation erhält die Patientin einen Übungskontrollbogen.

Aufgrund der starken Überlastungsödeme im gesamten Daumenballenbereich wird für die nächste Therapiesitzung eine heiße Rolle eingeplant.

AEK gegen das Funktionsüberwiegen der Plantarflexion und Supination

Die **Funktionstests** FT (1) und FT (2) werden weitergeführt. Zusätzlich wird die 3-Punkte-Belastung des linken Fußes (Ferse-, Großzehen- und Kleinzehenballenbelastung) zum FT (3).

ASTE Dorsalextension und Pronation, **ESTE** Plantarflexion und Supination.

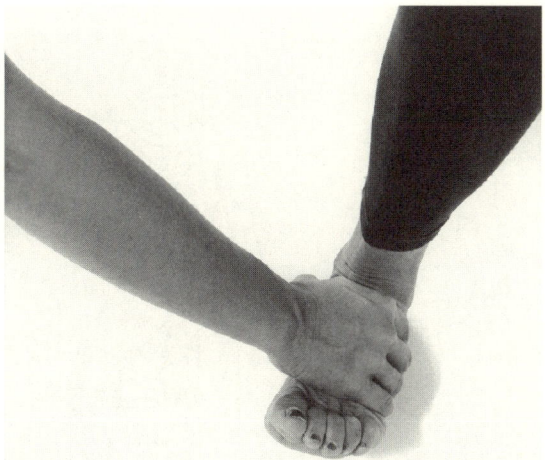

a) ASTE

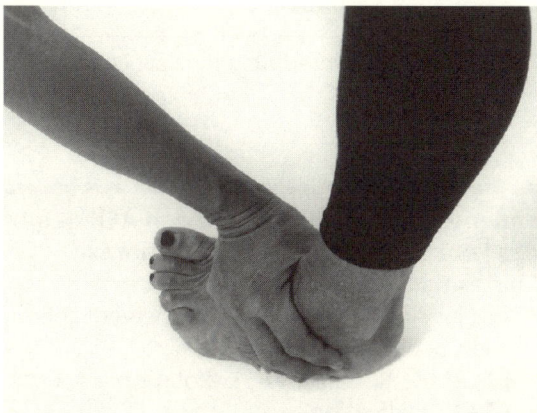

b) ESTE

Abb. 3.25: AEK gegen das Funktionsüberwiegen der Plantarflexion und Supination [Rock]

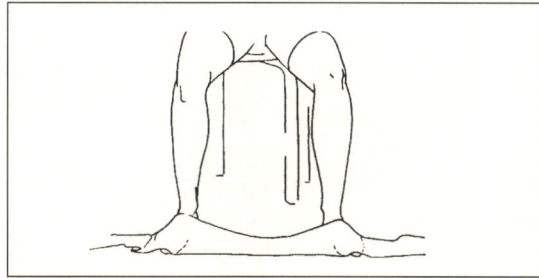

a) Wickeln

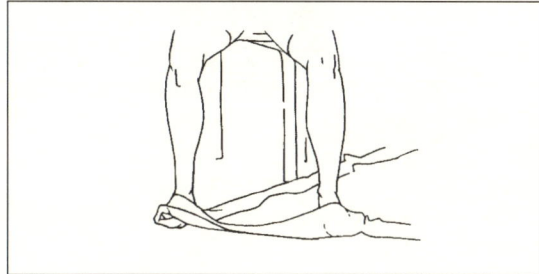

b) Langsamere exzentrische Kontraktion: Plantarflexion und Supination

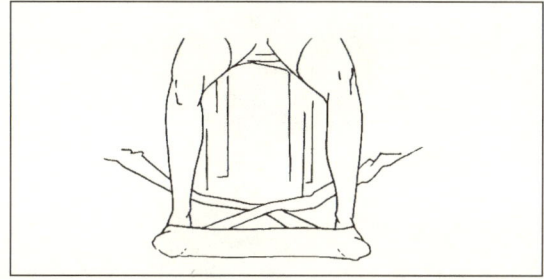

c) Schnellere konzentrische Kontraktion: Dorsalextension und Pronation

Abb. 3.26: Thera-Band-Grundübung (7) [Rock u. Petak-Krueger(1994)]

Patientenbeispiel: Ergebnis nach AEK gegen das Funktionsüberwiegen der Plantarflexion und Supination

- FT (1): +, vor allem harmonischer und damit reaktive Stabilisation des bewegungskompensatorischen Abschnittes im Bereich obere Lendenwirbelsäule–untere Brustwirbelsäule
- FT (2): Re-Rotation +/-, Li-Rotation +
- FT (3): ++ (deutliche Verbesserung), Großzehenbelastung.

Nach dieser AEK zeigt sich reaktiv eine verbesserte Fußstellung, als die Patientin aufgefordert wird, ihre Fuß-Bein-Achsen richtig einzustellen. Die guten funktionellen Resultate durch die obige AEK ermöglichen die Thera-Band-Grundübung 7. Die Übung wird aufgrund der guten Kraftentfaltung während der AEK mit dem gelben Thera-Band ausgeführt.

Patientenbeispiel: Thera-Band-Übung
Nach sechs Wiederholungen traten Ausweichbewegungen auf, und die Patientin spürte eine Müdigkeit im Bereich der Pronatoren.

- FT (1): +
- FT (2): Re-Rotation +/-, Li-Rotation ++
- FT (3): +.

Die positiven Funktionstests und die Tatsache, daß die Patientin zur Arbeit keine hohen Schuhe mehr tragen wird, womit die Fußbelastung im Alltag normal ist, lassen es ausreichend erscheinen, wenn sie die Thera-Band-Übungen 2–3mal pro Tag 5mal ausführt.

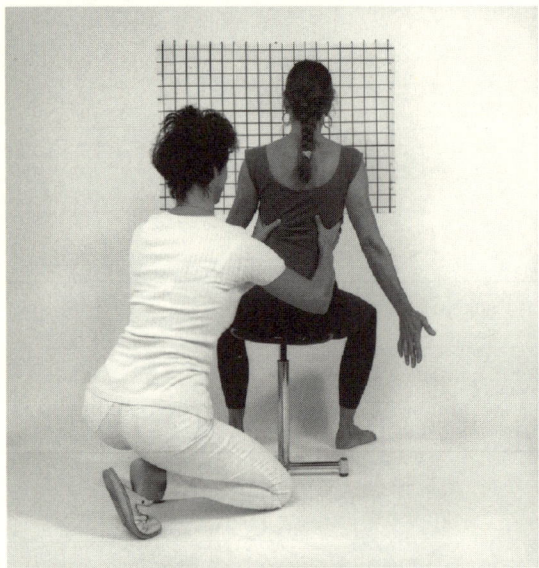

a) ASTE

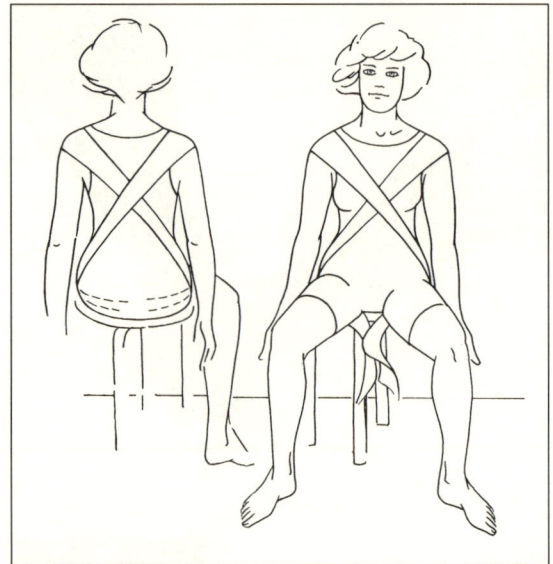

Abb. 3.28: Thera-Band-Übung [Rock u. Petak-Krueger (1994)]

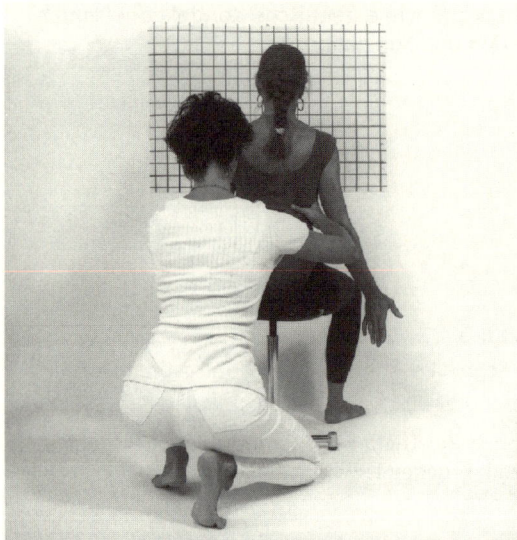

b) ESTE

Abb. 3.27: AEK gegen das Funktionsüberwiegen des Thorax-Shiftes nach links [Rock]

AEK gegen das Funktionsüberwiegen des Thorax-Shiftes nach links

Die **Funktionstests** FT (1) und FT (2) werden weitergeführt. Zusätzlich wird die Inklination im oberen Kopfgelenk zu FT (3).

ASTE Re-Thorax-Shift, **ESTE** Li-Thorax-Shift.

Patientenbeispiel: Ergebnis nach AEK gegen das Funktionsüberwiegen des Thorax-Shiftes nach links

- FT (1): ++, harmonischer und beweglicher in allen Bewegungsphasen
- FT (2): Re-Rotation +/-, Li-Rotation +
- FT (3): Inklination +.

Da die Ergebnisse der drei Funktionstests positiv waren und der Thorax-Shift beseitigt werden konnte, erfolgt zur Stabilisation der funktionellen Verbesserungen eine globale Bewegungsübung. Diese besteht aus der dynamischen „Hosenträger"-Thera-Band-Übung (mit gelb) in Kombination mit Hand- und Fußbewegungen entgegen dem Funktionsüberwiegen.

Patientenbeispiel: Thera-Band-Übung

Nach elf Wiederholungen traten Ausweichbewegungen auf.
- FT (1): +, harmonischer und beweglicher in allen Bewegungsphasen
- FT (2): Re-Rotation +, Li-Rotation +
- FT (3): Inklination +.

Die Patientin erhält ihre dritte Eigentherapiemaßnahme: 10mal die „Hosenträger"-Thera-Band-Übung 2–3mal pro Tag.

Fazit: Die aufgestellte Arbeitshypothese konnte in allen Teilen verifiziert werden. Aufgrund der

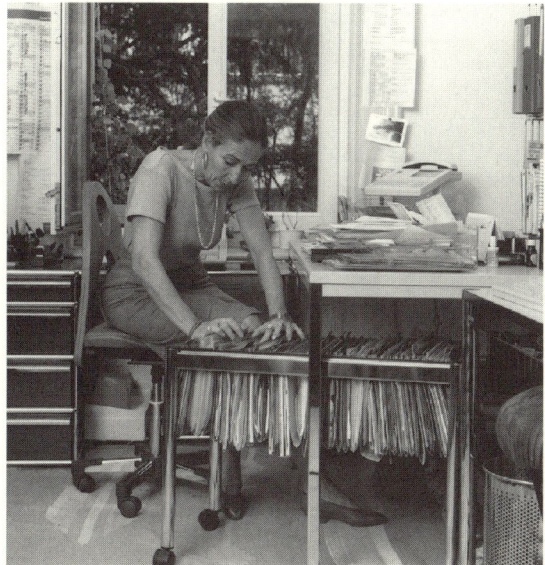

a) Enger Rock behindert die Becken-Kippung und die Abduktion der Beine

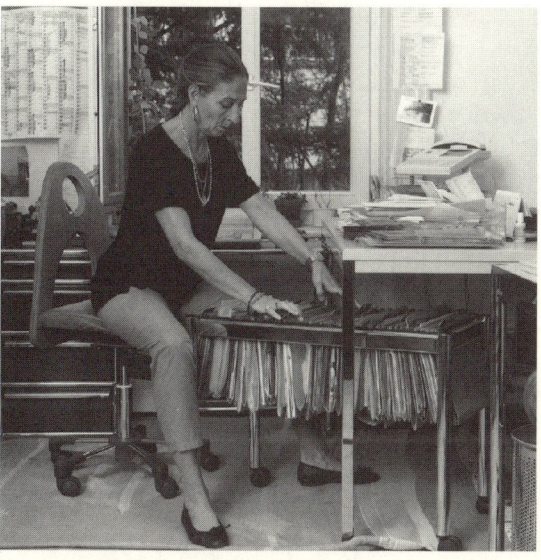

b) Optimierte Kleidung und Haltung

Abb. 3.29: Einfluß ungünstiger Kleidung [Rock]

Verbesserung aller Bewegungskomponenten wird der weitere Therapieverlauf primär global orientiert sein.

Therapiemaßnahmen zur Automatisierung im Rahmen des globalen Therapieansatzes

Alltagsaktivitäten und körperliche Betätigung in aufrechter Körperhaltung dienen zum einen der Stabilisation des erarbeiteten Therapieerfolges und zum anderen der Beschleunigung der funktionellen Fortschritte. Keine Bewegungen werden so häufig ausgeführt wie die Alltagsbewegungen.

Grundsätzlich gibt es zwei Bewegungsmuster im Alltag: krumm und aufrecht. Die Programmierung bzw. das Automatisieren eines Bewegungsmusters kann deshalb nur in krummer oder in aufrechter Haltung stattfinden. Gelingt es in der Therapie, das Alltagsverhalten im Sinne der aufrechten Körperhaltung zu verändern, so ergeben sich für die Patienten gleich zwei Vorteile:

- Sie belasten ihren Körper physiologischer und beugen somit vorzeitigem Verschleiß vor
- Sie trainieren zuverlässig jeden Tag ohne Ausnahme.

Die Bekleidung der Patienten fördert oder behindert die physiologische Beanspruchung des Körpers.

Patientenbeispiel

Der enge Rock behindert die Becken-Kippung und die Abduktion der Beine. Zusätzlich kommen rücklaufende Bremsimpulse durch die engen Schuhe mit hohem Absatz.

Zur Motivation der Patientin wird die Spannung der Nackenmuskulatur in der Fehlhaltung mit der ungeeigneten Kleidung palpiert (sog. Provokationstest). Die Patientin gibt Schmerzen an. Außerdem ist die Kopfdrehung zu beiden Seiten deutlich eingeschränkt (Abb. 3.29 a).

Anschließend werden Kleidung und Haltung optimiert. Die erneute Palpation ist absolut schmerzfrei und die Kopfdrehung geht zur rechten Seite deutlich und zur linken Seite etwas besser (Abb. 3.29 b).

Kleidung und Bewegungsmangel führen zu Bewegungen außerhalb des sogenannten Bewegungssektors, welcher im Sitzen durch die Abduktion der Beine vorgegeben ist. Diese außersektoriellen Bewegungen beinhalten zum einen Flexions-Rotations-Kombinationsbewegungen. Zum anderen kommt es durch die Thorax-Senkung zur Schultergürtel- und damit zur Halswirbelsäulenfehlbelastung, da der Schultergürtel nicht mehr auf dem Thorax ruht, sondern an Kopf und Halswirbelsäule „aufgehängt" ist. Dieselbe Bewegung in aufrechter Körperhaltung hingegen stellt ein präventives Training dar.

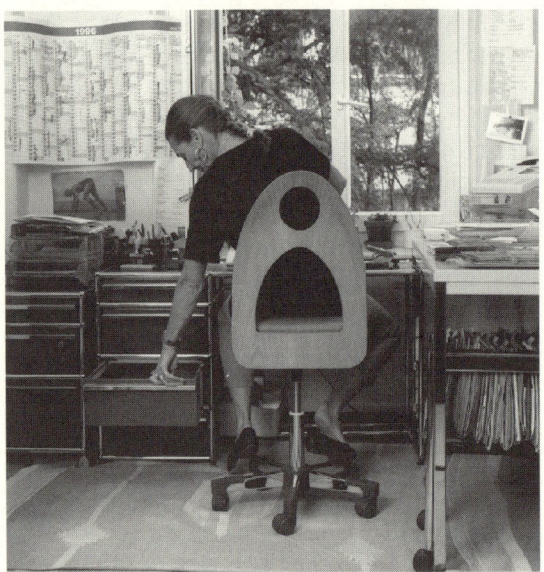

a) Ungünstige Bewegung

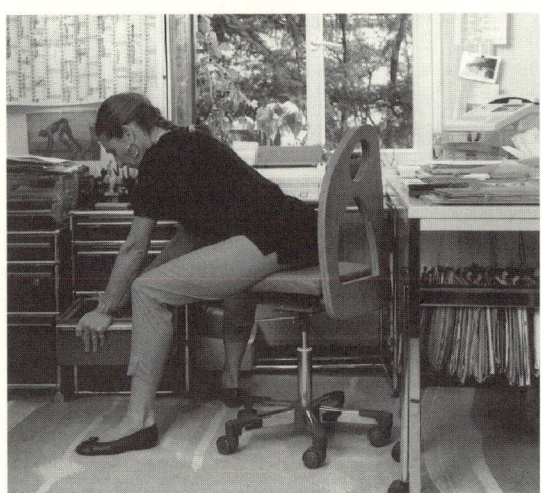

b) Günstige Bewegung

Abb. 3.30: Beispiel für ungünstige und günstige Bewegung [Rock]

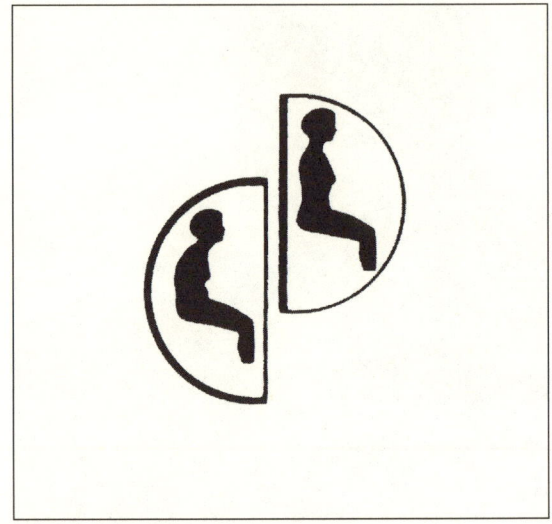

Abb. 3.31: Memory-point [Rock]

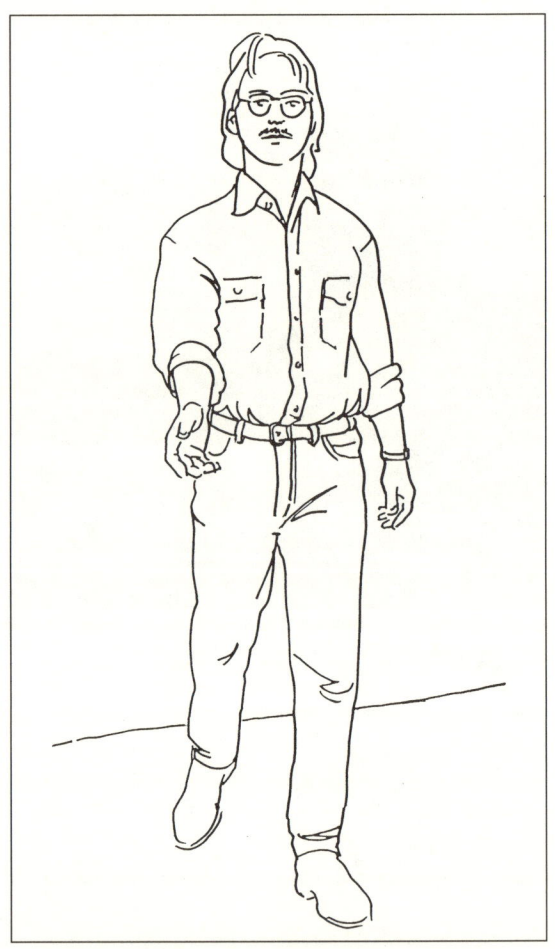

Abb. 3.32: Brügger-Body-Walking [Rock et al (1996)]
Sogenannter therapeutischer Armpendel mit
Betonung der Schulter-Außenrotation, Ellenbogen-
Supination mit Hand- und Fingerstreckung unter
besonderer Beachtung der Daumen-Reposition
beim Armvorschwung

„Memory-points", sog. Erinnerungspunkte,
die die Patientin nach eigenen Bedürfnissen
am Arbeitsplatz und in der Wohnung verteilt,
können ihr helfen, sich daran zu erinnern, daß
sie die Bewegung in aufrechter Körperhaltung
trainieren möchte.

Das sogenannte Brügger-Body-Walking
sorgt dafür, daß trotz häufig sitzenden Tätigkeiten genügend Dynamik und Bewegungs-
vielfalt in den Alltagsablauf kommt. Je nach
Patient können gewünschte Bewegungskomponenten betont werden. Patient und Therapeut erarbeiten gemeinsam die bestehenden

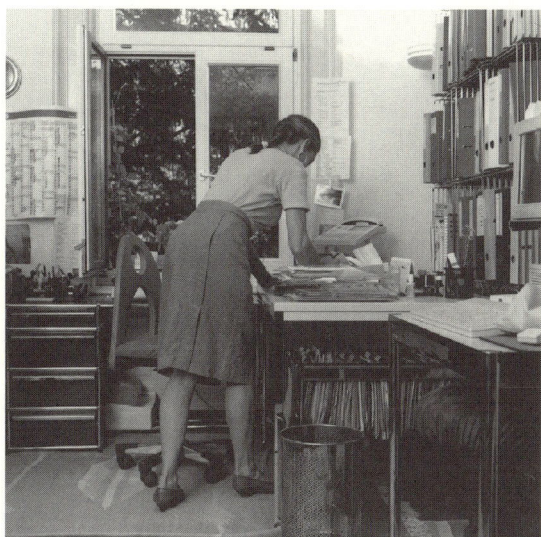

Abb. 3.33: Stand mit flektiertem Rumpf und protrahiertem Schultergürtel [Rock]

Alltagsmöglichkeiten für die Durchführung des Body-Walkings als kontextspezifisches Training des Bewegungssystems.

Wenn im Rahmen der Alltagsaktivitäten der Trainingseffekt mehr hervorgehoben werden soll, so kann dies u.a. durch das Training der Alltagsbewegungen auf einer labilen (Rezepto-Train-Gerät, Balance-Pads u.ä.) oder rutschigen (Slide) Unterstützungsfläche erfolgen. Wie beim Body-Walking können die gewünschten Funktionen innerhalb des globalen Bewegungsmusters der aufrechten Körperhaltung betont werden.

Wie alle anderen Maßnahmen werden die Auswirkungen der globalen Bewegungen mit Funktionstests überprüft. Die Ergebnisse entscheiden, ob die Alltagsbewegungen rein kontextspezifisch oder zusätzlich auch als Training eingesetzt werden.

Patientenbeispiel

Die Verbesserung des globalen Bewegungsmusters der aufrechten Körperhaltung hilft der Patientin zum einen, ihre „Schwachstelle", die Halswirbelsäule, physiologischer zu belasten und zum anderen in der optimalen Belastungsform im Alltag zu trainieren.

Programmorientierte Therapiemaßnahmen im Rahmen des globalen Therapieansatzes

Mit der Anamnese werden die täglichen Bewegungen der Patienten erhoben. Die Analyse dieser Alltagsbewegungen ergibt die pathoneurophysiologischen Prioritätsprogramme. An diesen Fehlprogrammen wird angeknüpft, indem sie zur Ausgangsstellung der jeweiligen Übung werden. Die „Gegenbewegung" wird betont und stellt die Endposition der Übung dar. Da fast alle Fehlmuster flexorisch sind, beginnen die meisten Übungsabläufe in der Beugung und enden in der Streckung. Die Rotationskomponenten ist fast in jedem Fehlprogramm enthalten.

Hieraus ergibt sich, daß auch Ausgangsstellungen mit der Flexions-Rotation ein wichtiger Bestandteil der programmorientierte Therapiemaßnahmenim sein können. Da diese Bewegungen eine starke Belastung für die Wirbelsäule darstellen, dürfen sie nur langsam, sorgfältig und kurzfristig durchgeführt werden. Kontraindikationen sind Operationen oder Erkrankungen der Wirbelsäule.

Patientenbeispiel Alltagshaltung 1

Alltagshaltung: Stand mit flektiertem Rumpf und protrahiertem Schultergürtel (Abb. 3.33).
Funktionstests:
- FT (1) Kopfdrehung zu beiden Seiten: Re-Drehung +, Li-Drehung +
- FT (2) Außenrotation der Schulter bei flektiertem und supiniertem Ellenbogen: Re-ARO ++, Li-ARO +.

Die entsprechende Übung:
- ASTE: Stand mit flektiertem Rumpf und protrahiertem Schultergürtel (Abb. 3.34)
- ESTE: Stand in aufrechter Körperhaltung (vor allem Thorax-Hebung) mit Schultergürtel-Retroposition (Abb. 3.34).

Eigenübung: morgens, abends und in jeder Arbeitsunterbrechung diese Übung jeweils 5mal durchführen.

Patientenbeispiel Alltagshaltung 2

Alltagshaltung: Sitz mit flektiertem Rumpf mit protrahiertem Schultergürtel.
Die entsprechende Übung: wie oben nur aus sitzender Position.

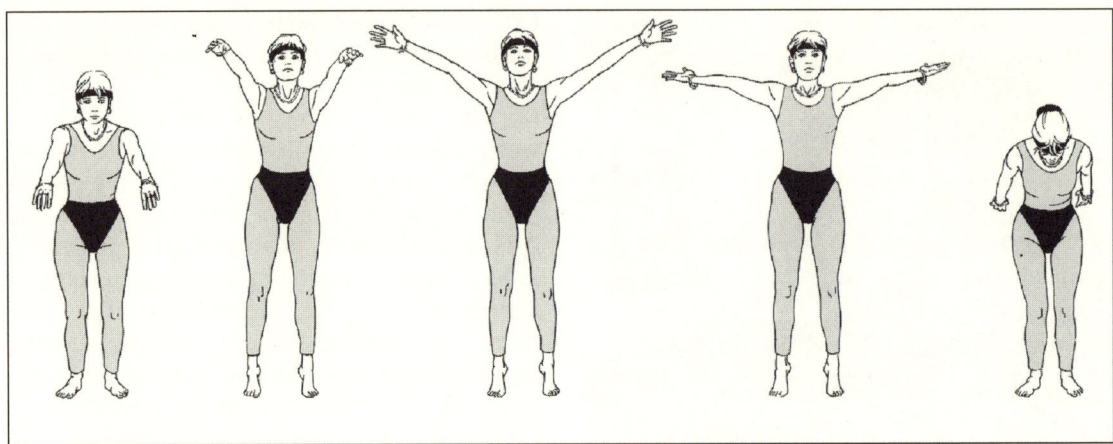

Abb. 3.34: Brügger-Grund-Übung 1 [Brügger (1996)]

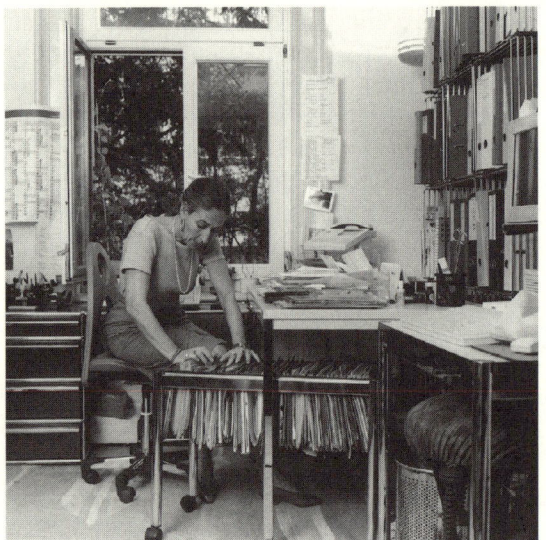

Abb. 3.35: Sitz mit flektiertem Rumpf mit protrahiertem Schultergürtel [Rock]

Kompensationsbewegungen sind im Alltag häufig leichter durchzuführen, da sie unauffälliger in die Alltagsaktivitäten integriert werden können. Sie stellen Gegenbewegungen zu dem Funktionsüberwiegen dar. Sie werden mit Funktionstets überprüft. Es ist darauf zu achten, daß die Kompensationsbewegungen bei stärkerem Funktionsüberwiegen nicht ausreichend sind, d.h in diesem Falle müssen zusätzlich Thera-Band-Übungen durchgeführt werden.

Patientenbeispiel (Abb. 3.36)
Funktionstests:
• FT (1): Re-Drehung +, Li-Drehung ++
• FT (2): Re-ARO und Li-ARO ++.

Kompensationbewegung der Augen während des sogenannten „Palmierens"
Die geöffneten Augen werden von den Händen lichtundurchlässig bedeckt (Abb. 3.37). Die Augen ruhen einen Moment, bevor Bewegungen in alle Bewegungsrichtungen ausgeführt werden. Funktionstest (1): Re-Drehung ++, Li-Drehung ++. Zur weiteren funktionellen Überprüfung des optischen Systems als Störfaktor für das lokomotorische System wurde das Th_5-Wippen mit geöffneten Augen ohne und mit Brille und mit geschlossenen Augen durchgeführt. Am besten war das Th_5-Wippen mit geschlossenen Augen und am schlechtesten mit geöffneten Augen ohne Brille. Mit Brille war der Funktionstest aber beinahe so schlecht wie ohne Brille.

Die Überlastung des optischen Systems spielt sowohl für die Funktionsstörungen der Halswirbelsäule als auch für das gesamte Bewegungssystem eine große Rolle. Es ist abzuklären, ob die Patientin für ihre Computer und Büroarbeit eine andere Sehhilfe benötigt.

Bei den Kompensationsbewegungen spielt die Häufigkeit pro Tag eine viel größere Rolle als die Anzahl der Wiederholungen. Deshalb bekommt die Patienten den Auftrag, die Kompensationsübung stündlich ca. 5mal durchzuführen.

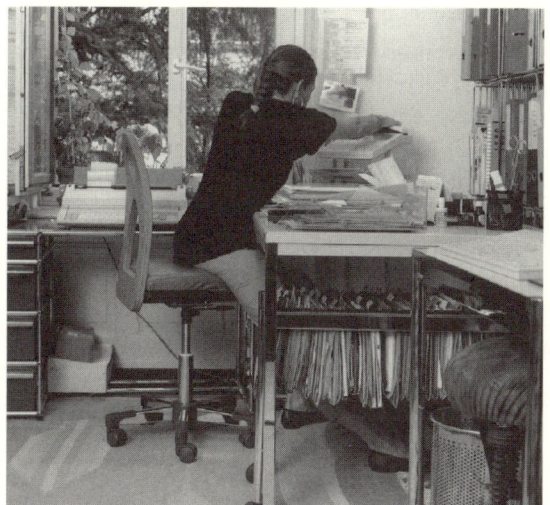

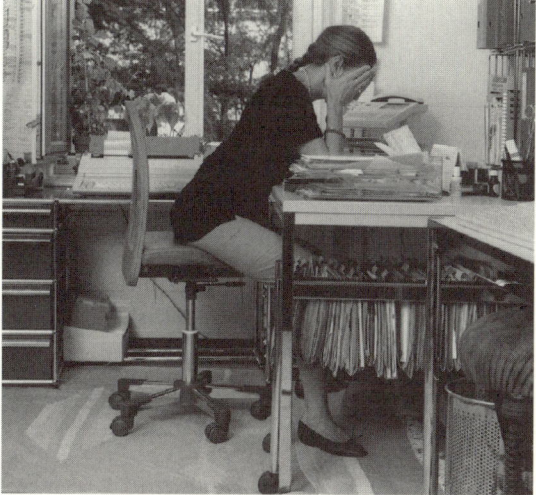

Abb. 3.37: Palmieren [Rock]

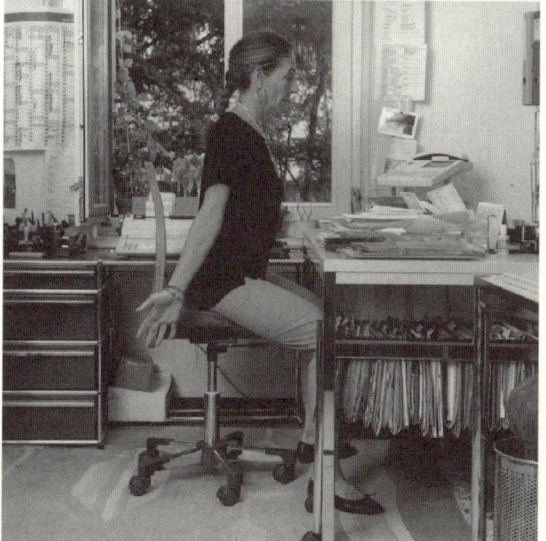

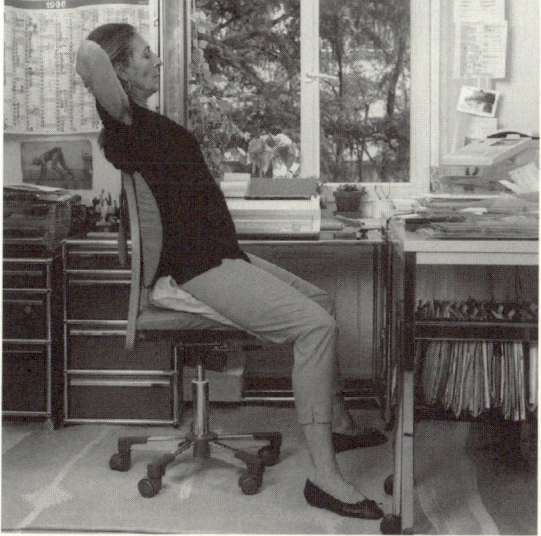

Abb. 3.36: Kompensationsbewegungen im Alltag [Rock]

3.4 Weiterführende Literatur

Brügger A. (1986), 2. Aufl.: Die Erkrankungen des Bewegungsapparates und seines Nervensystems: Grundlagen und Differentialdiagnose; ein interdisziplinäres Handbuch für die Praxis. Gustav Fischer Verlag, Stuttgart-New York.

Brügger A. (1989): Zentralnervöse und periphernervöse Behinderungen von somatomotorischen Globalbewegungen („Bewegungsmuster") und deren therapeutische Beeinflußbarkeit. Z. Fk. 3/2: 87-118.

Brügger A. (1996): Gesunde Haltung und Bewegung im Alltag. 4. überarb. Aufl., Brügger-Verlag, Benglen.

Brügger A. (1999): Die Funktionskrankheiten der Motorik – Interdisziplinäre Grundlagen, klinische Symptomatologie und Therapie. Der heutige Stand der Lehre der Funktionskrankheiten des Bewegungssystems. In Vorbereitung.

Gentile A. M. (1987): Skill Acquisition: Action, Movement and Neuromotor Process, in CATT J.H. und SHEPERD R.B. (Eds): Movement Science: Foundation for Physical Therapy in Rehabilitation, Aspen Press, Rochville, Maryland.

Rock C.-M. (1993a): Der chronische Rückenschmerz aus der Sicht der Funktionskrankheiten des Bewegungsapparates nach Dr. med. Alois Brügger. Z. Fk. 6:42-54

Rock C.-M. (1993b): Das „Zahnradmodell" (Brügger) und die Bedeutung der Primärbewegungen mit deren weiterlaufenden Bewegungen. Z. Fk. 6:55-58

Rock C.-M.: Grundkurs-Skript. Hrsg.: Dr. Brügger-Institut, Zürich

Rock C.-M. und Petak-Krueger (1998): Agistisch-exzentrische Kontraktionsmaßnahmen gegen Funktionsstörungen des Bewegungssystems. Hrsg.: Dr. Brügger-Verlag, Zürich

Rock C.-M. und Petak-Krueger (1994): Thera-Band-Grundübungen, 2. Aufl. Hrsg.: Dr. Brügger-Institut, Zürich

Rock C.-M. und Petak-Krueger (1999): Thera-Band-Übungen gegen Funktionsstörungen des Bewegungssystems. In Vorbereitung. Hrsg.: Dr. Brügger-Institut, Zürich

4. Maitland-Konzept

Pieter Westerhuis

4.1 Einführung

Eines der typischsten Merkmale des Maitland-Konzeptes (Maitland 1994a und 1994b) ist die Teilung der gedanklichen Vorgänge des Therapeuten bei der Untersuchung und Behandlung des Patienten in 2 Ebenen: erstens die theoretische und zweitens die klinische Ebene.

4.1.1 Theoretische, akademische Ebene

Bei der Beurteilung des Problemes des Patienten werden alle Informationen aus der Anatomie, Physiologie, Biomechanik, Pathologie etc. verwendet, um zu einer Diagnose zu gelangen. Jetzt gibt es in der Praxis bezüglich der Interpretation dieser theoretischen Information verschiedene Probleme, z. B.:

- Patient X mit **einem** Nackenproblem bekommt von verschiedenen Ärzten häufig verschiedene Diagnosen. Zur Problematik der Diagnosestellung beschreibt Nachemson (1985) z.B., daß bei Patienten mit akuter Lumbago nur in 10–20% eine genaue Strukturdiagnose möglich ist
- Ein Patient mit der Diagnose Diskusprotrusion C5/6 ohne radikuläre Symptomatik kann immer noch viele verschiedene klinische Präsentationen (Symptome und objektive Zeichen) haben
- Wiesel et al (1984) haben gezeigt, daß bei 52 asymptomatischen Testpersonen, die auch in der Geschichte niemals Rückenprobleme gehabt haben, in 35,4% der Fälle ein positiver Befund auf dem CT-Bild zu sehen war. So hatten z.B. 20% der jünger als 40jährigen eine Diskushernie! Wie kann sich dann der Therapeut oder Arzt sicher sein, daß, wenn ein Patient mit radikulärer Symptomik einen positiven CT Befund hat, dies auch tatsächlich die Ursache der Beschwerden ist? Es muß nicht unbedingt ein direkter Zusammenhang zwischen dem Röntgenbild und den subjektiven Beschwerden des Patienten bestehen (siehe auch Schellhas et al 1996 und Swinkels und Oostendorp 1996)
- Sogar Experten sind sich häufig nicht einig über theoretisches Basiswissen. Je mehr Literatur gelesen wird, desto mehr Widersprüche werden gefunden. Das zeigt also, daß es in der physiotherapeutischen Praxis nicht möglich ist, auf der Basis der theoretischen Ebene alleine zu behandeln.

4.1.2 Klinische Ebene

Auf der klinischen Ebene werden bei der Beurteilung des Problemes des Patienten die eingehenden Informationen nicht primär strukturdiagnostisch interpretiert.

Subjektive Befunderhebung
Es wird eine ausführliche subjektive Befunderhebung gemacht, in der zuerst die Beschwerden (Symptome) des Patienten auf einer Körpertabelle (Abb. 4.1) eingetragen werden. Wichtig ist hierbei, zusätzlich symptomfreie Gebiete nachzufragen und abzuhaken. Die Qualität der Beschwerden wird beschrieben und die Symptombereiche werden nummeriert in Reihenfolge des Ausmaßes der Beschwerden.

Danach folgt das sogenannte Verhalten der Symptome. Hier wird einerseits das allgemeine Verhalten über 24 Stunden befragt, und andererseits werden Aktivitäten eruiert, die die Symptome verstärken, und solche, die die Symptome verringern. Dies gibt bereits wichtige Informationen, in welche Richtung vielleicht später behandelt werden wird, aber auch über die sogenannte Irritierbarkeit. Dies bedeutet, wieviel Belastung kann das Problem aushalten, bevor es symptomatisch wird, wie stark ist der Schmerz und wie lange dauert es, bis der Schmerz wieder auf dem alten Niveau zurück ist.

Je größer die Irritierbarkeit des Problemes ist, desto vorsichtiger muß später untersucht und behandelt werden. Die Aktivitäten, die am deutlichsten den Schmerz hervorrufen, werden

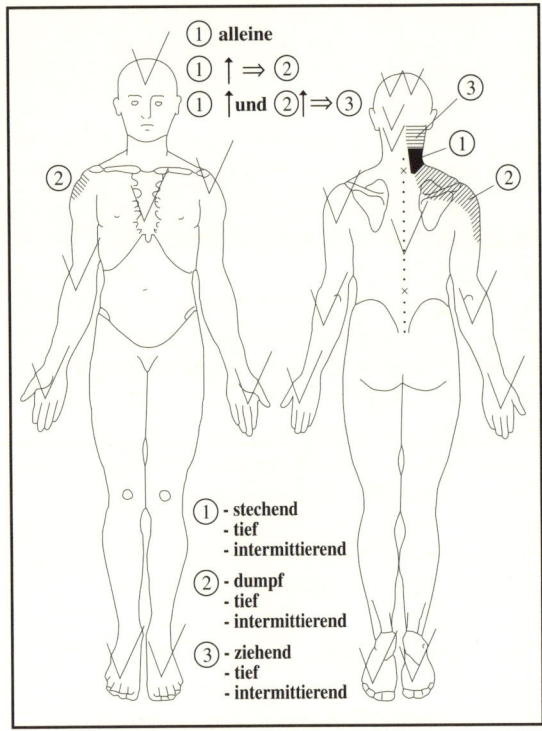

① alleine
① ↑ ⇒ ②
① ↑ und ②↑ ⇒ ③

① - stechend
  - tief
  - intermittierend

② - dumpf
  - tief
  - intermittierend

③ - ziehend
  - tief
  - intermittierend

Abb. 4.1: Körperschema [Westerhuis]

zusätzlich bei jeder Behandlung wieder nachgefragt, damit sich der Therapeut ein Bild über die Verbesserung des Zustandes machen kann (sogenannte subjektive Verlaufsparameter).

Als drittes kommen die sogenannten speziellen Fragen, mit deren Hilfe z.B. nach anderen Krankheiten, Gebrauch von Medikamenten etc. gefragt wird. Dies ist vor allem wichtig, um eventuelle Kontraindikationen zu berücksichtigen sowie für die Dosierung von Untersuchung und Behandlung.

Zuletzt wird die Geschichte des Problemes befragt, um z.B. prädisponierende Faktoren herauszufinden. Auch gibt dies wichtige Information bezüglich Prognose, Stabilität des Problemes, Gefahr für Rezidive etc.

Objektive Befunderhebung

Ist die subjektive Befunderhebung abgeschlossen, werden erste Hypothesen evaluiert und anschließend in einen Plan für die objektive Befunderhebung umgesetzt, z.B.:

- Welche Gelenke müssen primär untersucht werden?
- Welche Gelenke kommen als prädisponierender Faktor in Frage?
- Inwiefern dürfen oder müssen die Symptome bei der objektiven Untersuchung reproduziert werden?

In der objektiven Befunderhebung werden die Strukturen mechanisch unter Streß gesetzt, wobei objektive Zeichen gesucht werden, die die aufgestellte Hypothese(n) aus der subjektiven Befunderhebung bestätigen oder verwerfen. Auch hier wird primär keine strukturdiagnostische Bewertung vorgenommen, sondern es wird eine Analyse von Bewegungen bezüglich der Faktoren Schmerz, Widerstand und Schutzspasmus der Muskulatur gemacht. Das Ziel hierbei ist entweder die Symptome des Patienten zu reproduzieren, oder in Strukturen, welche als Ursache für die Beschwerden in Frage kommen würden, objektive Zeichen zu finden.

Behandlung

Nachdem die Befunderhebung abgeschlossen ist, wird eine Arbeitshypothese aufgestellt und auf dieser Basis mit **einer** Behandlungstechnik behandelt. Während der Behandlungstechnik muß der Therapeut genau wissen und spüren, was vor sich geht. Nach der Behandlung, wird der sogenannte **Wiederbefund** gemacht, in dem der Patient gefragt wird, wie er sich jetzt fühlt und in dem die 2–3 typischsten Testbewegungen, welche vorher auffallend waren (objektive Verlaufsparameter) wiederholt und verglichen werden.

Dieser Wiederbefund beweist jetzt, ob die aufgestellte Arbeitshypothese und Behandlungstechnik die richtigen waren.

Resümée

Zusammenfassend kann also gesagt werden, daß in der subjektiven Befunderhebung erste Hypothesen aufgestellt werden über die Irritierbarkeit des Problemes und das für das Problem primär verantwortliche Gelenk. Dann wird diese Hypothese verworfen oder bestätigt, indem objektive Zeichen gesucht werden. Alle Informationen zusammen werden beurteilt, woraus ein Behandlungsplan resultiert. Schlußendlich ist es der immer wiederkehrende Befund, welcher die Richtigkeit der Beurteilung bestätigt oder verwirft.

In diesem immer wiederkehrenden Kreis von Befund–Plan–Wiederbefund ist das Wissen der theoretischen Ebene insofern wichtig, als daß es z. B. Richtlinien gibt bezüglich der Struktur, welche primär angegangen werden soll, sowie der Dosierung und der Kontraindikationen. Aber jede Aussage auf der Basis theoretischer Überlegungen muß bei den jeweiligen konkreten Patienten mit Wiederbefund auf seine Gültigkeit geprüft werden. So darf z.B. nicht der Fehler gemacht werden, auf der Basis der Diagnose „Diskusprolaps" zu sagen, daß dieses Problem Traktion braucht. Es ist bei Patienten mit starken neuralen Zeichen auf der Basis eines Diskusprolapses z.B. sehr gut möglich, daß Traktion die Beschwerden verstärkt.

4.2 Untersuchungstechniken

Gelenkstechniken

Die passiven Mobilisationstechniken, die im Maitland-Konzept verwendet werden, können unterteilt werden in physiologische und akzessorische (Zusatz-)Bewegungen:

- physiologische Bewegungen.
  Diese sind definiert als Bewegungen, die der Patient selbst aktiv ausführen kann. So kann untersucht und/oder z.B. mit Extensionsbewegung (Abb. 4.2) und Rotationsbewegung (Abb. 4.7) behandelt werden
- akzessorische (Zusatz-)Bewegungen.
  Diese sind definiert als Bewegungen eines Gelenkes, welche der Patient nicht aktiv durchführen kann wohl aber der Therapeut. In der Halswirbelsäule werden häufig die akzessorischen Bewegungen der einzelnen Wirbel in den folgenden Richtungen untersucht :
  - posteroanteriore Bewegung auf den Dornfortsatz: zentrales P.A. (Abb. 4.3)
  - posteroanteriore Bewegung auf die Wirbelbogengelenke: unilaterales P.A. (Abb. 4.4)
  - anteroposteriore Bewegung auf den Processus anterior des Querfortsatzes: unilaterales A.P.

- transversale Bewegung gegen die Seitenfläche des Dornfortsatzes: transversales P.A.

Die Bewegungen können sowohl in der neutralen als auch in jeder anderen Ausgangsstellung der Wirbelsäule untersucht werden. Zusätzlich kann auch noch die Druckrichtung, z.B. ein unilaterales P.A. nach medial, variiert werden.

Werden bei der Untersuchung der Mobilität in diese Richtungen Abweichungen, insbesondere Schmerz, Steifigkeit oder Muskalspasmus, gefunden, können diese Untersuchungstech-

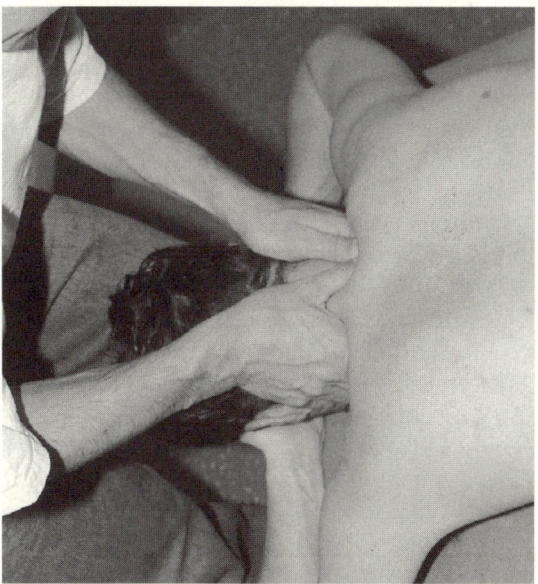
Abb. 4.3: Zentrale P.A.-Mobilisation auf C7 [Westerhuis]

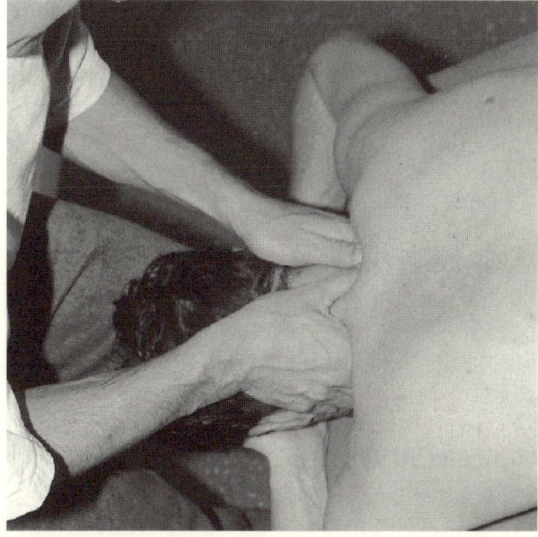
Abb. 4.4: Unilaterale P.A.-Mobilisation auf C7 [Westerhuis]

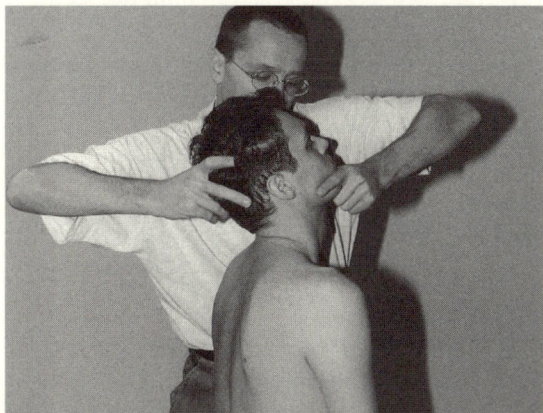
Abb. 4.2: Aktive zervikale Extension mit Betonung der unterer Segmente [Westerhuis]

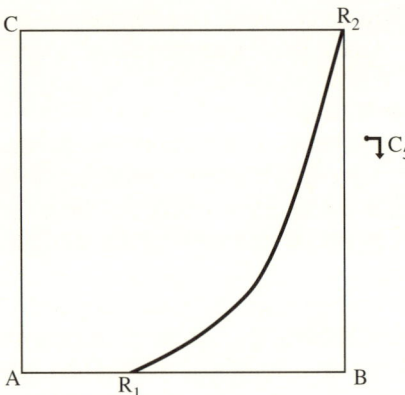

Abb. 4.5: Bewegungsdiagramm eines normalen Segmentes (siehe Text) [Westerhuis]

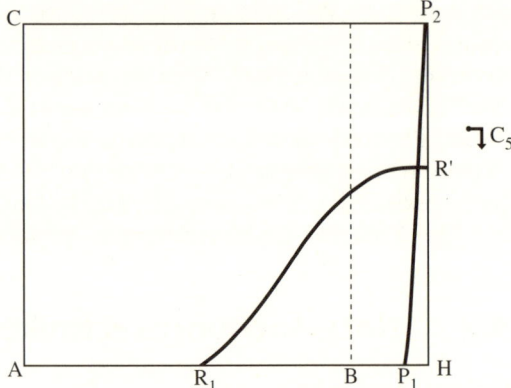

Abb. 4.6: Bewegungsdiagramm eines instabilen Segmentes (siehe Text) [Westerhuis]

niken auch als Behandlungstechniken verwendet werden.

Die hohe Zuverlässigkeit der akzessorischen Bewegungen wurde bewiesen durch Jull et al (1988 und 1994c). In einer Studie wurde untersucht, inwiefern eine geschulte Manualtherapeutin mit passiven physiologischen und akzessorischen Bewegungen imstande war, das symptomatische Segment beim Patient mit Nackenbeschwerden festzustellen. Die Kontrolle bestand darin, das Segment zu anästhesieren. Die Therapeutin konnte in 100% der Fälle das richtige Segment benennen. Auch war sie in 100% der Fälle imstande, die asymptomatischen Patienten zu erkennen (siehe auch Philips et al 1996).

Arteria vertebralis
Sollte der Patient sich über Schwindel oder andere Symptome beklagen, welche für eine Beteiligung der Arteria vertebralis sprechen, werden diese auf ihre Integrität untersucht. Da jedoch die Untersuchung der Arteria vertebralis an sich schon eine Belastung darstellt, sollte hierbei mit Vorsicht geprüft werden (Grant 1994).

Neurologische Untersuchung
In der neurolgischen Untersuchung wird die Leitfähigkeit des Nervensystems untersucht, indem die Sensibilität, Muskelkraft und Reflexe getestet werden.

Neurale Strukturen
Neben primär gelenkorientierten Mobilisationen gibt es im Maitland-Konzept auch Mobilisationen, welche primär auf die neuralen Strukturen gerichtet sind (siehe Kapitel 6).

Instabilitätsteste
Eine strukturelle Instabilität wird definiert als ein überdurchschnittliches Ausmaß der Beweglichkeit in einer Zusatzbewegungsrichtung mit abnormalem Verhalten des Widerstandes. Dies beinhaltet einen verspäteten Anfang des Widerstandes und einen abnormalen Anstieg des Widerstandes.

In Abb. 4.5 ist das Verhalten von Widerstand (Resistance = R) bei einer normalen unilateralen P.A.-Mobilisation auf z.B. C5 dargestellt. Die A–C Linie stellt die Intensität des Widerstandes dar und die Linie A–B das Ausmaß der Beweglichkeit. Abb. 4.6 stellt ein instabiles Segment dar. Der Widerstand fängt zu spät an, hat einen abnormalen Knick im Anstieg und die Beweglichkeit ist zu groß. Weiter wird die Bewegung limitiert durch das Auftreten von Schmerzen (Pain = P).

Sollte Verdacht auf Instabilität bestehen, muß diesbezüglich untersucht werden. Hinweise auf Instabilität in der körperlichen Untersuchung geben u.a. die Qualität der aktiven Bewegungen, die Analyse der passiven physiologischen und akzessorischen Bewegungen und spezifische Instabilitätsteste (Pettman 1994).

4.3 Allgemeine Behandlungsprinzipien

Das Maitland-Konzept sollte als Ergänzung zur Physiotherapie gesehen werden. Dies bedeutet, daß alle therapeutischen Maßnahmen, die zur herkömmlichen Physiotherapie gehören, auch im Maitland-Konzept verwendet werden.

Der große Unterschied ist jedoch, daß in den ersten Therapiesitzungen nicht zuviele verschiedene Techniken und Maßnahmen auf einmal angewendet werden. Auch jetzt gilt wieder, daß die Wirkung jeder einzelnen Massnahme mit Wiederbefund beurteilt werden muß.

Die wichtigsten Möglichkeiten zur Behandlung sind:
- Mobilisation, Manipulation
- Stabilisation
- Heimprogramm
- allgemeine Beratung.

Da im Maitland-Konzept meistens primär mit passiver Mobilisation angefangen wird, soll im Folgenden auch vor allem darauf eingegangen werden.

Mobilisation

Eine Mobilisation ist eine passive Bewegung, die zu jedem Zeitpunkt vom Patienten unterbrochen werden kann. Diese kann mit sehr unterschiedlichen Rhythmen ausgeführt werden, von schnell-oszillierend (3–4/Sekunde) bis zu lang anhaltender Dehnung.

Maitland unterscheidet bei der Mobilisation vier Standard-Bewegungsgrade:
- Grad I: Bewegung mit kleiner Amplitude am Anfang der Bewegungsrichtung
- Grad II: Bewegung mit großer Amplitude, ohne jedoch in den Widerstand zu gehen. Es wird also in dem Sinn nichts „gedehnt"
- Grad III: Bewegung mit großer Amplitude am Ende der Bewegungsrichtung. Diese geht also in den Widerstand hinein
- Grad IV: Bewegung mit kleiner Amplitude am Ende der Bewegungsrichtung.

Hat der Patient viele Schmerzen und ist die Irritierbarkeit groß – z.B. bereits bei der kleinsten Kopfbewegung starke Schmerzen, welche noch weitere 15 Minuten anhalten –, dann muß das primäre Ziel der Behandlung die Schmerzreduktion sein. Dies wird erreicht, indem der Patient schmerzfrei gelagert wird und anschließend mit vorsichtigen und ruhigen Mobilisationen Grad I oder II behandelt wird. Wichtig dabei ist, daß die Behandlung völlig schmerzfrei sein muß.

Braucht es jedoch mehr Belastung, bevor der Schmerz kommt, und vergeht dieser auch wieder schnell – z.B. nach 1 Stunde Autofahren mit vielem Kopfdrehen Auftreten von Schmerzen, welche nach 5 Minuten wieder fast weg sind –, dann muß meistens in den Widerstand hinein mit Graden III oder IV mobilisiert werden. Hierbei kann es nötig sein, daß mit der Mobilisation der Schmerz vom Patienten ausgelöst wird. Wichtig dabei ist, „schmerzrespektierend" zu behandeln. Dies bedeutet, daß der Schmerz im Rhythmus der Mobilisation auftreten, jedoch an Intensität nicht zunehmen darf und nach Beendigung der Mobilisation sofort abklingen muß.

Stabilisation

Sollte eine Instabilität oder eine Hypermobilität, welche immer wieder symptomatisch wird, vorliegen, muß natürlich nach Beruhigung der Schmerzsymptomatik auch die Stabilisation erfolgen. Hierbei liegt der Schwerpunkt darauf, die tiefen Nackenflexoren zu reaktivieren und ihre Ausdauer zu verbessern (für weitere Informationen siehe Jull 1994b).

Heimprogramm

Fast jedem Patienten werden in einer bestimmten Phase einige Übungen beigebracht. Wichtig hierbei ist, daß es keine Standard Übungen gibt, sondern daß die Übung die logische Fortführung der passiven Mobilisation ist. Hat der Wiederbefund z.B. gezeigt, daß passive P.A.-Mobilisationen des zerviko-thorakalen Überganges helfen, wird dem Patienten eine Übung gelehrt, die diesen Abschnitt mobilisiert. Meistens ist es wichtig, daß der Patient die Übung mehrere Male pro Tag ausführt, dafür nur kurz, z. B. alle 2 Stunden 10mal. Daher wird großer Wert darauf gelegt, daß sie einfach und möglichst ohne Hilfsmittel durchführbar sind.

Allgemeine Beratung

Hierunter fallen Ratschläge wie Arbeitshaltung, Sitzen etc. Sollte der Patient z.B. eine eingeschränkte hoch-zervikale Extension haben, kann ein zu tiefer Fahrradlenker immer wieder Beschwerden auslösen. Der Patient sollte diesbezüglich aufgeklärt werden und Lösungsmöglichkeiten erprobt werden.

4.4 Klinische Beispiele

In diesem Abschnitt soll an einigen typischen klinischen Beispielen das Vorgehen im Maitland-Konzept konkret dargestellt werden.

Patient 1: chronische Zervikobrachialgie ohne radikuläre Zeichen

Subjektive Befunderhebung

Ein 50jähriger Patient klagt über einen stechenden Schmerz auf Höhe von C6/7 rechts, welche in den posterioren M.-deltoideus-Bereich und seltener Richtung Occiput austrahlen können (Abb. 4.1). Die Beschwerden nehmen zu bei längerem Sitzen (> 1 Stunde) am Computer, Rasieren unter dem Kinn. Zudem hat er Mühe beim Rückwärtseinparken des Autos. Die Beschwerden nehmen innerhalb weniger Minuten wieder ab. Nachts hat er keine Beschwerden, es sei denn, er schläft auf dem Bauch ein. In diesem Falle wacht er auf und muß sich auf die linke Seite drehen und ein Kissen unter den Kopf legen. Am Morgen ist er für 1–2 Stunden „steif" im Nacken, gegen Mittag geht es ihm gut, um dann gegen Abend eher etwas mehr Beschwerden zu haben. Auf dem Röntgenbild sind „altersentsprechende" degenerative Veränderungen der HWS festzustellen.

Aus der Vorgeschichte gibt er an, bereits seit mehreren Jahren an lokalen Nackenschmerzen zu leiden ohne eindeutige Auslöser. Normalerweise gingen die Beschwerden durch Massage und Wärme innerhalb 4–6 Wochen wieder zurück auf ein Restniveau von ca. 15–20 % zurück. Bei der jetzigen Episode seit ca. 3 Monaten ist es das erste Mal, daß die Symptome in den Arm ausstrahlen und Massage brachte nur vorübergehende Erleichterung von 2–4 Stunden.

Beurteilung

Die subjektive Schilderung läßt an ein zervikales Problem mit geringer Irritierbarkeit denken. Es wird entschieden, in der ersten Befundaufnahme primär den Nacken zu untersuchen inklusive neurologischem Befund, da zum ersten Mal die Beschwerden in den Arm ausstrahlen. Da die Schmerzen jeweils schnell wieder zurückgehen, dürfen diese in der Untersuchung reproduziert werden.

Objektive Befunderhebung

Bei den aktiven Bewegungen sind vor allem die Extension, Lateralflexion und Rotation nach rechts um ca. 50% eingeschränkt. Hierbei wird der lokale Schmerz reproduziert. Bei Lokalisierung der Extension auf die untere HWS sind die Beschwerden am deutlichsten (Abb. 4.2). Die Untersuchung der Neurologie und neuralen Strukturen (siehe Kapitel 6) sind unauffällig. Bei den Zusatzbewegungen sind vor allem die zentrale und unilaterale P.A.-Mobilisationen rechts von C6–T1 (Abb. 4.4) eingeschränkt.

Plan

Die eingeschränkten Bewegungen deuten auf ein reguläres Verschluß-Problem der unteren zervikalen Segmente hin. Da die Irritierbarkeit nicht sehr hoch ist, darf in die eingeschränkte Bewegungsrichtung mobilisiert werden. Der lokale Schmerz darf hierbei geringfügig reproduziert werden.

Tag 1, Behandlung 1

Die Segmente C6–T1 werden mit zentraler und unilateraler P.A.-Mobilisation behandelt. Der reproduzierte Schmerz während der Behandlung hat eher die Tendenz abzunehemen. Im Wiederbefund hat die Extension und die Rotation um ca. 10° zugenommen und ist subjektiv freier.

Tag 5, Behandlung 2

Der Patient äußert leichte Verbesserung während der ganzen Periode. Die Extension und Rotation sind um ca. 5° zurückgefallen.

Plan

An sich fortfahren mit der gleichen Technik. Zuerst müssen jedoch noch weitere Strukturen untersucht werden. Die ausschließenden Tests der Schulter sind unauffällig. Auch die Zusatzbewegungen der ersten Rippe bringen keine Veränderung. Daher wird die Behandlung vom ersten Tag wiederholt mit Steigerung der Häufigkeit der Mobilisation.

Tag 8, Behandlung 3

Der Patient gibt subjektiv deutliche Verbesserung an, die aktiven Bewegungen sind auch deutlich besser.

Plan

Fortfahren mit den Zusatzbewegungen und zusätzlich mit physiologischen Bewegungen mobilisieren. Es wird entschieden, Rotations-Mobilisationen nach rechts (Abb. 4.7) hinzuzufügen.

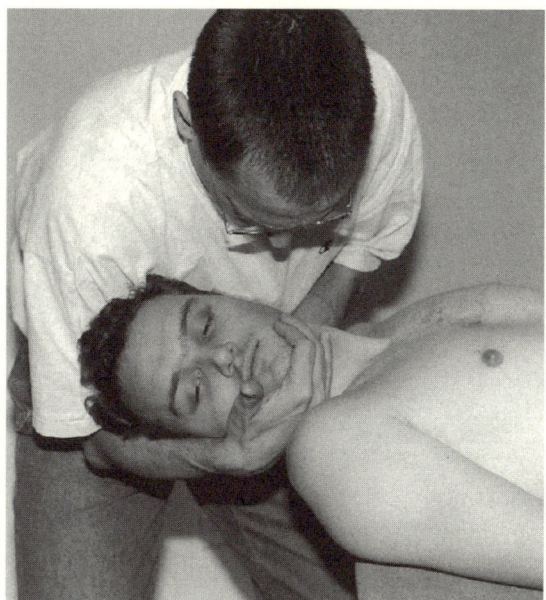

Abb. 4.7: Zervikale Rotationsmobilisation nach rechts von C7 [Westerhuis]

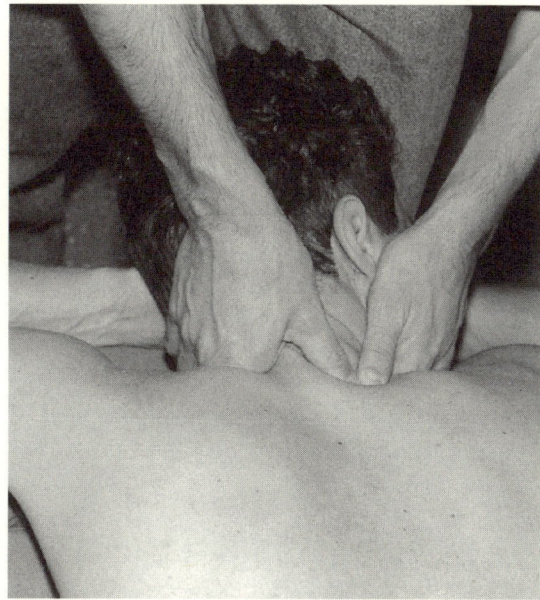

Abb. 4.8: Unilaterale P.A.-Mobilisation auf C7 rechts in maximaler Rotation nach rechts [Westerhuis]

Behandlungen 4–7

Der Patient werden Automobilisationen gezeigt und die passive Mobilisation wird mit physiologischen und akzessorischen Bewegungen weitergeführt.

Behandlungen 8–10

Da der Zustand bei noch 10 % Restbeschwerden verharrt, wird beschlossen, völlige Zeichenfreiheit zu erreichen. Die Progression besteht darin, die unilaterale P.A.-Mobilisationen in endgradige Rotation (Abb. 4.8) und die Rotationsmobilisation in Extension auszuführen.

Patient 2: zervikale Kopfschmerzen

Subjektive Befunderhebung

Der 27jährige Patient klagt über fast kontinuierliche stechende subokzipitale Schmerzen auf der rechten Seite, welche über den Hinterkopf bis in die Stirn ausstrahlen können. Sind die Kopfschmerzen sehr heftig, ca. 1–2mal im Monat, sind sie pochend in der Qualität, begleitet mit leichtem Brechreiz sowie Überempfindlichkeit gegen Licht. Die Schmerzen werden ausgelöst durch Streß bei der Arbeit und längeres Sitzen. Fast jeden Tag wacht er mit einem leichten Druckgefühl im Hinterkopf auf. Linderung bringt der Versuch, sich zu entspannen, den Nacken zu massieren und Schmerzmedikation.

Aus der Vorgeschichte gibt er an, daß die Beschwerden vor 5 Jahren anfingen, nachdem er beim Fußballspielen von einen Ball unerwartet fest am Hinterkopf getroffen war. Anfänglich waren nur leichte Nackenbeschwerden anwesend, welche sich jedoch im Verlauf von diesen 5 Jahren kontinuierlich verstärkten und vermehrt ausstrahlten. Zusätzlich muß er im Moment fast täglich Schmerztabletten nehmen.

Beurteilung

Obwohl der Patient nicht eindeutig Nackenbewegungen als schmerzverstärkende Faktoren angibt, darf doch die Hypothese aufgestellt werden, daß die HWS eine wichtige Rolle spielt. Faktoren, welche auf eine zervikale Beteiligung hinweisen sind u.a.:

• Die Schmerzen beginnen subokzipital und strahlen dann erst nach vorne aus (vgl. Sjaastad et al 1989)
• Die Schmerzen wechseln nicht die Seite (vgl. Jull 1994a)
• der eindeutige traumatische Auslöser mit HWS Beteiligung.

Da der Patient über längerer Zeit Schmerzmedikamente zu sich nimmt, sollte bei der objektiven Untersuchung zurückhaltend getestet werden, da diese Patienten häufig mit Kopfschmerzen auf die Untersuchung reagieren. Obwohl es sonst keine Hinweise auf Instabilität gibt, sind die Instabilitätsteste obligatorisch wegen des traumatischen Auslösers.

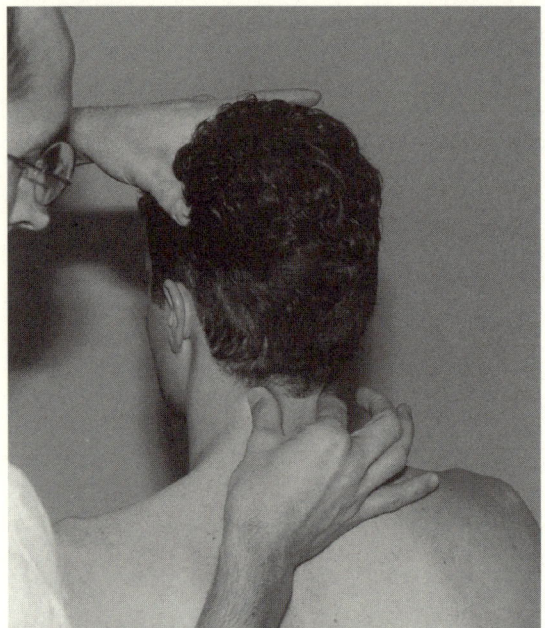

Abb. 4.9: Fixation von C2 während, der Kopf nach rechts rotiert wird [Westerhuis]

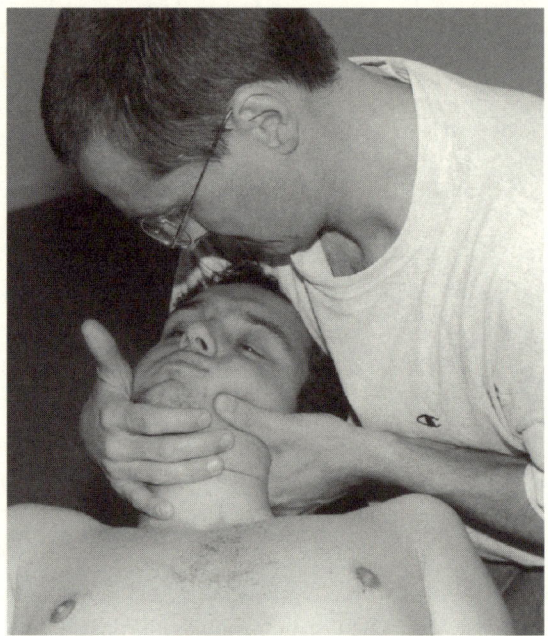

Abb. 4.10: Zervikale Lateralflexions-Mobilisation nach links von Okziput bis C2 [Westerhuis]

Objektive Befunderhebung

Bei den aktiven Bewegungen sind vor allem die Rotation nach rechts um 20° und die Flexion und Lateralflexion nach links leicht eingeschränkt. Da im C1/2-Segment die Rotation mit gegenseitiger Lateralflexion gekoppelt ist, führt dies zur ersten Hypothese, daß die Störung in der oberen HWS zu suchen ist. Dies wird bestätigt, weil bei isolierter Rotation von Okziput bis C2 (Abb. 4.9) diese um 20° eingeschränkt ist, während die Okziput/C1-Beweglichkeit unauffällig ist. Die Instabilitätsteste (Pettman 1994) sind ohne Befund. Der zervikale Slump (siehe Kapitel 6) ergibt eine leichte Zunahme der suboccipitalen Beschwerden, was auf eine neurale Beteiligung schließen läßt. Da der Patient lokal sehr druckschmerzempfindlich ist, wird auf die Palpation und die akzessorischen Bewegungen vorläufig verzichtet.

Tag 1, Behandlung 1

Da eindeutige Gelenkszeichen gefunden werden, sollen diese zuerst angegangen werden. Wegen oben erwähnten lokalen Druckschmerzempfindlichkeit wird primär eine indirekte Technik gewählt. Weil die Rotation und Lateralflexion gegenseitig gekoppelt sind, besteht die erste Behandlung aus Lateralflexions-Mobilisationen nach links von Okziput bis C2 (Abb. 4.10), um die Rotation nach rechts zu beeinflußen.

Tag 4, Behandlung 2

Der Patient verspürte während des Tages danach den suboccipitalen Schmerz etwas vermehrt. Seitdem ist der Zustand unverändert. Objektiv ist die Beweglichkeit unverändert.

Plan

Die kurze Nachreaktion ist eher zurückzuführen auf die Untersuchung. Fortfahren mit der gleichen Technik und hochzervikale Flexionsmobilisation hinzufügen.

Tag 8, Behandlung 3

Der Patient gibt an, für zwei Tage im Nacken deutlich „freier" gewesen zu sein. Gestern traten jedoch starke pulsierende Kopfschmerzen auf. Die Rotation wird im Endgefühl etwas weniger fest empfunden.

Plan

Da der Patient bei Nachbefragung angibt, den Grund für die pulsierenden Kopschmerzen im Arbeitsstreß zu erkennen, wird entschieden, mit der gleichen Behandlungstechnik fortzufahren. Zusätzlich wird ihm jedoch eine Automobilisation für die hochzervikale Flexion gezeigt: Der Patient steht mit dem Rücken und Hinterkopf gegen die Wand gelehnt. Jetzt soll er versuchen, den Hinterkopf an der Wand entlang hoch gleiten zu lassen, indem er die HWS-Lordose abflacht.

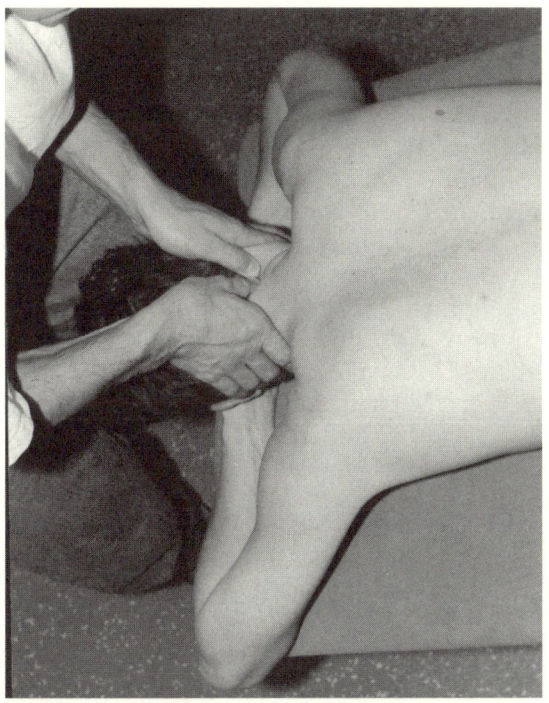

Abb. 4.11: Unilaterales P.A. auf C2 rechts
[Westerhuis]

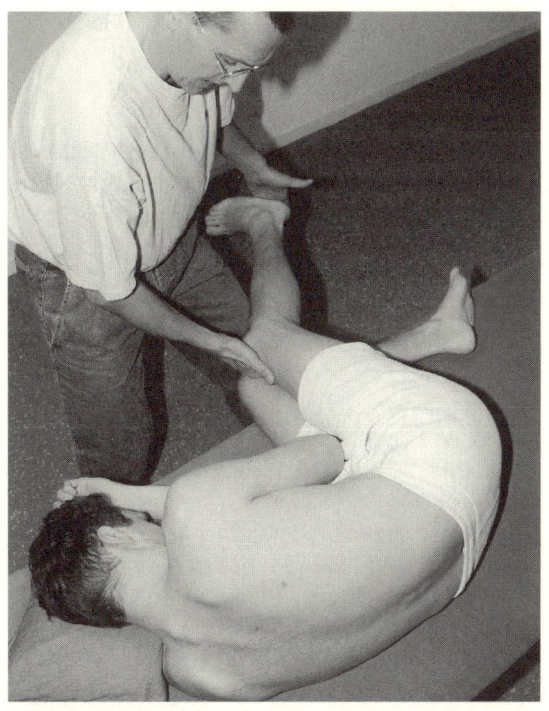

Abb. 4.12: Rechtes Knie rythmisch extendieren
[Westerhuis]

Tag 15, Behandlung 4

Der Patient gibt jetzt an, daß er deutliche Verbesserung verspürt. Es wird entschieden, lokal zu palpieren. Ein unilaterales P.A. auf C2 rechts reproduziert die subokzipitalen Schmerzen. Da diese Schmerzen zunehmen, wenn die gleiche Technik bei einem um 30° nach rechts vorrotierten Kopf ausgeführt wird, deutet dies wiederum auf das C1/2 Segment (Abb. 4.11). Die Behandlung wird ausgebaut, indem die unilateralen Mobilisationen hinzugefügt werden.

Die 4.–7. Behandlung bestehen hauptsächlich aus vorsichtigem Steigern der Gelenksmobilisationen und dem Ausbau vom Heimprogramm.

Tag 37, Behandlung 8

Da der Zustand jetzt bei 20% Restbeschwerden stagniert, wird entschieden, das neurale System mitzubehandeln. Der Patient liegt auf der linken Seite mit flektierter Wirbelsäule und 90° Flexion in der Hüfte. Jetzt muß er vorsichtig und rhythmisch das rechte Knie extendieren (Abb. 4.12).

4.5 Weiterführende Literatur

Frymoyer J M (1988) Back pain and sciatica. The new england journal of medicine. vol. 318: 291-300.

Grant R (1994) Vertebral artery insufficiency: a clinical protocol for pre-manipulative testing of the cervical spine.In: Boyling J D and Palastanga N (eds.) Grieve's modern manual therapy 2nd ed. Churchill Livingstone, New York, pp 371-380.

Jull G A, Bogduk N, Marsland A (1988) The accuracy of manual diagnosis for cervical zygapophysial joint pain syndromes. Medical journal of Australia 148: 233-236.

Jull G A (1994a) Headaches of cervical origin. In: Grant R (ed.) Physical therapy of the cervical and thoracic spine 2nd ed. Churchill Livingstone, New York, pp 195-217.

Jull G A (1994b) Cervical headache: a review. In: Boyling J D and Palastanga N (eds.) Grieve's modern manual therapy 2nd ed. Churchill Livingstone, New York, pp 333-348.

Jull G A, Treleaven J, Versace G (1994c) Manual examination: Is pain provocation a major cue for spinal dysfunction ? Australian journal of physiotherapy 40(3): 159-165.

Maitland G D (1994a) Manipulation der peripheren Gelenke, 2. Aufl. Rehabilitation und Prävention, Band 20. Springer Verlag Berlin Heidelberg New York.

Maitland G D (1994b) Manipulation der Wirbelsäule, 2. Aufl. Rehabilitation und Prävention, Band 24. Springer Verlag Berlin Heidelberg New York.

Nachemson A L (1985) Advances in low back pain. Clin Orthop 200: 266-278.

Pettman E (1994) Stress tests of the craniovertebral joints. In: Boyling J D and Palastanga N (eds.) Grieve's modern manual therapy 2nd ed. Churchill Livingstone, New York, pp 529-538.

Philips D R and Twomey L T (1996) A comparison of manual diagnosis with a diagnosis established by a uni-level lumbar spinal block procedure. Manual Therapy no. 2, 82-87.

Schelhas KP, Smith MD, Gundry CR, Pollei SR (1996) Cervical discogenic pain: propective correlation of magnetic resonance imaging and discography in asymptomatic subjects and pain sufferers. Spine 21: 300-312.

Sjaastad O, Fredriksen T A, Sand T (1989) The localisation of the initial pain of attack: a comparison between classic migraine and cervicogenic headache. Functional neurology 4: 73-78

Swinkels RAHM, Oostendorp RAB. (1996) Upper cervical instability: Fact or fiction? Journal of manipulative and physiological therapeutics vol. 19, no. 3: 185-194.

Wiesel S W et al (1984) A study of computer-assisted tomography. I. The incidence of positive CAT scans in an asymptomatic group of patients. Spine vol. 9: 549-551.

5. Funktionsstörungen der HWS und manuelle Therapie

Ursula Schauer-Klatt

5.1 Grundsätzliche Begriffe

Osteokinematik umfaßt jede Bewegung, die zu einer Veränderung der Stellung der Gelenkpartner zueinander und des bewegten Knochens im Raum (anguläre Bewegung) führt. Die Bewegung im Gelenk beschreibt die **Arthrokinematik**.

Innerhalb des Gelenks kommt es bei Bewegungen zu einer Rotation (Rollen) und Translation (Gleiten). Dabei bestimmt die Form der Gelenkflächen und ihre Kongruenz, ob bei einer Bewegung mehr Gleiten oder mehr Rollen stattfindet. Je kongruenter und je flacher die Gelenkpartner sind, um so mehr Gleiten, je inkongruenter, um so mehr Rollen findet bei angulären Bewegungen statt.

Beim **Rollen** eines runden Körpers auf einer Unterlage nehmen immer neue Punkte der rollenden Fläche mit jeweils neuen Punkten der Fläche, auf der die Rollbewegung stattfindet, Kontakt auf. Die Achse und der bewegte Körper verlagern sich dabei gemeinsam von ihrem Ausgangspunkt in die Richtung der Rollbewegung (Frisch).

Translation bedeutet geradlinige Bewegung und beschreibt die Bewegung eines Körpers, bei der alle Punkte eines Körpers auf einer parallelen Geraden in derselben Richtung um eine gleichlange Strecke verschoben werden (Kaltenborn). Dabei kommt derselbe Punkt der gleitenden Fläche mit immer neuen Punkten einer feststehenden Fläche in Berührung. Hierbei wandert der Mittelpunkt des bewegten Körpers in Richtung der Gleitbewegung.

Bei **angulären Bewegungen** bleibt die Achse, um die die Bewegung stattfindet, weitgehend konstant, um den gleichmäßigen Abstand der beiden Gelenkpartner zu gewährleisten. Die Umdrehungsachse liegt bei Gelenkbewegungen fast immer so, daß dort, wo sich die Gleitflächen innerhalb des Gelenks berühren, im Moment der Bewegung nur ein Gleiten stattfindet und dadurch der Druck auf die Gelenkfläche so verteilt bleibt, daß eine Schä-

digung des Gelenkknorpels vermieden wird. Bei Bewegungen der Wirbelsäule verlagert sich zwar die Bewegungsachse mit zunehmendem Bewegungsausmaß durch ein Weiterlaufen der Bewegung in andere Bewegungssegmente, für jedes einzelne Gelenk jedoch bleibt die Umdrehungsachse konstant.

Das ist allerdings nur möglich, wenn während der Rollbewegung auch ein Gleiten des bewegten Gelenkpartners stattfindet. Eine durch eingeschränktes Gelenkspiel, aber auch bei Verkürzung der gelenknahen Muskulatur entstandene Hypomobilität führt zu einer Behinderung des intraartikulären Gleitens, die Umdrehungsachse wird zur betroffenen Seite hin verlagert. Bei einem hypermobilen Gelenk reicht die Stabilisierung durch Kapsel und Bänder nicht, um die Umdrehungsachse während der Bewegung konstant zu führen, sie wird zur hypermobilen Seite hin verlagert.

Das **Rollgleiten** verhindert sowohl eine Distraktion über das physiologische Maß hinaus als auch eine lokale traumatisierende Kompression im Bereich der Knorpelkontaktfläche. Bei einer bereits vorhandenen Knorpelschädigung ist die Kontaktfläche unterbrochen, die Chondrosynovialmembran reißt, die Adhäsionsspannung geht verloren. Dadurch wird das Gleiten lokal erschwert oder hört an dieser Stelle ganz auf, die Umdrehungsachse wandert über die geschädigte Stelle, es findet dort anstelle des Gleitens nur ein Rollen statt. Diese abrupte unphysiologische Bewegung löst nicht nur eine Nozireaktion aus (Wolff-Frisch), sondern schädigt den Knorpel zunehmend.

Ausreichende Elastizität der Gelenkkapsel, der Bänder und der gelenknahen kurzen Muskeln gewährleisten, daß einerseits das Rollgleiten funktioniert, andererseits dienen Kapsel und Bänder auch der passiven mechanischen Stabilität, indem sie bei unkontrollierten Bewegungsabläufen eine Luxation verhindern. Mangelnde Elastizität von Kapsel, gelenknahen Muskeln und der Bänder beeinträchtigt das Gelenkspiel ebenfalls und damit das intraartikuläre Gleiten.

Die Aufgabe der Mechanozeptoren der Gelenkkapsel und der Bänder ist die Steuerung der gelenkstabilisierenden Muskulatur.

In allen Gelenken sind translatorische Bewegungen als translatorisches Gleiten und als Separation (Traktion) möglich, die von der Gelenkkapsel und den Bändern begrenzt werden. Diese, in der manuellen Therapie als **Gelenkspiel** bezeichneten geradlinigen Bewegungen können mit dem kranialen oder kaudalen Gelenkpartner des Bewegungssegments oder dem proximalen oder distalen Gelenkpartner bei den Extremitätengelenken durchgeführt werden. Die Prüfung des Gelenkspiels sowie die Behandlung zur Verbesserung des Gelenkspiels sind passive Maßnahmen, die in der manuellen Therapie eine zentrale Rolle spielen. Abgesehen von einigen wenigen Ausnahmen ist ein Gelenkspiels aktiv nicht möglich.

Die **Traktion** führt zu einer Separation der Gelenkpartner und wird geradlinig und, wann immer es möglich ist, rechtwinklig zur Gelenkebene durchgeführt. Diese Gelenkebene stellen wir uns als eine intraartikulär liegende Scheibe vor, an der wir uns für die translatorischen Bewegungen orientieren. Traktion ist an der Wirbelsäule möglich:
- in Körperlängsachse zur Separation zwischen Okziput und Atlas, zwischen Atlas und Axis, der Unkovertebralgelenke und des Wirbelkörperzwischenraums
- in den Wirbelbogengelenken, die allerdings aus technischen Gründen nicht immer rechtwinklig zur Behandlungsebene erfolgen kann. So muß unter Umständen ein nicht paralleles Aufklaffen der Gelenkpartner in Kauf genommen werden.

Das **translatorische Gleiten** erfolgt bei bewegter konvexer Gelenkfläche in entgegengesetzter Richtung zur Knochenbewegung, bei bewegter konkaver Gelenkfläche in die gleiche Richtung. Die Konvex-Konkav-Regel (Kaltenborn) betrifft vor allem die Extremitätengelenke, aber auch das Atlanto-Occipitalgelenk mit den konvexen Okziputkondylen und dem konkaven Atlas. Bei den Wirbelbogengelenken mit ihren flachen Gelenkflächen sprechen wir von einem Konvergenz- oder Divergenzgleiten, wobei die Arthrokinematik bei angulären Bewegungen fast der eines Gleitens beim Gelenkspiel entspricht.

Die **Ruhestellung** ist charakterisiert durch:
- maximal entspannte Gelenkkapsel
- größtmöglicher Rauminhalt der Gelenkkapsel
- größtmögliches Gelenkspiel
- Entlastungsstellung für das Gelenk

Die Ruhestellung wird in der manuellen Therapie als Untersuchungsstellung oder als Behandlungsstellung bei einer Probebehandlung und bei der schmerzlindernden Behandlung benutzt.

Als **aktuelle Ruhestellung** wird die aktuelle Stellung genannt, wenn die Ruhestellung nicht eingenommen werden kann, z. B. bei raumfordernden Prozessen im Foramen intervertebrale. Sie ist immer Zeichen einer Dysfunktion.

Die **Behandlungsstellung** ist die Gelenkstellung kurz vor Erreichen des Bewegungslimits (Free play). Sie wird benutzt zur Untersuchung bewegungseingeschränkter Gelenke und zur mobilisierenden Behandlung.

Verriegelte Stellung bedeutet:
- Gelenkkapsel maximal gestrafft
- größtmöglicher Kontakt der Gelenkflächen
- Gelenkspiel nicht möglich
- Verschlußposition des Gelenks.

Sie wird benutzt zur Fixation von WS-Abschnitten, um eine weiterlaufende Bewegung zu verhindern, an der HWS Seitneigung mit gegensinniger Rotation.

Als **gekoppelte Bewegungen** werden dreidimensionale Bewegungsmuster mit größtmöglichem Bewegungsausmaß bezeichnet:
- HWS und CTÜ: Eine Rotation findet in Verbindung mit einer Seitneigung in dieselbe Richtung (gleichsinnig) statt, Seitneigungsbewegungen sind mit einer Rotation gleichsinnig gekoppelt, unabhängig davon, ob gleichzeitig eine Extension oder Flexion durchgeführt wird
- Kopfgelenke: Rotation und Seitneigung sind unabhängig von Flexion oder Extension gegensinnig gekoppelt.

Als **kombinierte Bewegungen** werden dreidimensionale, nicht gekoppelte, in ihrem Bewegungsausmaß begrenzte Bewegungen bezeichnet:
- HWS und CTÜ: unabhängig von Extension oder Flexion sind Seitneigung und Rotation gegensinnig eingestellt
- Kopfgelenke: Rotation und Seitneigung sind unabhängig von Flexion oder Extension gleichsinnig eingestellt.

Ein **Bewegungssegment** besteht aus:

- kranialem und kaudalem Wirbel, bezeichnet nach dem kranialen Wirbel. Wir sprechen beispielsweise vom Bewegungssegment C3, wenn es vom 3. und 4. Halswirbel gebildet wird
- dem rechten und linken Wirbelbogengelenk
- Muskulatur, die aus dem Ramus dorsalis des Bewegungssegments direkt innerviert wird
- der Bandscheibe
- der Nervenwurzel, die in der HWS oberhalb des Wirbels austritt, nach dem die neurologische Etage benannt wird. So liegt beispielsweise die Wurzel C1 oberhalb C1 usw. bis zu Wurzel C8, die oberhalb TH1 austritt. In BWS und LWS treten dann die Nervenwurzeln unterhalb des betreffenden Wirbels aus
- Blutgefäßen.

Endgefühl, Widerstand beim Gelenkspiel

Die Grenze der Bewegung wird bei einem gesunden Gelenk nie hart oder plötzlich erreicht. Jedes Gelenk hat sowohl bei seinen angulären Bewegungen, als auch bei der Prüfung des Gelenkspiels ein charakteristisches physiologisches Endgefühl. Die Qualität des Widerstandes wird durch die Elastizität der bewegungslimitierenden Struktur bestimmt. Ein muskuläres Endgefühl hat einen weich-elastischen Charakter, ein ligamentärer oder Kapselstopp einen fest-elastischen Charakter. Die Prüfung der Qualität des Endgefühls gibt uns erste Hinweise auf ein verändertes Gelenkspiel, aber auch, welche Struktur die Bewegung limitieren könnte und ob dies unseren Erwartungen entspricht. Die Prüfung des Endgefühls ist bei einem gesunden Gelenk nie schmerzhaft. Ist jedoch Schmerz der bewegungslimitierende Faktor, womöglich verbunden mit einer Schutzspannung und einem veränderten Endgefühl, so ist dies als ein Hinweis auf eine Gelenkdysfunktion zu werten. Aber auch bei zu harter Technik kann man eine Schutzspannung auslösen, die mit dem Endgefühl verwechselt werden kann. Dann kann man die Prüfung nochmal wiederholen. Widerstand, der nicht auf Muskeltätigkeit beruht, ist daran zu erkennen, daß er auch bei wiederholter Testung konstant bleibt.

Sowohl bei der Prüfung des Endgefühls als auch bei der Prüfung des Gelenkspiels wird die Grenze bei einem gesunden Gelenk nie hart oder plötzlich erreicht. Zunächst wird ein Widerstand spürbar, der zunehmend deutlich wird, bis das Ende der passiven Elastizität erreicht ist, als Zeichen dafür, daß die passive Elastizität voll ausgeschöpft ist.

Beim veränderten Gelenkspiel ist neben einer Bewegungseinschränkung ein derber Widerstand beim Endgefühl, aber auch beim Gelenkspiel charakteristisch für eine hypomobile Dysfunktion eines Gelenks. Dagegen finden wir bei hypermobilen Gelenken viel Bewegung mit einem großen Gelenkspiel, ein leeres Endgefühl zwischen Beginn und Ende des Widerstandes, dann aber am Bewegungslimit gelegentlich einen harten Stopp (Knochenstopp).

5.2 Hypomobiles Gelenk

Obwohl bei jeder Bewegung intraartikulär ein Rollgleiten stattfindet, kann eine eingeschränkte Gelenkfunktion durch translatorische Bewegungen wieder mobilisiert werden, da bei der Einschränkung des Gelenkspiels immer auch die translatorischen Bewegungen in eine oder mehrere Richtungen eingeschränkt sind. So normalisiert sich das Rollgleiten nach Wiederherstellung der translatorischen Beweglichkeit von selbst. Die vollständige Wiederherstellung der Gelenkfunktion zeigt sich aber an der Qualität des Endgefühls. Ist das Endgefühl nach einer mobilisierenden Behandlung(-serie) nach wie vor hart oder derb, bedeutet dies, daß eine vollständige Wiederherstellung noch nicht erreicht wurde.

Eine Gelenkstörung im Bewegungssegment hat immer eine Irritation der paravertebralen Muskulatur zur Folge, Symptome bei Dehnung, Druckprovokation und Widerstandstests lassen sich reproduzieren. Vor allem die Mm. rotatores und multifidii, die Kontakt zu den Gelenkkapseln der Wirbelbogengelenke haben, können bei reflektorischen und strukturellen Veränderungen des Gelenkspiels ebenfalls beeinträchtigt sein. Reflektorische Irritationen verschwinden häufig von alleine, wenn das Gelenkspiel wieder hergestellt worden ist, während strukturelle Veränderungen einer gezielten, strukturspezifischen Behandlung bedürfen.

Gelenkspezifische Untersuchung

Bei der **Bewegungspalpation** wird die Bewegung in einem Bewegungssegment palpiert, um aufzuspüren, in welcher Etage die Funktionsstörung zu finden ist. Beurteilt werden:

- Quantität der Bewegung: zu wenig – zu viel. Um die Quantität der Bewegung beurteilen zu können, ist es am einfachsten, einen Bezug zwischen zwei gut tastbaren Knochenpunkten herzustellen, beispielsweise den Dorn- oder Querfortsätzen, die sich entweder annähern oder voneinander entfernen. Wo dies nicht möglich ist, wie an der mittleren HWS, konzentriert man sich bei der Bewegungspalpation auf die Wahrnehmung einer Winkelbildung oder einer Wölbung unter dem Tastfinger. Am deutlichsten ist die Bewegung bei den gekoppelten Bewegungen wahrzunehmen
- Qualität während und am Ende der Bewegung im Vergleich zur anderen Seite und den kranial oder kaudal liegenden Bewegungssegmenten.

Wenn die betroffene Seite feststeht, führt man zur Bestätigung eine **Provokation** zur Reproduktion der Symptome durch, indem man das betroffene Gelenk aus der gekoppelten in die kombinierte Stellung bewegt.

Das **Gelenkspiel** wird überprüft, um Auskunft über die Quantität des Gelenkspiels und die Qualität während und am Ende der Bewegung zu erhalten. Dazu führt man zur Separation der Gelenkflächen eine Traktion durch. Um Auskunft über die Gleitfunktion zu erhalten, wird das parallele Gleiten angewendet.

Oft kann man mit derselben Technik sowohl Provokation als auch Gelenkspiel als auch Mobilisation durchführen. Man braucht bloß nur die Lage der Hand oder die Stellung des Gelenkes oder die Intensität verändern. Mit welchen Techniken dies möglich ist, wird jeweils beschrieben.

Die Behandlung des betroffenen Gelenks richtet sich danach, ob es sich um eine hypomobile oder hypermobile Funktionsstörung handelt. Nach den oben genannten Untersuchungen liegen beim hypomobilen Gelenk folgende Gelenkzeichen vor:
- Bewegungseinschränkung in eine oder mehrere Richtungen
- Endgefühl sehr fest, derb oder hart
- eingeschränktes Gelenkspiel mit festerem Endgefühl
- Provokation positiv
- reproduzierbare Symptomatik.

Nicht immer findet man alle aufgeführten Zeichen, es sollten aber immer mehrere bewertbare Hinweise auf eine Struktur vorhanden sein.

5.2.1 Behandlungsprinzipien

Intensitätsstufen (nach Maitland)
Intensitätsstufe I:
- Bewegung mit sehr kleiner Amplitude als Traktion, um die Gelenkpartner voneinander zu lösen, oder als translatorisches Gleiten
- Kraftaufwand ist minimal - sehr sanft
- Anwendung: zur Verbesserung der Ernährungssituation und als Propriozeptorenreiz, als schmerzlindernde Behandlung.

Intensitätsstufe II:
- Bewegung mit größerer Amplitude, als Traktion oder translatorisches Gleiten, aber nur innerhalb der freien Bewegungsmöglichkeit, ohne Widerstand zu erreichen
- Kraftaufwand ist gering, immer noch sanft
- Anwendung: zur Verbesserung der Ernährungssituation und als Propriozeptorenreiz, als schmerzlindernde Behandlung, auch beim hypermobilen Gelenk.

Intensitätsstufe III:
- Bewegung mit größerer Amplitude, als Traktion oder als paralleles Gleiten, am Ende der Bewegungsmöglichkeit
- Kraftaufwand wird energisch
- Anwendung: als Mobilisation.

Intensitätsstufe IV:
- Bewegung mit kleiner Amplitude, als Traktion oder als paralleles Gleiten, am Ende der passiven Elastizität, mit dem Ziel, den Widerstand zu verringern
- Kraftaufwand zunehmend energischer
- Anwendung: als Mobilisation.

Schmerzlindernde Behandlung
Alle Schmerzzustände in einem Gelenk können auf jeden Fall mit Intensität I–II mit Traktion, oder auch mit parallelem Gleiten behandelt werden. Dabei soll nie versucht werden, den Widerstand zu überwinden. Die schmerzlindernde Traktion wird in der (aktuellen) Ruhestellung intermittierend durchgeführt, der Rhythmus ist schnell und hat einen vibrierenden Charakter. Der theoretische Gedanke dabei ist, daß die Aktivierung der Mechanozeptoren Typ II reflektorisch zu einer Hemmung der Nozizeption führt. Um zu verhindern, daß die Mechanozeptoren sich adaptieren, kann man Rhythmus und Amplitude variieren. So werden mit wohldosiert zunehmender Kraft Zug oder Druck so angesetzt, daß im Gelenk eine Separation oder ein paralleles

Gleiten stattfindet. Das kann bis zu 10 Sekunden dauern, wird nach leichtem Nachlassen mehrmals wiederholt, auch angepaßt an den Atemrhythmus, bevor die Kraft ganz weggenommen wird, so daß das Gelenk langsam in die (aktuelle) Ruhestellung zurückgeführt wird.

Mobilisierende Behandlung

Die Mobilisation wird als Traktionsmobilisation oder als Gleitmobilisation durchgeführt. Das Ziel ist, den Kapsel-Band-Apparat in den bewegungsbehindernden Bereichen zu dehnen. Dazu wird nach Testung und einer Probebehandlung in der Ruhestellung die Mobilisation in der Behandlungsstellung durchgeführt. Diese befindet sich jeweils am Ende der aktiven Bewegung in jeder eingeschränkten Bewegungsrichtung beginnend beim Widerstand, beziehungsweise kurz davor. Eine Behandlung aus der Ruhestellung ist für die Bewegungsförderung wenig effektiv. Allerdings soll man immer, bevor man mit der translatorischen Mobilisation beginnt, etwa 5° vom Bewegungslimit zurückgehen, um einer Kippung des bewegten Gelenkpartners und damit einer lokalen Kompression der Gelenkfläche vorzubeugen. Nach Einnahme der Behandlungsstellung wird mit Hilfe verstärkter Traktion oder parallelem Gleiten in die eingeschränkte Richtung die Vorspannung im Gelenk wieder erreicht. Durch langsames, rhythmisches oder gehaltenes weiches Dehnen über 6–10 Sekunden wird die passive Mobilisation vorgenommen (Intensität III–IV) mit der Vorstellung, den Weg zwischen Beginn und Ende des Widerstandes zu vergrößern, die Quantität und Qualität zu normalisieren.

Kombinierte passive oder aktive anguläre und translatorische Bewegung

Im Rahmen des verbesserten Gelenkspiels wird passiv unter Ausnutzung des neu gewonnenen Bewegungsausmaßes während der angulären Bewegung das Gleiten vom Therapeuten unterstützt, bevor der Patient die Bewegung aktiv durchführt, ebenfalls mit unterstützendem Gleiten. Dabei wird der kaudale Gelenkpartner nach wie vor fixiert, die Bewegung soll segmental stattfinden.

Akut-Stadium

Proliferationsphase. Das akute Stadium ist gekennzeichnet durch:
- kurze Anamnese

- durch einen großen Reiz wie ein Trauma oder ungewöhnlich hohe Belastung hervorgerufene Gewebsschädigung, bei der der Schmerz vorherrscht
- erhebliche Funktionsstörung mit Bewegungseinschränkung und geringer Belastbarkeit
- instabilem Zustand
- die durch Schmerz beeinflußte psychische Verfassung.

Therapie:
- zunächst Ruhe, ggf. mit ärztlicher Medikation
- symptomatische Behandlung mit Wärme- oder Eisanwendung
- Entlastung durch schmerzlindernde Gelenktechniken.

Subakutes Stadium

Übergang von der Proliferations- in die Remodulierungsphase. Zeichen für ein subakutes Stadium sind:
- Funktionsstörung mit schmerzfreien Intervallen
- reduzierte Belastbarkeit
- Subjektiv überwiegt die Bewegungseinschränkung
- schlechte Körperwahrnehmung und Koordination.

Therapie:
- symptomatisch mit Verbesserung des Gelenkspiels, bei Bedarf schmerzlindernde Dosierung mit zunehmenden Reizen, und Behandlung von Muskulatur und Neuralstrukturen
- andere Faktoren berücksichtigen und soweit möglich mitbehandeln
- Günstig ist ein medizinisches Funktionstraining zur Verbesserung von Kraft, Ausdauer und Koordination.

Chronisches Stadium

Befunde beim chronischem Stadium sind:
- mit langer Anamnese einhergehende Schädigung des Gewebes ohne Aussicht auf Heilung
- in sich stabiler Zustand mit geringer Belastbarkeit und schmerzfreien Intervallen
- gelegentliche Rückfälle in eine Akutphase oder eine subakute Phase nach besonderer Belastung
- schlechte Körperwahrnehmung und Koordination.

Therapie:
- symptomatisch mit Verbesserung des Gelenkspiels, bei Bedarf schmerzlindernde Dosierung, Behandlung von Muskulatur und Neuralstrukturen
- andere Faktoren berücksichtigen und soweit möglich mitbehandeln
- medizinisches Funktionstraining mit Training der Kraft und Ausdauer, Schwerpunkt ist aber Koordinations- und Wahrnehmungstraining.

Die Therapie gleicht der beim subakutem Stadium. Beim medizinischem Funktionstraining liegt der Schwerpunkt auf Koordinations- und Wahrnehmungstraining.

Untersuchungs- und Behandlungsregeln

- Vermeidung einer Abwehrspannung bei den Patienten. Wenn Techniken im Sitzen nicht zu dem gewünschten Effekt führen, im Liegen beginnen. Weich, aber beherzt arbeiten
- Therapeutenstellung: sicher und entspannt. Der Therapeut soll dem Patienten Sicherheit vermitteln. Der Therapeut steht nahe am Gelenk und stellt durch Haltung und Stellung einen Bezug zur Gelenkebene her - ein Körperteil, häufig ist es der Unterarm oder der ganze Arm der mobilisierenden Hand, steht rechtwinklig zur Gelenkebene oder in Verlängerung der Gelenkebene
- Hautspannung soll durch Hautvorschub vermieden werden
- Druckschmerz durch zu harte Technik soll vermieden werden
- Die **äußere Fixation** durch Gegenhaltertechnik soll so fest sein, daß sie die Bewegungsenergie, die von der Mobilisationstechnik ausgeht, bremst. Nicht weniger, aber auch nicht mehr
- Die **innere Fixation** durch Einstellung einer gekoppelten oder kombinierten Bewegung muß so viel Vorspannung im Gewebe aufbauen, daß die weiterlaufende Bewegung gestoppt wird
- Um ökonomisch zu arbeiten, setzt der Therapeut das Körpergewicht ein und arbeitet mit Hilfe von Gewichtsverlagerungen wie Vor- oder Zurücklehnen oder Belastungsänderung auf den Fußsohlen. Dabei reichen minimale Veränderungen schon aus
- bei degenerativen Veränderungen, insbesondere bei Osteophytenbildung, eher Traktionstechniken benutzen. Bei Gleitmobili-

sation richtet sich der Therapeut nach der Reaktion vom Patienten. Zeigt der Patient keinerlei Schmerzreaktion, kann die Intensität gesteigert werden
- Schmerzen nach der Behandlung können dann toleriert werden, wenn sie nicht über Nacht andauern. Darüber hinaus andauernde Schmerzen sind, wenn die Indikation richtig gestellt wurde, meist ein Zeichen von Überdosierung: zu viele Techniken, falsche Intensitätsstufe
- Die translatorische Mobilisation eines Gelenks schmerzt während der Behandlung nicht, ein leichtes Ziehen kann toleriert werden
- Nach der Gelenkmobilisation wird ein Test zur Überprüfung des Behandlungsergebnisses durchgeführt: Bewegungsausmaß und Qualität des Endgefühls werden überprüft
- Vor jeder Folgebehandlung wird das Behandlungsergebnis überprüft. Bei rezidivierender oder persistierender Problematik überprüft man, ob die Bewertung des Befundes einer Korrektur bedarf
- nicht nur symptomatisch behandeln, sondern andere für die Dysfunktion verantwortliche Faktoren in die Behandlung einbeziehen.

5.2.2 Manuelle Therapie der Kopfgelenke

Unter Berücksichtigung der funktionellen Unterschiede kann die Haslwirbelsäule in einen oberen Abschnitt mit den Gelenkverbindungen (Kopfgelenke) zwischen Okziput und Atlas (Bewegungssegment C0) und Atlas und Axis (Bewegungssegment C1) sowie die unteren Bewegungssegmente C2–C6 getrennt werden.

Das Atlantookzipitalgelenk, das Atlantoaxialgelenk und das Bewegungssegment C2 bilden in ihrer Kinematik eine Funktionseinheit. Gemeinsam erlauben sie dem Kopf Bewegungen, die denen eines Kugelgelenkes entsprechen.

Das **Bewegungssegment C0** (Atlantookzipitalgelenk) liegt in der Transversalebene und hat keine Bandscheibe. Die konvexen Okziputkondylen gleiten auf den beiden konkaven Gelenkflächen des Atlas entgegen der Rollbewegung. Wie bei den Extremitätengelenken gilt die Konvex-konkav-Regel (Kaltenborn), die besagt, daß bei einem bewegten konkaven Gelenkpartner das Rollgleiten im Gelenk bei allen Bewegungen in die gleiche Richtung, bei einem bewegten konvexen Gelenkpartner, wie in diesem Fall, Rollen und Gleiten gegensinnig stattfinden.

Eine Nickbewegung (Extension–Flexion) im Atlantookzipitalgelenk findet um eine frontotransversale Achse, die zwischen dem äußeren Gehörgang und dem Prozessus mastoideus verläuft, statt. Dabei bewegt sich nur der Kopf auf der feststehenden Halswirbelsäule. Bei der Flexion gleiten die Okziputkondylen nach dorsal, bei der Extension nach ventral, bei der Lateralflexion entgegen der Bewegung des Kopfes. Die Seitneigung wird vom **Lig. alare** der bewegungsabgewandten Seite gebremst. Sobald dieses Band gestrafft ist, überträgt es die Bewegung auf den Axis und sorgt so für eine weiterlaufende Bewegung ins Bewegungssegment C2 in Form von Seitneigung und gleichsinniger Rotation, während der Atlas eine Zwangsrotation entgegen der Richtung der Seitneigung macht.

Die paarig angelegten Gelenkflächen des **Bewegungssegment C1** (Atlantoaxialgelenk) liegen ebenfalls in der Transversalebene und fallen nach lateral schräg ab. Die Hauptbewegung ist die Rotation mit einem Bewegungsausmaß von ca. 35°. Dabei gleiten die Gelenkflächen des Atlas auf der rotationszugewandten Seite nach dorsal, auf der anderen Seite nach ventral. Bei ca. 20° Rotation kommt es aufgrund der bikonvexen Gelenkflächen zu einem schraubenförmigen Absinken des Atlas auf dem Axis (Ptz, Pomarolli), gekoppelt mit einer gegensinnigen Seitneigung. Auch Flexion und Extension sind geringfügig möglich.

Bei Flexion kommt es zu einer Lageveränderung zwischen dem vorderen Atlasbogen und dem Dens. Bei einer Bandlockerung des **Lig. transversum** durch Trauma oder bei Rheumatoider Arthritis kommt es bei Nickbewegungen des Kopfes zu einer vermehrten Bewegung des Dens axis Richtung Rückenmark. Patienten vermeiden diese Bewegung und entwickeln eine hohe Schutzspannung in der dorsalen Nackenmuskulatur.

Die Rotation koppelt sich in den Kopfgelenken mit entgegengesetzter Seitneigung unabhängig von Flexion oder Extension. Die **Provokationsstellung** ist die Seitneigung in Extension. In dieser Stellung wird die A. vertebralis auf der rotationsabgewandten Seite abgeklemmt, eine Seitneigung der Halswirbelsäule engt das Lumen zusätzlich ein. Wenn die Durchblutung der A. vertebralis der Gegenseite nicht gewährleistet ist, treten nach einer Latenzzeit von 5–15 Sek. typische Symptome mit anschwellendem Charakter (Kreszendocharakter) auf: Schwindel, Nystagmus, bulbäre Zeichen, Übelkeit bis zur Unerträglichkeit.

Sowohl in den Kapseln der Kopfgelenke als auch in den kurzen Nackenmuskeln (Nackenrosette) existiert eine große Dichte an Propriozeptoren und Nozizeptoren, die innerhalb des autochthonen Systems eine große Rolle spielen. Afferenzen aus dem Rezeptorenfeld der Kopfgelenke bestehen zum Hirnstamm und hier vor allem zu den Vestibulariskernen, in denen die Informationen aus den Kopfgelenken mit denen der Augen und dem übrigen Bewegungsapparat verarbeitet und in den Koordinationsprozeß zur Steuerung von Haltung und Bewegung einbezogen werden (Wolff). Verbindungen zum Trigeminuskern bestehen ebenfalls. So erfüllt das Rezeptorenfeld im Kopfgelenksbereich die Aufgabe eines zusätzlichen Sinnesorgans. Eine Dysfunktion im Bereich der Kopfgelenke kann diesen Koordinationsprozeß irritieren und ähnliche Symptome hervorrufen wie eine Minderdurchblutung des Hirnstamms durch Verschluß der A. vertebralis. Unterscheidungsmerkmale sind: keine Latenzzeit und Dekreszendocharakter. Durch die Rezeptoradaption klingen die Symptome nach kurzer Zeit wieder ab. Die Bestätigung einer Gelenkstörung ergeben weitere gelenkspezifische Tests wie Bewegungspalpation und Gelenkspiel. Doch zunächst müssen die Sicherheitstests zum Ausschluß von Durchblutungsstörungen der A. vertebralis und Hypermobilität des Lig. transversum durchgeführt werden.

Arteria-vertebralis-Test

Ausgangsstellung: Der Patient liegt in Rückenlage, der Kopf soll im Überhang sein. Der Therapeut steht am Kopfende des Behandlungstisches und hält den Kopf vom Patienten mit beiden Händen.

Technik: Zuerst wird mit der gesamten HWS und den Kopfgelenken eine Rotation bis zum Bewegungsende durchgeführt, danach die Seitneigung zur selben Seite (Abb. 5.1). In dieser Stellung wird der Kopf ca. 30 Sekunden gehalten. Wenn Symptome auftreten sollten,

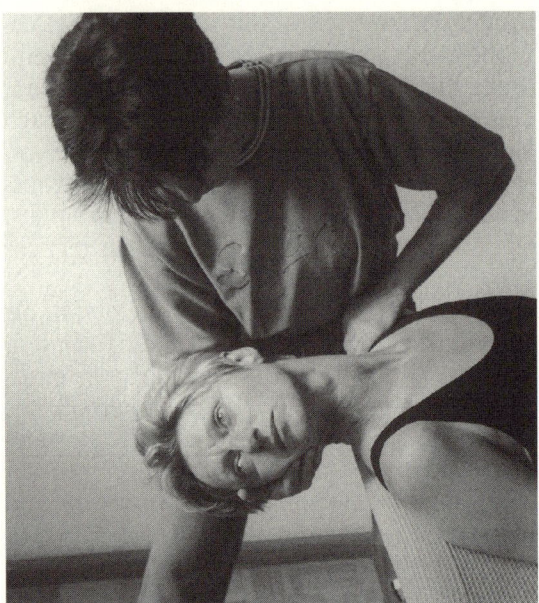

Abb. 5.1: Arteria-vertebralis-Test [Schauer-Klatt]

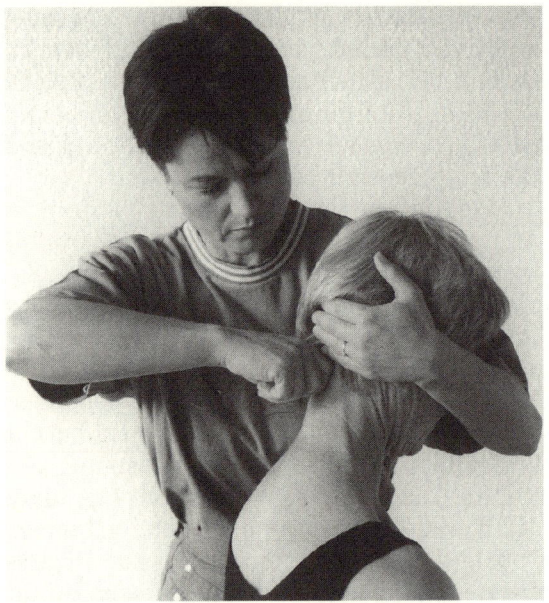

Abb. 5.2: Hypermobilitätstest Atlas–Axis und Stabilität des Lig. transversum [Schauer-Klatt]

5–10 Sekunden abwarten, ob sie einen Kreszendo- oder Dekreszendocharakter haben.

Anmerkung: Überprüft wird die Durchlässigkeit der A. vertebralis der bewegungszugewandten Seite. Zeichen von Minderdurchblutung sind keine absolute Kontraindikation für manualtherapeutische Techniken. Auf Techniken, bei denen Rotationsstellung benötigt wird, muß aber verzichtet werden.

Hypermobilitätstest Atlas–Axis und Stabilität des Lig. transversum

Ausgangsstellung: Der Patient sitzt, der Therapeut steht daneben und schient den Kopf vom Patienten zwischen Hand und Sternum oder M. pectoralis (Abb. 5.2).

Technik: Der Therapeut führt den Kopf vom Patienten in Flexion durch eine Nickbewegung, die bis in die HWS weiterlaufen soll. Dann drückt der Therapeut über den Dornfortsatz C2 den Wirbel C2 nach ventral. Dabei soll keine oder sehr wenig Bewegung entstehen und ein hartes Endgefühl wahrnehmbar sein.

Anmerkung: Bei Flexion wird der Dens axis gegen das Lig. transversum gedrückt und normalerweise auch gebremst. Bei einer Lockerung des Bandes bei chronischer Polyarthritis oder nach Trauma kann sich der Dens axis vom ventralen Atlasbogen entfernen und gegen die Dura mater in den Rückenmarkkanal drücken. Durch Druck auf den Dornfortsatz C2 führt

man den Dens zurück zum Atlasbogen. Bei einer Bandlockerung nimmt man ein leeres Gefühl wahr mit einem harten Stopp am Ende. Patienten mit einer Hypermobilität vermeiden im Alltag die Flexion in den Kopfgelenken und kompensieren dies mit der HWS und dem CTÜ (Zervikothorakaler Übergang). Vor allem in den kurzen Nackenmuskeln findet man eine hohe reflektorische Spannung mit strukturellen Veränderungen. Zeichen von Hypermobilität sind keine absolute Kontraindikation für manualtherapeutische Techniken. Auf Techniken, die mit viel Flexion einhergehen, muß verzichtet werden. Wichtig sind vor allem bei Bedarf die Mobilisation des Gelenkspiels der benachbarten Gelenke sowie die Behandlung der Nackenmuskulatur.

Bilaterale Bewegungspalpation Okziput–Atlas

Ausgangsstellung: Der Patient sitzt, der Therapeut steht hinter dem Patienten.

Technik: Bezugspunkte sind der Querfortsatz des Atlas re und li, auf dem jeweils der Mittelfinger liegt, der Processus mastoideus re und li, auf dem jeweils der Zeigefinger liegt. Die Fingerkuppen der anderen Finger steuern die Bewegung in die gewünschte Richtung (Abb. 5.3):
- Flexion: Der Proc. mastoideus wandert im Verhältnis zum Querfortsatz Atlas nach dorsal, der Abstand vergrößert sich

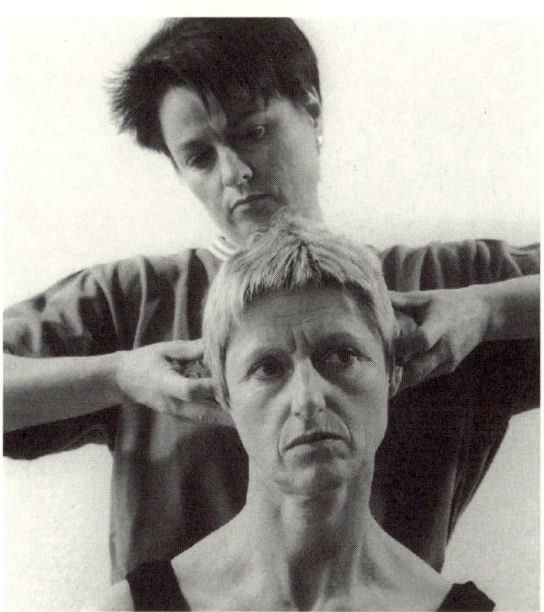

Abb. 5.3: Bilaterale Bewegungspalpation Okziput–Atlas [Schauer-Klatt]

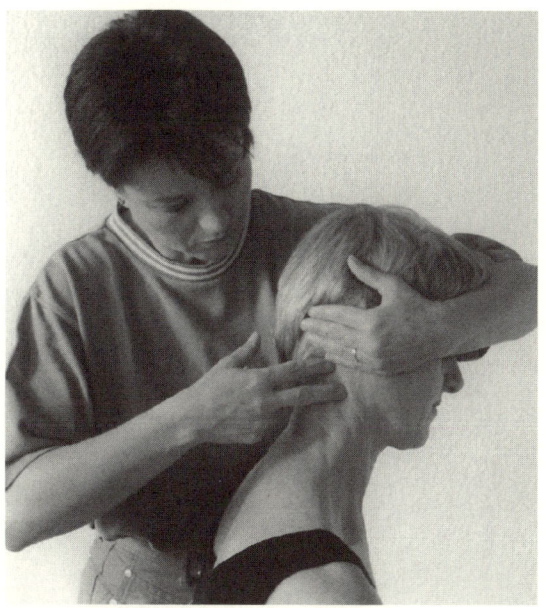

Abb. 5.4: Unilaterale Bewegungspalpation Okziput–Atlas [Schauer-Klatt]

- Extension: Der Abstand wird geringer, da das Okziput im Verhältnis zum Atlas nach ventral gleitet
- Lateralflexion: Zuerst verringert sich der Abstand zwischen den beiden Bezugspunkten, dann erscheint durch das gegensinnige Gleiten des Okziput der Atlasquerfortsatz auf der bewegungszugewandten Seite prominenter.

Unilaterale Bewegungspalpation Okziput–Atlas

Ausgangsstellung: Der Patient sitzt, der Therapeut steht neben dem Patienten, schient den Kopf zwischen Sternum und Hand und führt die gewünschte Bewegung durch. Zeige- und Mittelfinger als Palpationsfinger liegen auf den Bezugspunkten (Abb. 5.4).

Technik: Bezugspunkte sind der Querfortsatz des Atlas und der Proc. mastoideus.
- Flexion und Extension: bei der unilateralen Palpation der Bewegung entsprechen dem Bewegungsverhalten dem der bilateralen Palpation
- Lateralflexion: Die Palpationserfahrung entspricht der Wahrnehmung bei der bilateralen Palpation. Bezugspunkte sind der Querfortsatz des Atlas und die Mandibula: Auf derselben Seite verringert sich der Abstand Querfortsatz des Atlas–Mandibula durch die Zwangsrotation.

Bewegungspalpation für die Rotation Atlas–Axis

Ausgangsstellung: Der Patient sitzt, der Therapeut steht neben dem Patienten, palpiert am Dornfortsatz C2.

Technik A: Die andere Hand steuert die Bewegung in Rotation (Abb. 5.5 a).

Anmerkung: Da die Rotation zwischen Atlas und Axis mit ca. 35° sehr groß ist, kann man erwarten, daß der Dornfortsatz C2 lang stehenbleibt. Beurteilt wird das Bewegungsausmaß im Seitenvergleich.

Technik B: Die andere Hand liegt auf dem Kopf und steuert die Bewegung in Lateralflexion (Abb. 5.5 b).

Anmerkung: Wenn die kleine Lateralflexionsbewegung zwischen Okziput und Atlas ausgeschöpft ist und wenn das Lig. alare auf der bewegungsabgewandten Seite gespannt ist, nimmt man die weiterlaufende Bewegung am Dornfortsatz des 2. Halswirbels als Rotationsbewegung wahr. Wird diese Rotationsbewegung nach wenig Seitneigung nicht wahrgenommen, kann ein Wirbelbogengelenk im Bewegungssegment C2 eingeschränkt sein. Dann sollte man zunächst das Bewegungssegment C2 überprüfen und bei Bedarf behandeln. Wird jedoch die Rotationsbewegung trotz größerem Bewegungsausmaß in Richtung Seitneigung nicht wahrgenommen, ist es möglich, daß das Lig. alare, das die Bewegung bremsen sollte, geschädigt ist. Dann setzt sich

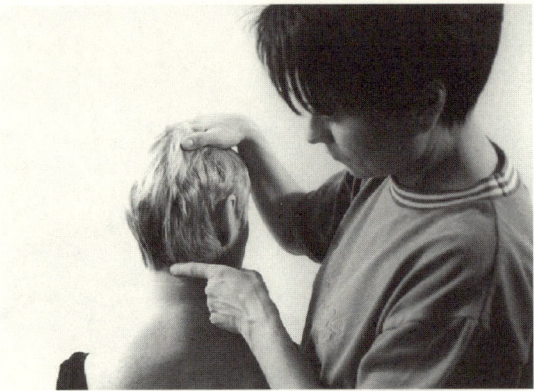

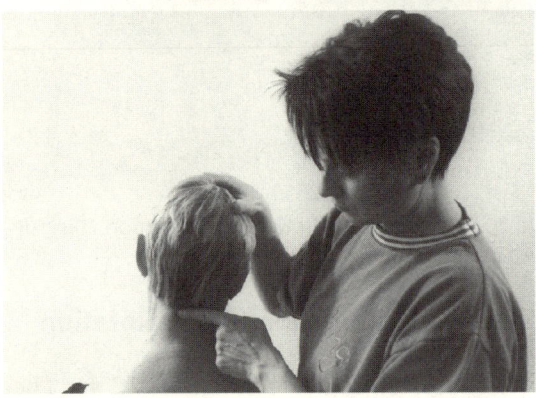

Abb. 5.5: Bewegungspalpation für die Rotation Atlas–Axis und weiterlaufende Bewegung ins Bewegungssegment C2
a) in Rotation
b) bei Seitneigung [Schauer-Klatt]

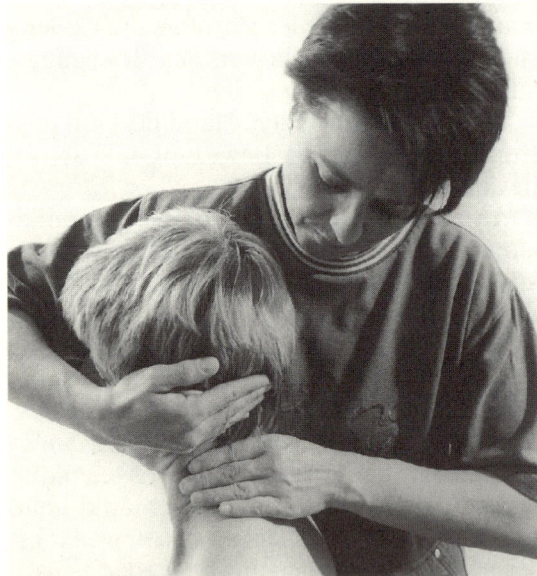

Abb. 5.6: Bewegungspalpation von Atlas und Axis [Schauer-Klatt]

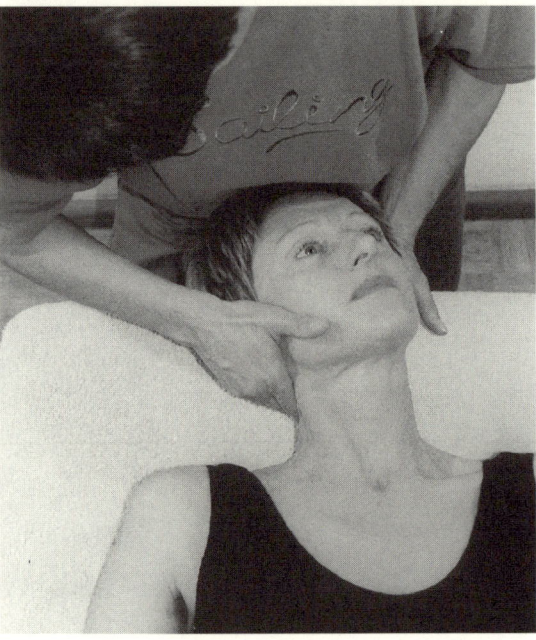

Abb. 5.7: Bewegungspalpation und Provokation der Kopfgelenke [Schauer-Klatt]

die Bewegung nicht ins Bewegungssegment C2 fort.

Bewegungspalpation von Atlas und Axis

Ausgangsstellung: Der Patient sitzt, der Therapeut steht neben dem Patienten und schient den Kopf des Patienten zwischen Sternum oder M. pectoralis und Hand, die Handkante liegt entlang des Atlasbogens.

Fixation: die andere Hand umfaßt den Axis und fixiert ihn (Abb. 5.6).

Technik: Bezugspunkte gibt es in diesem Falle nicht. Nun wird eine leichte gegensinnige LF eingestellt und zwischen Axis und Atlas eine Rotation durchgeführt.

Anmerkung: Das Bewegungsausmaß und das Endgefühl werden im Seitenvergleich beurteilt.

Bewegungspalpation und Provokation der Kopfgelenke

Ausgangsstellung: Der Patient liegt in Rückenlage, der Therapeut steht am Kopfende der Behandlungsbank und umfaßt mit beiden Händen den Kopf.

Technik: Der Therapeut führt den Kopf in verschiedene Bewegungsrichtungen, wobei das größtmögliche Bewegungsausmaß bei der gekoppelten Bewegung (Rotation und Seitneigung gegensinnig) erreicht wird (Abb. 5.7), die Provokation durch die kombinierte Bewegung (Rotation und Seitneigung gleichsinnig).

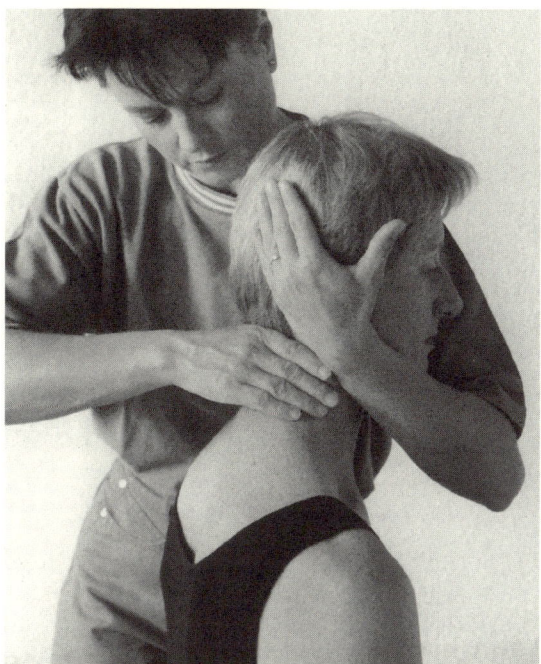

Abb. 5.8: Gelenkspiel, Traktion zwischen Okziput und Atlas [Schauer-Klatt]

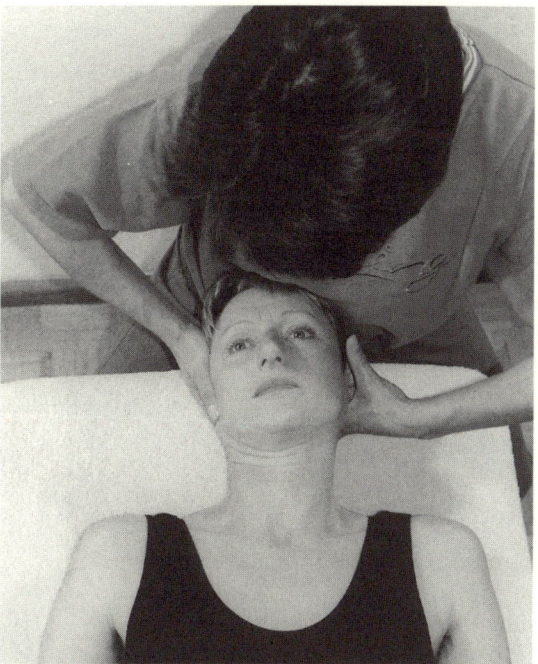

Abb. 5.9: Translatorisches Gleiten zwischen Atlas und Okziput [Schauer-Klatt]

Anmerkung: Beurteilt werden das Bewegungsausmaß, Endgefühl, Reproduktion von Symptomen.

Gelenkspiel der Kopfgelenke

Ausgangsstellung: Der Patient sitzt, der Therapeut schient den Kopf des Patienten zwischen Sternum oder M. pectoralis und Hand.

Technik A: Kleinfingerkante liegt am Okziput, Daumen und Zeigefinger der anderen Hand umfassen den Atlas und fixieren ihn nach kaudal (Abb. 5.8).

Technik B: Kleinfingerkante liegt am dorsalen Atlasbogen, Daumen und Zeigefinger der anderen Hand umfassen den Axis.

Durch einen leichten Druck der Fußsohlen in den Boden mit leichter Extension der Knie führt der Therapeut die Traktion durch.

Anwendung: als Gelenkspieltest oder als schmerzlindernde Behandlung oder als Mobilisation zur Verbesserung des Gelenkspiels.

Translatorisches Gleiten zwischen Atlas und Okziput

Ausgangsstellung: Der Patient liegt auf dem Rücken, der Therapeut steht am Kopfende der Behandlungsbank und fixiert den Kopf des Patienten.

Technik: Das Metakarpalköpfchen 2 der Mobilisationshand liegt auf dem Querfortsatz des Atlas, der Zeigefinger entlang des Atlasbogens. Nun wird der Atlas in Richtung der eingeschränkten Seitneigung geschoben (Abb. 5.9).

Anwendung: als Test oder als Mobilisation zur Verbesserung des Gelenkspiels, für die Seitneigung.

Translatorisches Gleiten im Atlantooccipitalgelenk

Ausgangsstellung: Der Patient sitzt, der Therapeut schient den Kopf des Patienten zwischen Sternum oder M. pectoralis und Hand (Abb. 5.6).

Fixation: Die andere Hand umfaßt den Atlas und fixiert ihn.

Technik: Durch eine Gewichtsverlagerung führt der Patient entweder ein Dorsalgleiten für die Flexion oder ein Ventralgleiten für die Extension durch.

Anwendung: als Test oder als schmerzlindernde Behandlung oder als Mobilisation zur Verbesserung des Gelenkspiels.

Translatorisches Gleiten im Atlantoaxialgelenk

Ausgangsstellung: Der Therapeut schient den Kopf des Patienten zwischen Sternum oder M. pectoralis und Hand, die Handkante liegt entlang der li. Seite des Atlasbogens (Abb. 5.6).

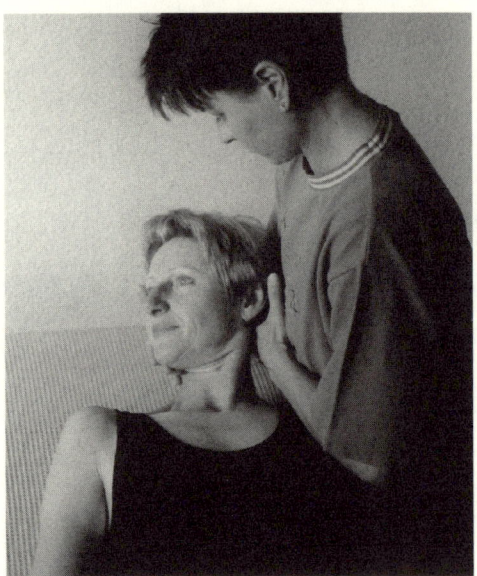

Abb. 5.10: Traktionsmobilisation des Atlantooccipitalgelenkes (Technik A) [Schauer-Klatt]

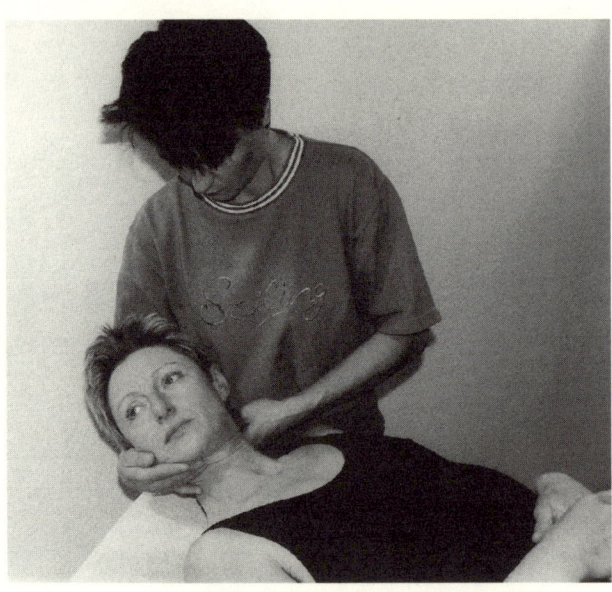

Abb. 5.11: Traktionsmobilisation des Atlantoaxialgelenkes (Technik B) [Schauer-Klatt]

Fixation: Die andere Hand umfaßt den Axis und fixiert ihn.

Technik: Nun wird zwischen Axis und Atlas bei wenig gegensinniger Seitneigung ein unilaterales Ventralgleiten durchgeführt. Dabei beschreibt der Therapeut-Ellenbogen nicht wie bei der Bewegungsprüfung einen Bogen, sondern eine kurze Gerade in Verlängerung des in die Gelenkebene eingestellten Unterarms.

Anwendung: als Gelenkspieltest oder als schmerzlindernde Behandlung oder als Mobilisation zur Verbesserung des Gelenkspiels.

Traktionsmobilisation der Kopfgelenke

Ausgangsstellung: Der Patient liegt auf dem Rücken, der Therapeut steht neben der Behandlungsliege auf der Seite des zu behandelnden Gelenks.

Fixation: Um eine weiterlaufende Bewegung nach kaudal zu vermeiden, wird eine innere Fixation benutzt. Dazu faßt der Therapeut um das Kinn des Patienten, zieht den Kopf zu sich her (Seitneigung), während gleichzeitig gegensinnige Rotation eingestellt wird.

Technik A: Nur im Atlantooccipitalgelenk wird die Vorspannung wieder entfernt, mit Hilfe leichter Extension und Auflösung der Seitneigung, damit dort ein „free play" entsteht. Der Therapeut nimmt mit dem Metakarpalköpfchen Kontakt zur Okziputkondyle auf, stellt den Unterarm in die Behandlungsrich-

tung und führt die Traktion mit Hilfe einer Gewichtsverlagerung durch (Abb. 5.10).

Technik B: Nur im Atlantoaxialgelenk wird die Vorspannung wieder entfernt, mit Hilfe der Auflösung der ROT, damit dort ein „free play" entsteht. Der Therapeut nimmt mit dem Metakarpalköpfchen Kontakt zum Atlasbogen auf, stellt den Unterarm in die Behandlungsrichtung und führt die Traktion mit Hilfe einer Gewichtsverlagerung durch (Abb. 5.11).

Anwendung: als schmerzlindernde Behandlung oder als Mobilisation zur Verbesserung des Gelenkspiels.

Ventralgleiten zwischen Atlas und Okziput

Ausgangsstellung: Der Patient liegt in Bauchlage, der Therapeut steht neben der Behandlungsliege.

Fixation: Der Therapeut legt eine Hand fixierend auf den Kopf des Patienten.

Technik: Daumen und Zeigefinger der Mobilisationshand liegen am dorsalen Atlasbogen (Abb. 5.12). Nachdem der Unterarm des Patienten in die Behandlungsrichtung eingestellt wurde, wird der Atlas nach ventral mobilisiert (leichtes Nachgeben in den Knien reicht aus). Wenn bei eingeschränkter Flexion das Gleiten mobilisiert werden muß, kann man entweder das Okziput nach dorsal oder wie hier den Atlas nach ventral mobilisieren.

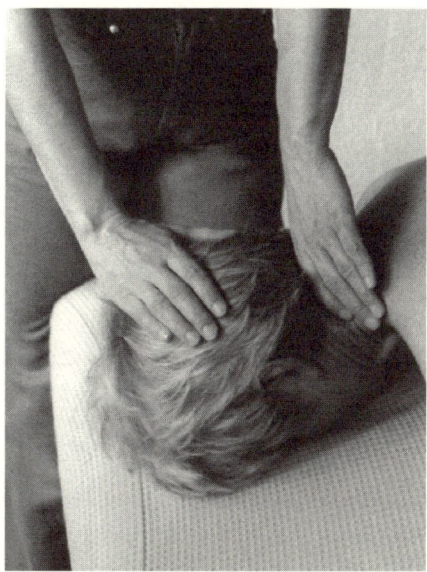 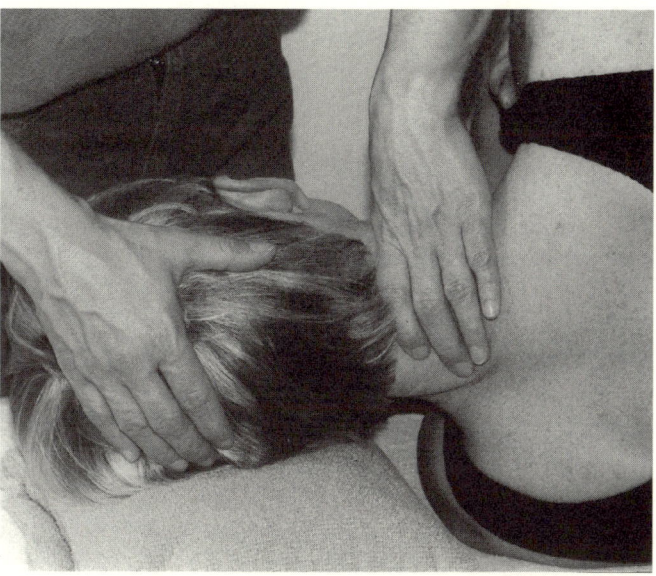

Abb. 5.12: Ventralgleiten zwischen Atlas und Okziput [Schauer-Klatt]

Abb. 5.13: Transversalgleiten zwischen Atlas und Okziput [Schauer-Klatt]

Anwendung: als schmerzlindernde Behandlung oder als Mobilisation zur Verbesserung des Gelenkspiels.

Transversalgleiten zwischen Atlas und Okziput

Ausgangsstellung: Der Patient liegt in Seitlage, der Therapeut steht vor dem Kopf des Patienten neben der Behandlungsliege.

Fixation: Eine Hand liegt fixierend auf dem Kopf.

Technik: Das Metakarpalköpfchen 2 liegt auf dem Querfortsatz des Atlas, der Zeigefinger entlang des Atlasbogens (Abb. 5.13). Der Unterarm wird in die Gelenkebene eingestellt, durch eine Gewichtsverlagerung nach ventral kommt es zu einer Druckübertragung auf den Atlas und damit zu einem Gleiten in der Transversalebene.

Anwendung: als Mobilisation bei eingeschränkter Seitneigung im Atlantooccipitalgelenk.

5.2.3 Manuelle Therapie der Bewegungssegmente C2–C6

Die Wirbelbogengelenke der HWS liegen in der Frontalebene mit einem Neigungswinkel von 45°. Die paarig angeordneten Facetten liegen dachziegelartig geschichtet und bilden zum kranialen Wirbel den ventralen und zum kaudalen Wirbel den dorsalen Gelenkpartner.

Gekoppelte Bewegungen der HWS: Eine Seitneigung findet in Verbindung mit einer Rotation in dieselbe Richtung (gleichsinnig) statt, unabhängig davon, ob gleichzeitig eine Extension oder Flexion durchgeführt wird.

Größtmögliche **Divergenz** entsteht bei der gekoppelten Bewegung mit Flexion, Rotation und Lateralflexion auf der bewegungsabgewandten Seite. Der größtmögliche Gelenkflächenkontakt entsteht bei maximaler **Konvergenz**, die durch eine gekoppelte Bewegung mit Extension auf der Neigungsseite der Lateralflexion und gleichsinniger Rotation erreicht wird.

Kombinierte Bewegungen sind nichtgekoppelte Bewegungen, die das Bewegungsausmaß begrenzen. An der HWS werden hierzu Seitneigung und Rotation gegenläufig durchgeführt. In Verbindung mit Extension und Seitneigung kann die Endstellung der kombinierten Bewegung auf der Neigungsseite als Kompression zur **Provokation** benutzt werden, da durch die zusätzlich durchgeführte gegenläufige Rotation die Wirbelbogengelenke in Konvergenz aufeinandergepreßt werden.

Kombinierte Bewegungen können in der Manuellen Therapie auch zur inneren Fixation dienen, um weiterlaufende Bewegungen zu verhindern.

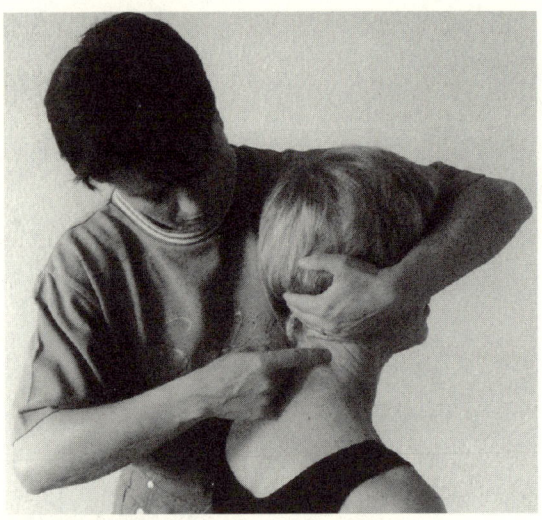

Abb. 5.14: Bewegungspalpation und Provokation [Schauer-Klatt]

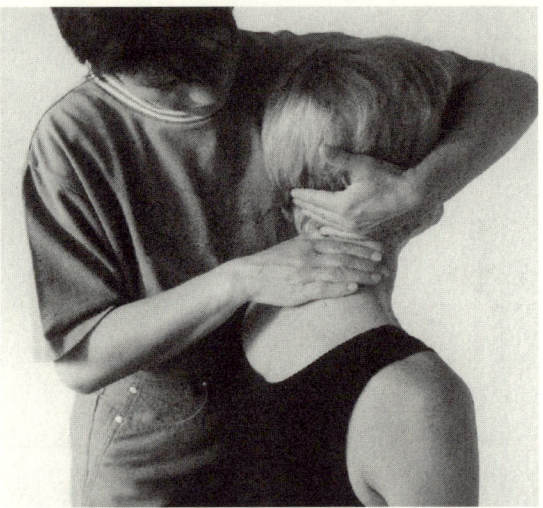

Abb. 5.15: Konvergenz- und Divergenzgleiten [Schauer-Klatt]

Die **Unkovertebralgelenke** stellen an der HWS eine Besonderheit dar. Die Gelenke bilden eine bewegliche Führungsschiene für die Wirbelbogengelenke. Bei Seitneigung bilden sie ein Widerlager auf der Konvergenzseite. Degenerative Veränderungen können sich im Bereich der Wirbelbogengelenke als auch im Bereich der Unkovertebralgelenke abspielen. Die Folgen sind in beiden Fällen Bewegungseinschränkungen durch Gelenkspalteinengung. Aber in beiden Fällen besteht auch die Möglichkeit, daß durch Randwulstbildung das Foramen intervertebrale eingeengt wird.

Bewegungspalpation und Provokation

Ausgangsstellung: Der Patient sitzt, der Therapeut schient den Kopf des Patienten zwischen Hand und Sternum oder M. pectoralis.

Technik: Da an der HWS die Dornfortsätze selten tastbar und die Querfortsätze immer empfindlich sind, wird die Bewegung zwischen den Wirbelbögen (interarcual) der einzelnen Bewegungssegmente getastet (Abb. 5.14). Während der Therapeut die verschiedenen Bewegungen durchführt, wird unter dem Palpationsfinger eine Winkelung oder eine Wölbung wahrgenommen, am deutlichsten bei maximaler Konvergenz bzw. Divergenz bei den gekoppelten Bewegungen

Anmerkung: Änderung der Rotation in Konvergenz führt zu einer kombinierten Bewegung und einer Provokation des Gelenks durch Kompression. Beurteilt wird dabei das Ausmaß der Bewegung, die Qualität des End-

gefühls und die Reproduktion von Symptomen bei Provokation.

Gelenkspiel: Gleiten in Konvergenz und Divergenz

Ausgangsstellung: Der Patient sitzt, der Therapeut schient den Kopf des Patienten zwischen Hand und Sternum oder M. pectoralis.

Fixation für Konvergenzgleiten: Der kaudale Wirbel wird am Wirbelbogen derselben Seite mit Gegenhaltertechnik fixiert, um eine weiterlaufende Bewegung zu verhindern.

Technik für Konvergenzgleiten: Das betroffene Bewegungssegment wird erst in 0-Stellung, dann in Konvergenz eingestellt getestet. Die Kleinfingerkante liegt am Wirbelbogen des kranialen Wirbels. Der Unterarm wird in die Gelenkebene eingestellt, durch eine Gewichtsverlagerung die kraniale Facette über die kaudale in Konvergenz geschoben (Abb. 5.15). Dabei entsteht im Gelenk der anderen Seite eine Divergenz.

Fixation für Divergenzgleiten: Der kaudale Wirbel wird am Wirbelbogen der anderen Seite mit Gegenhaltertechnik fixiert, um eine weiterlaufende Bewegung zu verhindern.

Technik für Divergenzgleiten: Das betroffene Bewegungssegment wird erst in 0-Stellung, dann in Divergenz eingestellt getestet. Die Kleinfingerkante liegt am Wirbelbogen des kranialen Wirbels. Der Unterarm wird in die Gelenkebene eingestellt, durch eine Gewichtsverlagerung die kraniale Facette in Divergenz gezogen. Dabei entsteht im Facettengelenk der anderen Seite eine Konvergenz.

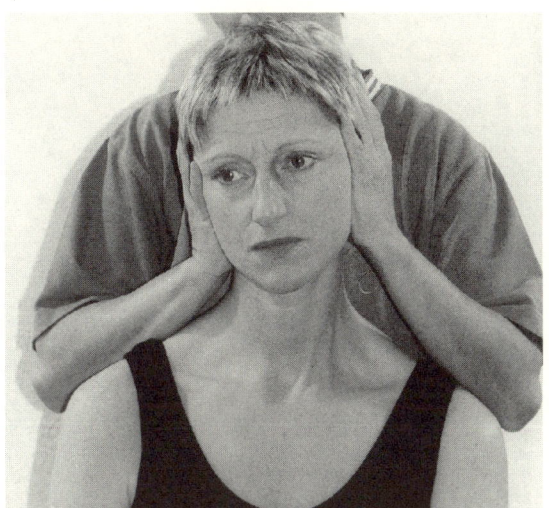

Abb. 5.16: Generelle Traktion in Längsrichtung [Schauer-Klatt]

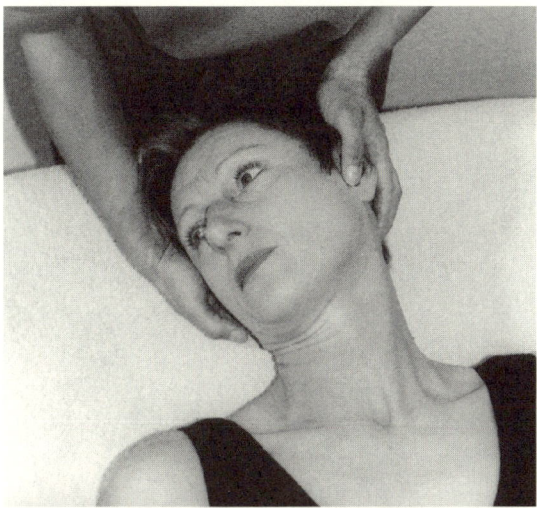

Abb. 5.17: Bewegungspalpation [Schauer-Klatt]

Anwendung: als Gelenkspieltest, als schmerzlindernde und als mobilisierende Behandlung.

Anmerkung: Beide Techniken können als direkte Technik auf der betroffenen Seite oder als indirekte Technik auf der nichtbetroffenen Seite mit dem entsprechenden Effekt für die andere Seite eingesetzt werden.

Traktion in Längsrichtung

Ausgangsstellung: Der Patient sitzt, der Therapeut steht hinter dem Patienten, umfaßt mit beiden Händen den Kopf, die Unterarme stützen sich auf den Patientenschultern ab (Abb. 5.16).

Technik: Durch Druck der Fußsohlen in den Boden und minimaler Kniestreckung von Therapeut entsteht ein Längszug, der zu einer Separation des Zwischenwirbelraums und in den Unkovertebralgelenken führt, während in den Wirbelbogengelenken ein Divergenzgleiten stattfindet.

Anwendung: als schmerzlindernde Traktion, zur Entlastung des Foramen intervertebrale, als vertrauensbildende Maßnahme.

Anmerkung: Diese Technik kann auch in Rückenlage generell oder monosegmental mit Gegenhaltertechnik am kaudalen Wirbel durchgeführt werden.

Bewegungspalpation

Ausgangsstellung: Der Patient liegt in Rückenlage, der Therapeut steht am Kopfende der Behandlungsliege und umfaßt mit beiden Händen den Kopf.

Technik: Der Therapeut bewegt die HWS in alle Bewegungsrichtungen, während ein Palpa-

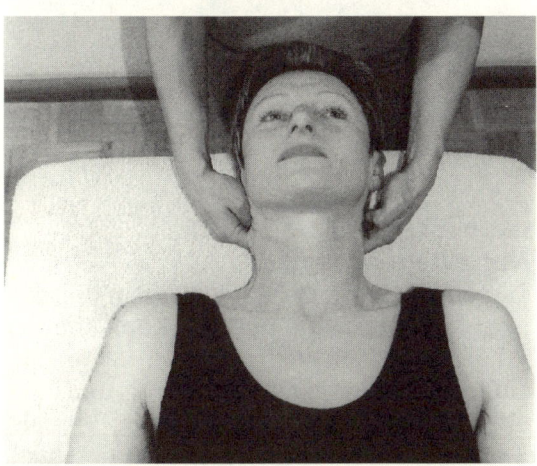

Abb. 5.18: Bilaterale Bewegungspalpation der Konvergenz und segmentale Traktion für die Wirbelbogengelenke [Schauer-Klatt]

tionsfinger interarcual die Bewegungspalpation durchführt (Abb. 5.17).

Anwendung: Beurteilung von Bewegungsausmaß, Qualität des Endgefühl, Reproduktion von Symptomen bei Bewegung.

Bilaterale Bewegungspalpation der Konvergenz

Ausgangsstellung: Der Patient liegt in Rückenlage, der Therapeut steht am Kopfende der Behandlungsbank.

Technik: Die Zeigefinger liegen rechts und links interarcual im betroffenen Bewegungssegment und bilden die Bewegungsachse. Während der Therapeut etwas in die Knie geht, schieben die Zeigefinger nach oben (Abb. 5.18), dadurch kommt es zu einer segmentalen Konvergenz.

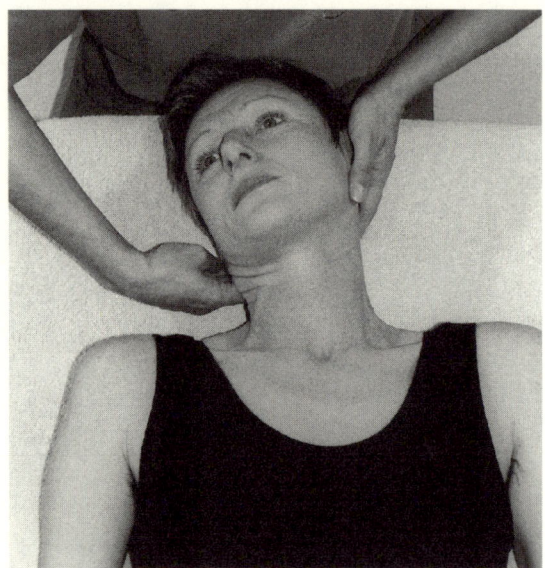

Abb. 5.19: Unilaterale Bewegungspalpation der Konvergenz [Schauer-Klatt]

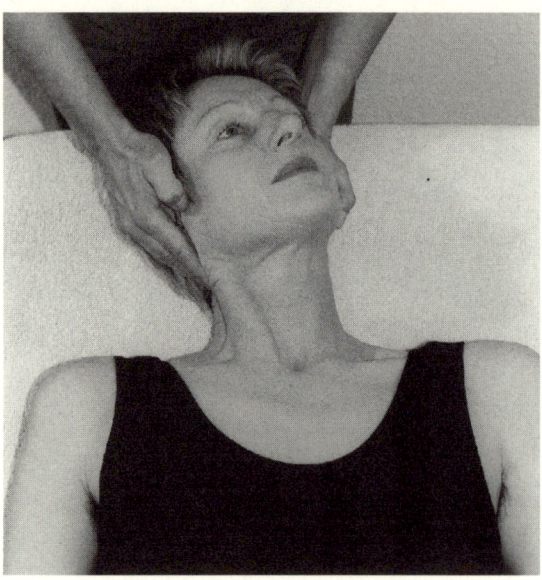

Abb. 5.20: Provokation [Schauer-Klatt]

Anwendung: zur Bewegungspalpation und zur segmentalen angulären Mobilisation.

Segmentale Traktion für die Wirbelbogengelenke

Ausgangsstellung: Der Patient liegt in Rückenlage, der Therapeut steht am Kopfende der Behandlungsbank (Abb. 5.18).

Technik: Zeigefinger liegen rechts und links auf dem Wirbelbogen des kaudalen Wirbels, die Druckrichtung geht nach ventral kaudal, dadurch kommt es zu einer bilateralen Separation der Gelenkfacetten.

Anwendung: als Gelenkspieltest, als schmerzlindernde Traktion und zur Mobilisation des Gelenkspiels.

Unilaterale Bewegungspalpation der Konvergenz

Ausgangsstellung: Der Patient liegt in Rückenlage, der Therapeut steht am Kopfende der Behandlungsbank.

Technik: Ein Zeigefinger liegt auf der betroffenen Seite interarcual (Abb. 5.19), der Druck geht diagonal nach ventral-medial , dadurch kommt es zu einer gekoppelten Bewegung mit maximaler Konvergenz.

Provokation

Ausgangsstellung: Der Patient liegt in Rükkenlage, der Therapeut steht am Kopfende der Behandlungsliege und umfaßt mit beiden Händen den Kopf.

Technik: Zur Provokation wird unter Beibehaltung der Extension und Seitneigung eine gegenläufige Rotation durchgeführt (Abb. 5.20).

Anwendung: Beurteilung von Bewegungsausmaß, Qualität des Endgefühls, Reproduktion von Symptomen bei Provokation.

Gelenkspieltest für Konvergenz- und Divergenzgleiten

Ausgangsstellung: Der Patient liegt in Rückenlage, der Therapeut steht am Kopfende der Behandlungsliege, das Metakarpalköpfchen der Mobilisationshand liegt am Wirbelbogen des kranialen Wirbels, der Unterarm steht in der Behandlungsrichtung (Abb. 5.21).

Fixation: Der kaudale Wirbel wird mit Gegenhaltertechnik fixiert.

Technik: Das Bewegungssegment wird erst in 0-Stellung, dann in Konvergenz eingestellt. Nun wird die kraniale Facette nach kaudal in Richtung Konvergenz geschoben.

Anwendung: als Gelenkspieltest, als schmerzlindernde Behandlung, als Mobilisation zur Verbesserung der Konvergenz direkt oder der Divergenz indirekt.

Mobilisation zur Verbesserung des Gelenkspiels

Ausgangsstellung: Der Patient liegt in Rückenlage, der Therapeut steht seitlich neben der Behandlungsliege, faßt mit der Hand um das Kinn des Patienten, der Unterarm liegt unter

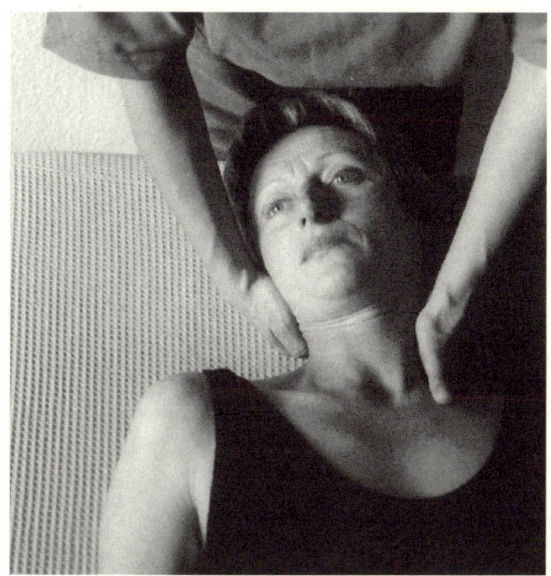

Abb. 5.21: Gelenkspiel HWS direkte Technik in Konvergenz, indirekte Technik in Divergenz [Schauer-Klatt]

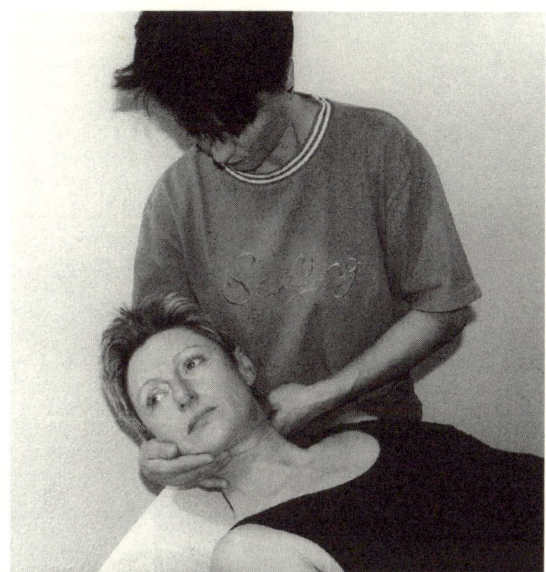

Abb. 5.22: Gelenkspiel HWS [Schauer-Klatt]

dem Kopf, das Metakarpalköpfchen der Mobilisationshand liegt interarcual im betroffenen Bewegungssegment, der Unterarm stellt sich in die Linie der Wirbelkörperdeckplatten ein. Behandelt wird das gegenüberliegende Gelenk (Abb. 5.22).

Fixation: Zunächst wird die ganze HWS in kombinierte Stellung eingestellt, dann die Vorspannung ganz wenig reduziert.

Technik: Durch einen Schub durch das Bewegungssegment kommt es auf der gegenüberliegenden Seite zu einer Separation der Gelenkfacetten durch ein Aufklaffen der Gelenkpartner.

Anwendung: Mobilisation des Gelenkspiels eines Bewegungssegments.

Anmerkung: Voraussetzung für diese Technik ist, daß die anderen Gelenke der HWS die kombinierte Stellung, die zur Fixation erforderlich ist, zulassen.

5.2.4 Manuelle Therapie des zervikothorakalen Überganges, Bewegungssegmente C7–TH4

Den zervikothorakalen Übergang (CTÜ) kann man als die funktionelle Verlängerung der HWS in den Thorax betrachten. Bewegungen des Kopfes setzen sich bis ins Bewegungssegment Th4 fort. Die Wirbelbogengelenke der oberen Brustwirbelsäule entsprechen in ihrem Bewegungsverhalten den Gelenken der HWS. Die Beweglichkeit des CTÜ nimmt jedoch im Vergleich zur HWS deutlich ab. Häufig findet man einen in Flexion stehenden und bewegungseingeschränkten CTÜ in Verbindung mit einer kompensatorischen Hypermobilität in der mittleren HWS.

Eine Besonderheit sind die Rippen, die in den **Kostovertebralgelenken** ab der 2. Rippe leicht konvex mit dem Partnerwirbel, der Bandscheibe und dem nächsthöheren Wirbel und in den **Kostotransversalgelenken** mit dem Prozessus transversus artikulieren. Die 1. Rippe ist kürzer, breiter und stärker gekrümmt als die anderen Rippen. Sie steht nur mit dem Wirbelkörper des 1. Thorakalwirbels und dem Querfortsatz in Kontakt. Die Beweglichkeit des CTÜ hängt von einer geregelten Funktion aller Gelenke ab.

Aus dem Processus costalis des 7. Halswirbels kann sich ein- oder beidseits eine Halsrippe entwickeln (5. Fetalmonat). In solchen Fällen verlaufen der Plexus brachialis und die Blutgefäße über die Halsrippen weg, und es kann bei Bewegungen des Arms in Flexion und Außenrotation zu einer Kompression des Plexus oder der A. subclavia kommen.

Bewegungspalpation zur Orientierung
Nachdem die Dornfortsätze in der mittleren HWS selten palpabel sind, tastet man sie ab

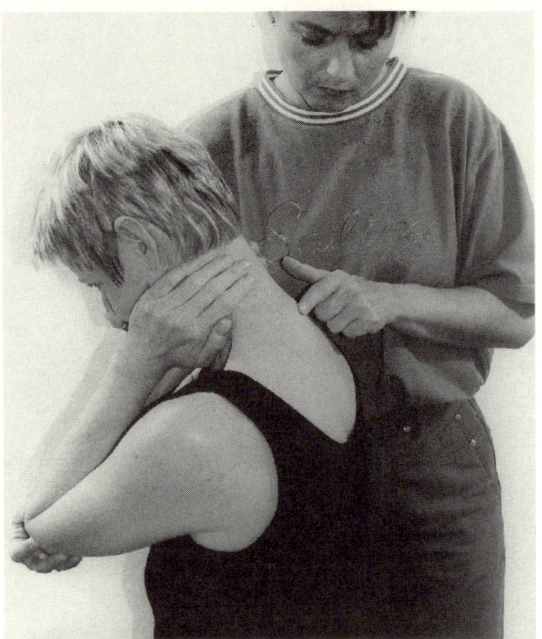

Abb. 5.23: Bewegungspalpation bei Flexion [Schauer-Klatt]

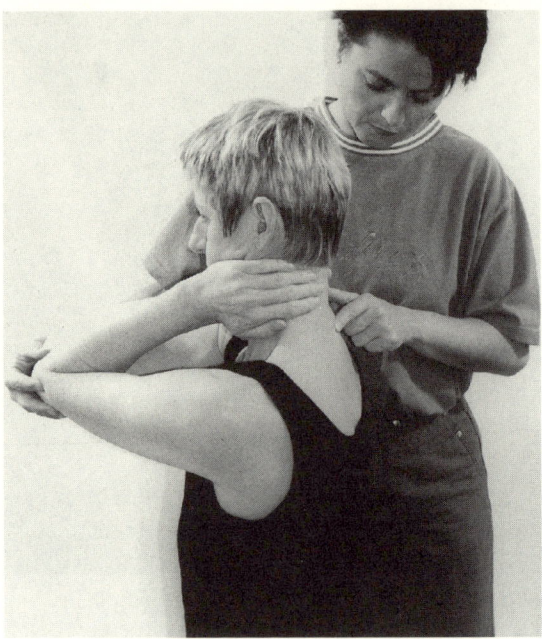

Abb. 5.24: Bewegungspalpation bei Extension [Schauer-Klatt]

Dornfortsatz C6 wieder deutlicher. Den Dornfortsatz C6 erkennt man daran, daß er bei Flexion der HWS deutlich tastbar wird, bei Extension aber in der Tiefe verschwindet, während der Dornfortsatz C7 stehenbleibt. Voraussetzung dafür ist allerdings, daß das Bewegungssegment C6 frei beweglich ist. Den Dornfortsatz Th1 kann man erkennen, indem man von ventral Druck auf die Clavicula gibt. Dieser Druck setzt sich auf die 1. Rippe, die ja unter der Clavicula liegt, und damit auf den 1. Brustwirbel fort. Der Palpationsfinger nimmt am Dornfortsatz von Th1 ein leichtes Wippen wahr.

Bewegungspalpation bei Flexion und Extension

Ausgangsstellung: Der Patient sitzt und hält die Handflächen schienend um die HWS, der Therapeut steht neben dem Patienten, den Palpationsfinger zwischen den beiden Dornfortsätzen des Bewegungssegments.

Technik: Wenn der Therapeut nun mit der anderen Hand die Ellbogen des Patienten anhebt, entsteht im CTÜ eine Extension (Abb. 5.24), wenn die Ellbogen gesenkt werden, eine Flexion (Abb. 5.23). Beurteilt werden das Bewegungsausmaß und die Qualität des Endgefühls.

Anmerkung: Bezugspunkte sind die Dornfortsätze, deren Abstand sich der bei Exten-

sion verkleinert und bei der Flexion vergrößert.

Bewegungspalpation bei Rotation

Ausgangsstellung: Der Patient sitzt mit aufgerichteter WS und steifem Nacken, der Therapeut legt je einen Daumen auf den kranialen und den kaudalen Dornfortsatz.

Technik: Der Patient führt die Rotation nach Aufforderung selbst durch. Der Therapeut folgt mit den Daumen der Bewegung bei re und li Rotation (Abb. 5.25) und nimmt dabei wahr, wann die Bewegung ankommt und vergleicht das Bewegungsausmaß durch den Abstand der Daumen bei Beginn und Ende der Bewegung. Beurteilt wird das Bewegungsausmaß.

Anmerkung: Rotation führt zu einer Bewegung des Dornfortsatzes in der Transversalebene, wenn der Wirbelkörper eine Rechtsrotation durchführt, bewegt sich der Dornfortsatz im Verhältnis zum kaudal liegenden nach li und umgekehrt.

Traktion der Wirbelbogengelenke mit kaudaler Fixation

Ausgangsstellung: Der Patient sitzt und schient die HWS mit beiden Händen, der Therapeut steht neben dem Patienten und unterstützt mit einer Hand die Ellbogen.

Fixation: Der Therapeut fixiert den kaudalen Wirbel mit der flachen Hand so, daß der

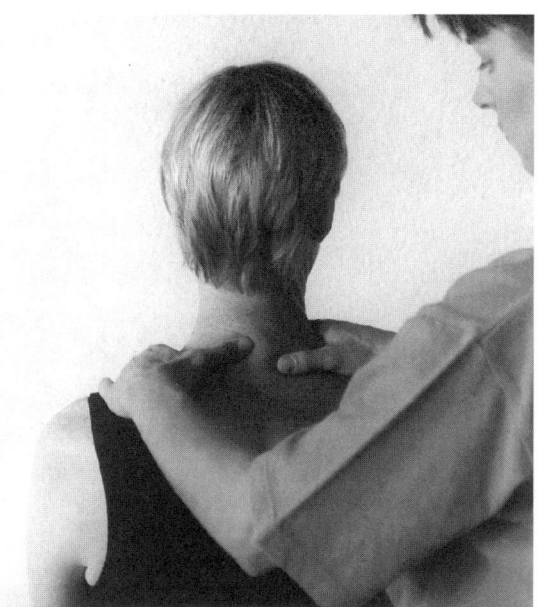

Abb. 5.25: Bewegungspalpation bei Rotation [Schauer-Klatt]

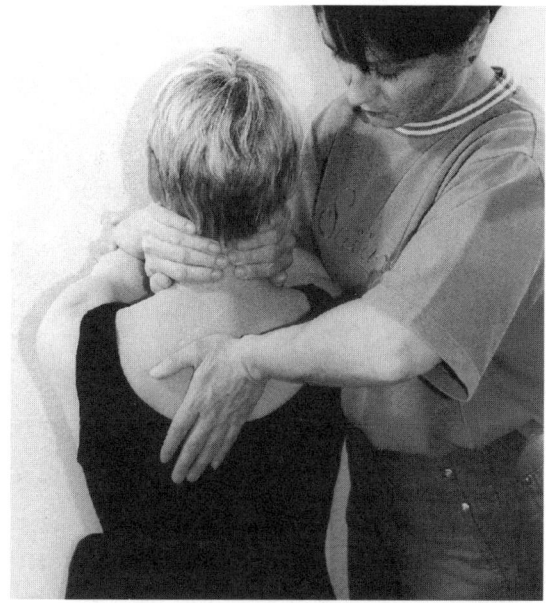

Abb. 5.26: Traktion der Wirbelbogengelenke mit kaudaler Fixation [Schauer-Klatt]

Thenar und der Hypothenar jeweils auf dem Wirbelbogen liegen (Abb. 5.26).

Technik: Der Therapeut hebt die Ellbogen des Patienten an, bis die Umdrehungsachse im betroffenen Bewegungssegment angekommen ist und die Oberarme des Patienten rechtwinklig zur Gelenkebene stehen. Nun schiebt der Therapeut in der Verlängerung der Patientenoberarme nach dorsal-kaudal, im Bewegungssegment entsteht eine Separation.

Anmerkung: Da im CTÜ häufiger die Extension eingeschränkt ist, sind die Konvergenz und das Gelenkspiel in Konvergenz von besonderem Interesse.

Traktion der Wirbelbogengelenke mit kranialer Fixation und Provokation

Ausgangsstellung: Der Patient sitzt und schient die HWS mit beiden Händen, der Therapeut steht neben dem Patienten und unterstützt mit einer Hand die Ellbogen, Daumen und Zeigefingermittelglied liegen rechts und links auf den Wirbelbögen des kaudalen Wirbels.

Fixation: durch die Ausgangsstellung.

Technik: Der Therapeut hebt die Ellbogen des Patienten an, bis die Umdrehungsachse im betroffenen Bewegungssegment angekommen ist und die Oberarme des Patienten rechtwinklig zur Gelenkebene stehen, dann stellt der Therapeut den Unterarm rechtwinklig zur Gelenklinie ein und schiebt den kaudalen Wirbel

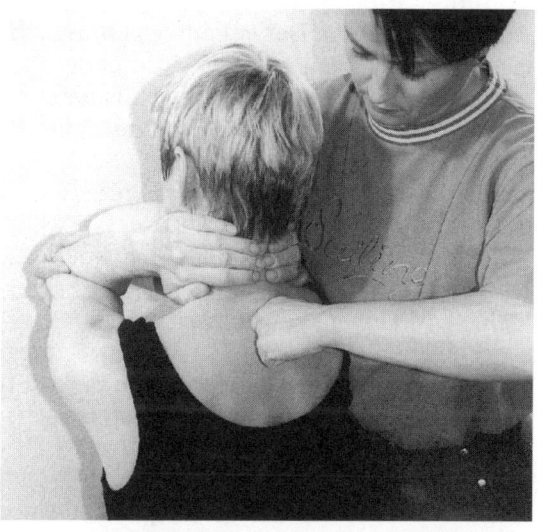

Abb. 5.27: Traktion der Wirbelbogengelenke mit kranialer Fixation und Provokation [Schauer-Klatt]

nach ventral-kaudal (Abb. 5.27). Dadurch kommt es zu einer bilateralen Separation der Gelenkfacetten.

Anwendung: zur Prüfung des Gelenkspiels, als schmerzlindernde Behandlung, zur Mobilisation.

Anmerkung: Als Provokation zur Reproduktion von Symptomen kann diese Ausgangsstellung ebenfalls benützt werden. Wenn man mit derselben Handfassung auf den kranialen Wirbelbögen liegt und nach ventral-kaudal schiebt, entsteht im Gelenk eine Kompression. Diese Provokation kann einseitig verstärkt

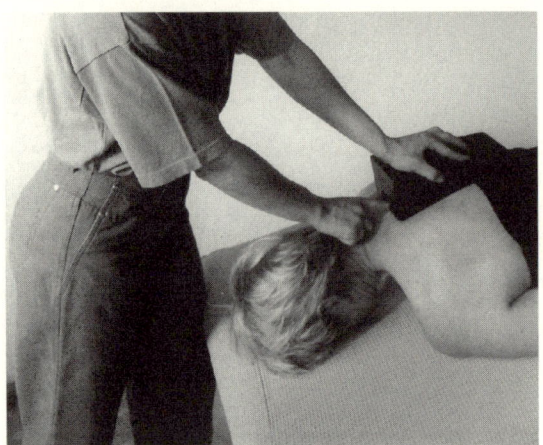

Abb. 5.28: Traktion der Wirbelbogengelenke [Schauer-Klatt]

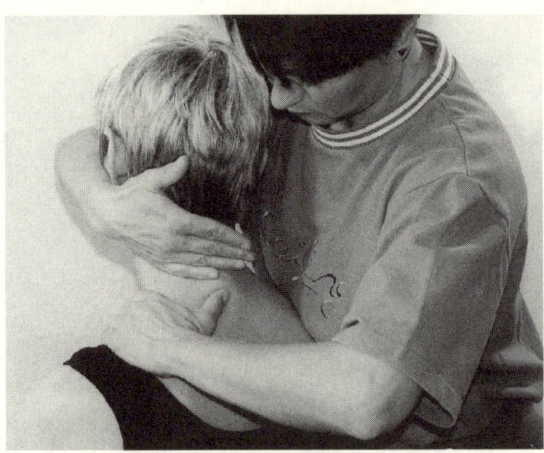

Abb. 5.29: Mobilisation der Konvergenz als indirekte Technik [Schauer-Klatt]

werden, indem man vorher mit Hilfe der Seitneigung noch mehr Konvergenz einstellt.

Traktion der Wirbelbogengelenke in Bauchlage

Ausgangsstellung: Der Patient liegt in Bauchlage, der Therapeut steht am Kopfende oder neben der Behandlungsbank, als Hilfsmittel für die Traktion wird ein großer Keil mit Rille benutzt.

Technik: Der Keil liegt auf dem Wirbelbogen des kaudalen Wirbels mit Kontakt zu den Querfortsätzen. Die Rille befindet sich über den Dornfortsätzen, um dort einen Druck zu vermeiden. Mit einem Finger tastet der Therapeut zwischen den Dornfortsätzen des Bewegungssegments, die andere Hand liegt auf dem Keil (Abb. 5.28). Der Mobilisationsarm steht rechtwinklig zur Gelenkebene, durch eine Gewichtsverlagerung kommt es zu einem Druck auf den Arm, durch Kraftübertragung zu einer Separation der Gelenkflächen.

Anwendung: Mobilisation zur Verbesserung des Gelenkspiels.

Mobilisation der Konvergenz als indirekte Technik

Ausgangsstellung: Der Patient sitzt, der Therapeut steht neben dem Patienten und schient den Kopf zwischen Hand und Sternum, die Kleinfingerkante liegt am kranialen Wirbelbogen, der Unterarm steht in Behandlungsrichtung.

Fixation: Der Daumen fixiert mit Gegenhaltertechnik am kaudalen Dornfortsatz und verhindert das Weiterlaufen der Rotation (Abb. 5.29).

Technik: Die kraniale Facette wird in Verlängerung des Unterarms in Divergenz gezogen und damit indirekt das Gelenkspiel in Konvergenz der kontralateralen Seite geprüft oder behandelt. Über die Einstellung von Seitneigung, Rotation, Extension kann die Konvergenz verstärkt werden.

Anwendung: Als unilaterale indirekte Mobilisation zur Verbesserung der Konvergenz, als direkte Mobilisation der Divergenz.

Traktionsmobilisation

Ausgangsstellung: Der Patient liegt in Seitlage und schient mit der Hand des untenliegenden Arms die HWS, der Therapeut steht vor dem Patienten, der Ellbogen des Patienten liegt in der Leiste des Therapeuten.

Fixation: am kaudalen Wirbelbogen, mit Daumen und Zeigefinger in Gegenhaltertechnik (Abb. 5.30).

Technik: Das betroffene Gelenk wird in Konvergenz eingestellt, wenn der Therapeut mit der Leiste gegen den Ellbogen drückt, kommt es durch Druckübertragung zu einer Separation der Gelenkfacetten.

Anwendung: als schmerzlindernde Behandlung, Mobilisation zur Verbesserung des Gelenkspiels.

Traktionsmobilisation in Konvergenz

Ausgangsstellung: Der Patient liegt in Seitlage, betroffene Seite oben, und schient mit der Hand des untenliegenden Arms die HWS, der Therapeut steht vor dem Patienten, der Ellbogen des Patienten liegt in der Leiste des Therapeuten.

Fixation: am kaudalen Wirbelbogen, mit

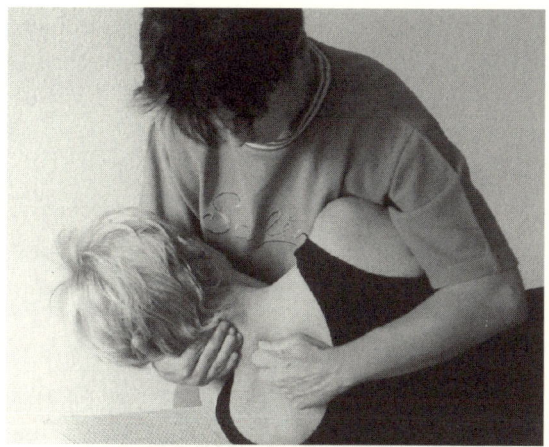

Abb. 5.30: Traktionsmobilisation [Schauer-Klatt]

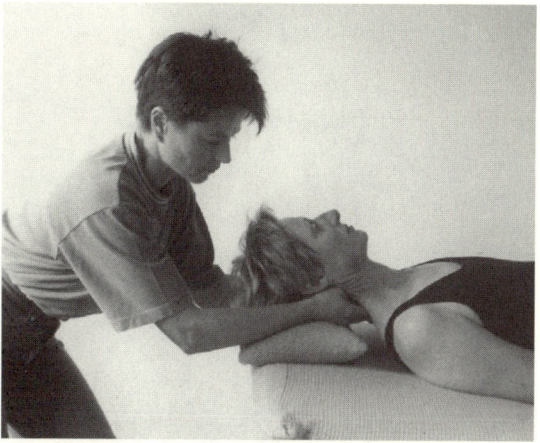

Abb. 5.32: Mobilisation mit Hypomochliontechnik
[Schauer-Klatt]

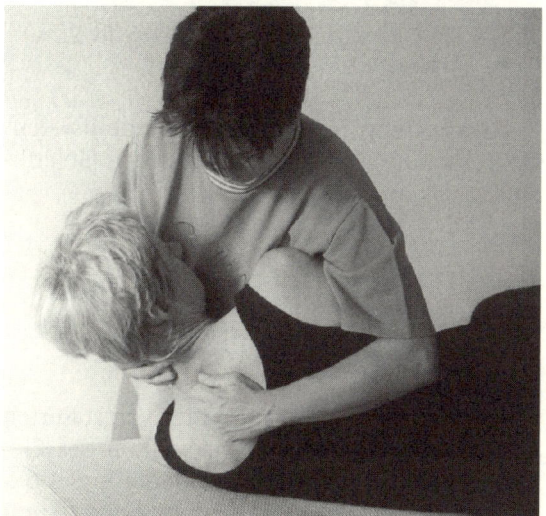

Abb. 5.31: Traktionsmobilisation in Konvergenz
[Schauer-Klatt]

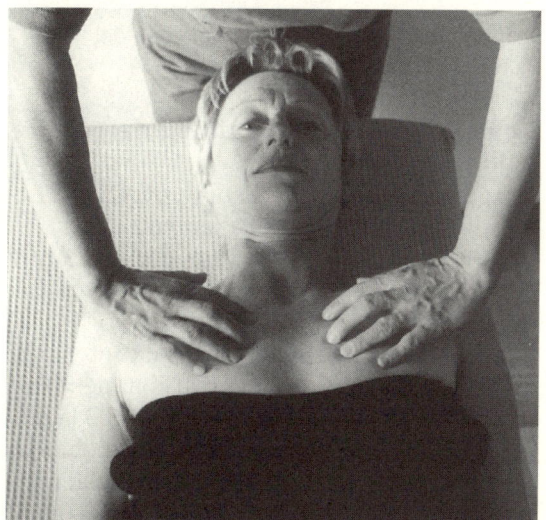

Abb. 5.33: Bewegungspalpation der oberen Rippen
[Schauer-Klatt]

Daumen und Zeigefinger in Gegenhaltertechnik (Abb. 5.31).

Technik: Das betroffene Gelenk wird mit
Hilfe von Seitneigung und Rotation noch mehr
in Konvergenz eingestellt, wenn der Therapeut
mit der Leiste gegen den Ellbogen drückt,
kommt es durch Druckübertragung zu einer
Separation der Gelenkfacetten.

Anwendung: Mobilisation zur Verbesserung
der Konvergenz.

Mobilisation mit Hypomochliontechnik
Ausgangsstellung: Der Patient liegt auf dem
Rücken, der Therapeut steht am Kopfende der
Behandlungsbank. Die Unterarme des Thera-
peuten liegen auf einem festen Kissen, die Fin-
ger liegen interarcual im Bewegungssegment
(Abb. 5.32).

Technik: Der Therapeut macht eine leichte
Knieflexion und bewegt dabei seine Ellbogen
Richtung Fußboden, das Kissen wird als
Hypomochlion benutzt, dadurch wird der CTÜ
nach oben gedrückt, es entsteht eine Extensionsbewegung mit leichtem Traktionseffekt
auf die Wirbelbogengelenke. Der Patient kann
die Extensionsbewegung aktiv unterstützen.

Anwendung: als kombinierte passive und
aktive anguläre und translatorische Mobilisation.

Bewegungspalpation der oberen Rippen
Der Patient liegt auf dem Rücken, der Therapeut palpiert im Interkostalraum (Abb. 5.33)
während der Atembewegung und nimmt wahr,
wie sich die Rippen heben und senken.

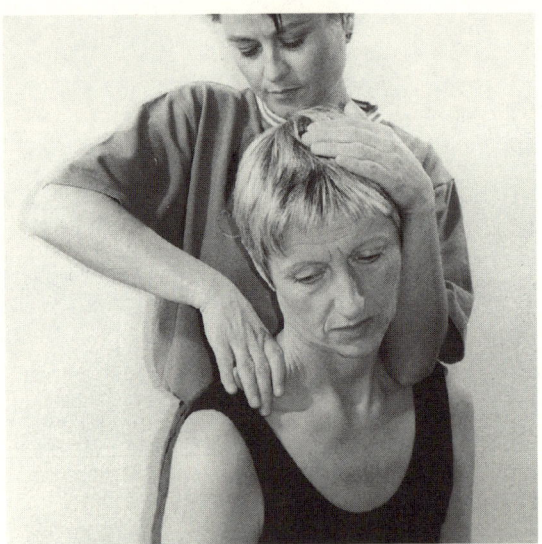

Abb. 5.34: Gelenkspiel und Behandlung der 1. Rippe [Schauer-Klatt]

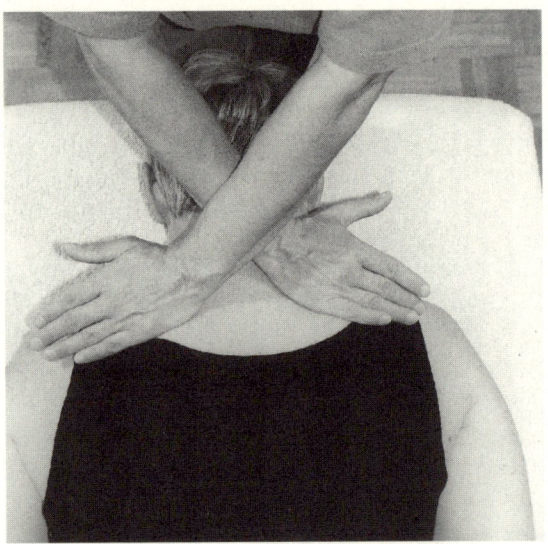

Abb. 5.35: Gelenkspiel und Behandlung der 2.–4. Rippe [Schauer-Klatt]

Gelenkspiel und Behandlung der 1. Rippe

Ausgangsstellung: Der Patient sitzt, der Therapeut steht hinter dem Patienten.

Fixation: durch Einstellung der HWS und des CTÜ in Seitneigung und Rotation zur betroffenen Seite.

Technik: Mit dem Metakarpalköpfchen 2 drückt der Therapeut von dorsal kommend den Angulus costae nach ventral (Abb. 5.34), dabei entsteht im Kostotransversalgelenk eine Separation. Bei Druck von kranial diagonal nach kaudal – Richtung gegenseitige Hüfte – kommt es zu einem Kaudalgleiten.

Anwendung: als Test und als mobilisierende Behandlung bei eingeschränktem Gelenkspiel.

Gelenkspiel und Behandlung der 2.–4. Rippe

Ausgangsstellung: Der Patient liegt in Bauchlage, der Therapeut steht am Kopfende der Behandlungsliege, die Arme stehen über Kreuz (Kreuzgriff).

Fixation: Mit Gegenhaltertechnik wird der zugehörige Wirbel auf der contralateralen Seite am Querfortsatz fixiert.

Technik: Mit dem Os pisiforme auf dem Angulus costae und der Kleinfingerkante entlang der Rippe liegend (Abb. 5.35), macht der Therapeut eine Gewichtsverlagerung nach vorne, durch Druckübertragung durch zunehmende Belastung der Hände kommt es zu einer Separation im Kostotransversalgelenk.

Anwendung: als Test und als mobilisierende Behandlung bei eingeschränktem Gelenkspiel.

5.3 Manuelle Therapie bei Hypermobilität

Hypermobilität besteht in einer vergrößerten aktiven und passiven Beweglichkeit des Gelenks durch verlängerte Ligamente und Lokkerung der Gelenkkapsel (Frisch). Dieser Mangel an passiver Stabilität macht sich besonders dann bemerkbar, wenn die gelenknahe Muskulatur aufgrund von Schwäche und mangelnder Koordination zu einer aktiven Stabilisierung nur noch kurzzeitig in der Lage ist. Der entscheidende Faktor für die Stabilität bei Bewegung – eine bestimmte Bewegungsbahn einhalten zu können – ist nicht mehr gewährleistet. Dabei ist nicht einmal eine maximale Kraftentfaltung in der Muskulatur nötig, sondern die optimale Steuerung der Muskulatur. Der ständige hohe Anspruch an die Muskulatur führt zu einer Dauerüberbelastung der muskulären Strukturen. Oft geben Patienten, noch bevor das Gelenk reagiert, Beschwerden in der Muskulatur an in Form von verkrampfter Müdigkeit und Abbrechgefühl, vor allem nach statischer Belastung.

Bei einseitiger Hypermobilität an der Wirbelsäule liegt die Bewegungsachse nicht mehr zentral, sondern verlagert sich auf die Seite der geringeren Bewegung. Dadurch findet aufgrund des veränderten Drehmoments auf der hypermobilen Seite noch mehr Bewegung statt, das Gelenk wird häufig und ungünstig am Limit belastet, was wiederum zu einer Nozireaktion in der Muskulatur führt, deren Koordination sowieso gestört ist.

Zeichen für eine hypermobile Dysfunktion sind:
- vergrößertes Bewegungsausmaß
- leeres Endgefühl
- vergrößertes Gelenkspiel
- Provokation positiv
- palpatorisch wahrnehmbare Konsistenzveränderungen in der paravertebralen Muskulatur
- statische Belastbarkeit reduziert
- konzentrische und exzentrische Belastbarkeit reduziert.

Ursachen sind z.B.:
- konstitutionelle Hypermobilität
- lokale Hypermobilität durch Trauma
- lokale Hypermobilität als Folge der Kompensation einer Hypomobilität, z.B. bei degenerativen Veränderungen
- statische Überbelastung bei mangelnder muskulärer Führung
- hormonelle Ursachen bei Schwangerschaft oder bei Einnahme der Pille
- erworbene Hypermobilität durch Leistungssport
- Folge von Paresen
- Folge von degenerativen Veränderungen, z.B. Osteochondrose
- Folge zu häufiger Manipulationsbehandlung.

Bei einer lokalen Hypermobilität durch Schleudertrauma finden sich oft Ein- oder gar Abrisse der Ligamente an ihrer Schwachstelle, dem fibroossären Übergang. Findet sich nun im Lig. transversum oder den Ligg. alaria eine Hypermobilität, kommt es zu mangelnder Führung des Dens axis, die direkt muskulär gar nicht aufgefangen werden kann. Die Patienten „helfen" sich dadurch, daß sie einen Hypertonus in der Nackenrosette und eine Kokontraktion in der gesamten Hals- und Nackenmuskulatur aufbauen und keinerlei Bewegung mehr zulassen. Dies führt über kurz oder lang zu einer Überbelastung der muskulären Strukturen mit strukturellen Veränderung in den kontraktilen und nichtkontraktilen Bereichen in Form von Muskelverkürzungen und Insertionstendopathien. Um aus diesem Teufels-

kreis herauszukommen, empfehlen sich stabilisierende Hilfsmittel wie eine individuell angepaßte Cervicalstütze, die zu Beginn ständig, später bei belastenden Tätigkeiten, wie Bügeln oder Fensterputzen, getragen werden müssen.

Auch bei Einschränkungen der Extension im CTÜ findet man häufig eine kompensatorische Hypermobilität in der mittleren oder unteren HWS.

Therapie bei Hypermobilität
- Mobilisation benachbarter hypomobiler Gelenke
- bei Gelenkzeichen mit Schmerzen bei Bewegung und Provokation: schmerzlindernde Gelenktechniken zur Stimulation der Mechanozeptoren und Dämpfung der Nozizeptoren. Dosierung: in Ruhestellung des Gelenkes im Free play arbeiten, auf keinen Fall den Endwiderstand überwinden
- Stabilisationstraining für die gelenknahe Muskulatur in unbelasteten Ausgangsstellungen
- Stabilisationstraining für die gelenknahe Muskulatur in belastenden Ausgangsstellungen mit zunehmender Belastung über Arm- oder Beinbewegungen, auch in Fortbewegung
- Koordinationsschulung
- Transfer zu Alltagsbewegungen herstellen.

Segmentale Stabilisation
Ausgangsstellung: Der Patient liegt auf dem Rücken, der Therapeut steht am Kopfende, ein oder zwei Finger berühren den Dornfortsatz des zu behandelnden Wirbels (Abb. 5.36).

Technik: Die Dornfortsätze der HWS spürt man bei hypermobilen Patienten oftmals erstaunlich gut und kann sie als Orientierung benutzen. Nun fordert man den Patienten auf, mit dem Dornfortsatz leichten Druck gegen den Therapeutenfinger zu geben und diesen zu halten. Als Steigerung kann der Therapeut zusätzlich aus verschiedenen Richtungen kommend, z.B. von lateral re oder li und diagonal, leichten Widerstand am Dornfortsatz geben und den Patienten auffordern, die Mitte zu verteidigen und den Kontakt zwischen Dornfortsatz und Finger nicht zu verlieren.

Dies ist auch in Seitlage oder Bauchlage möglich, bevor man in die belastenden Ausgangsstellungen wechselt. Hier sind den Ideen des Therapeuten keine Grenzen gesetzt, die stabilisierenden Anforderungen an die gelenk-

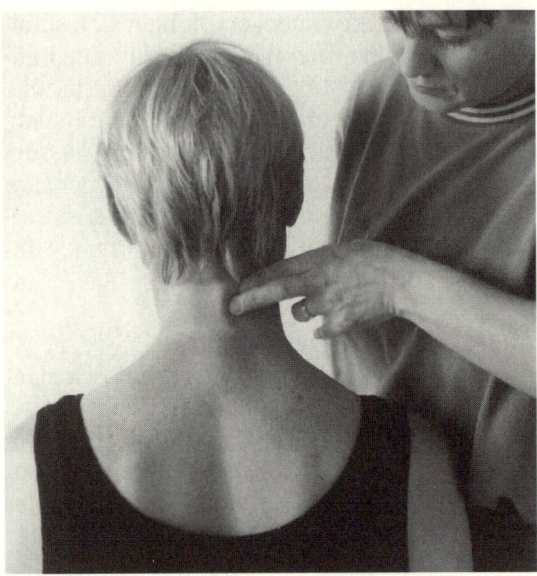

Abb. 5.36: Segmentale Stabilisation [Schauer-Klatt]

nahen Muskeln zu steigern, zunächst mit taktilem Reiz am Dornfortsatz, später ohne.

5.4 Manuelle Therapie der Muskulatur

Eine Gelenkstörung im Bewegungssegment hat immer eine Irritation der paravertebralen Muskulatur zur Folge, die Symptome bei Widerstandstest, Dehnung und Druckprovokation lassen sich reproduzieren, verschwinden aber häufig von alleine, wenn das Gelenkspiel wieder hergestellt worden ist und wenn es sich um ein reflektorisches Geschehen handelt. Dauert der Zustand aber lange genug, kann sich aus der reflektorischen auch eine strukturelle Veränderung entwickeln. Der erhöhte Muskeltonus führt zu Funktionsstörungen im Bereich der Wirbelsäule, deren Störinformationen wiederum auf die Muskulatur zurückgekoppelt werden, wodurch sich deren Spannung weiter erhöht. Die Belastbarkeitsschwelle wird immer niedriger, die Symptome immer häufiger.

Reflektorische Verkürzungen entwickeln sich bei:
- Schmerzen als Schutzreaktion
- veränderter Statik, auch durch degenerative Veränderungen von Gelenken
- fehlerhaften Bewegungsmustern, mangelhaften koordinativen Fähigkeiten

- Einfluß der chemischen Infrastruktur durch zu hohe Belastung
- Mikrotraumen durch zu hohe Belastung.

Aus einer zunächst reflektorischen Verkürzung können alle obengenannten Ursachen in eine strukturelle Verkürzung übergehen. Strukturell veränderte Muskeln können nicht mehr sinnvoll in einem Bewegungsablauf eingesetzt werden, verstärken die Pathologie und können Ursache für eigenständige Störungen werden:
- strukturelle Veränderungen des intramuskulären Bindegewebes
- strukturelle Veränderung der aktiven muskulären Strukturen, z.B. Abbau von Sarkomeren
- Änderung des viskoelastischen Verhaltens und der Flexibilität (Muscle stiffness)
- Veränderung des Reflexverhaltens.

Primäre Muskelsehnenerkrankungen
Bei **minimalen Läsionen** lassen sich Schmerzen nach schwerer und längerer Belastung auch bei Widerstandstests erst nach wiederholter Testung oder nur nach Belastung auslösen, je geringer die Belastbarkeit, um so größer ist die Wahrscheinlichkeit, daß eine einmalige Muskelspannung oder nur wenige Wiederholungen zu einer Reproduktion der Symptome führen.

Dehnung des Muskels führt zu einem ziehenden, nagenden Gefühl, das Endgefühl ist nicht mehr weich, sondern fest. Führt man einen Widerstandstest am gedehnten Muskel durch, reagieren besonders Insertionstendopathien mit Schmerzen, während im Verlauf des Muskels das ziehende Gefühl verschwindet.

Im akuten oder fortgeschrittenen, nicht ausgeheilten Stadium einer Läsion kommt es bei geringer Belastung im Alltag, aber auch bei Widerstandstests zu Schmerzen mit Kraftverlust.

Die **Lokalisation** der Läsion läßt sich palpatorisch ermitteln. Der betroffene Bereich ist druckdolent.

Bei fortgeschrittenen, nicht ausgeheilten Störungen kommt es nicht nur zu lokalen Symptomen, sondern zu einer **neuroreflektorischen Reaktionskette** mit segmentaler Ausbreitung oder zu einem tendomyotischen Syndrom. Im übrigen ist die muskuläre Reaktion häufig nicht nur auf ein lokales Geschehen zurückzuführen, sondern die reduzierte lokale

Belastbarkeit kann die Folge einer Störung im Bewegungssegment, aber auch die Folge eines tendomyotischen oder myofascialen Syndroms sein.

Die Behandlung umfaßt z.B.:

• Behandlung des Bewegungssegments zur Vermeidung nozizeptiver Afferenzen aus dem Gelenk
• Beeinflussung reflektorischer Spannung durch Arbeit der antagonistischen Muskulatur
• Behandlung der strukturellen Veränderungen durch Friktionen, Inhibition, Quer- und Längsdehnung
• Beseitigung der „Starter" (sonstige Reizzustände, die die Funktionsstörung am Leben erhalten, siehe auch Kap. 3 Brügger)
• Trainingsaufbau für Kraft und Ausdauer
• Koordinationstraining mit Korrektur der Aktivitäten des täglichen Lebens.

Insertionstendopathien

Bei **primären** Insertionstendopathie ist die Ursache nur lokal am Ort der Erkrankung im Sinne einer Traumatisierung oder Überlastung zu suchen. Bei **sekundären** Insertionstendopathien ist der auslösende Faktor zwar meistens eine lokale Überbelastung, die Ursache der Störung ist aber in einer anderen Struktur und einem anderen Bereich zu suchen, beispielsweise in einer Irritation des Bewegungssegments oder in einem tendomyotischen Syndrom nach Brügger.

5.4.1 Behandlungstechniken

Querdehnung oder Längsdehnung

Die Weichteilbehandlung soll die Elastizität der betroffenen Strukturen wiederherstellen. Die Beibehaltung einer bestimmten Dehnstellung führt zum Ausschöpfen der Viskoelastizität, um das Längenwachstum anzuregen und den Muskel durch Sarkomerabbau zu verlängern. Dazu ist eine geringe, konstant gehaltene Kraft erforderlich, die so langsam ansetzen muß, daß es zu keiner Abwehrspannung kommt. Dabei kann man Längs- und Querdehnung kombinieren, indem man die Längenveränderung über eine anguläre Bewegung und die Querdehnung quer zum Faserverlauf manuell durchführt. Die erforderliche Mindestdauer ist nicht exakt ermittelt. Einige Minuten gehaltene Dehnung sind jedoch mit Sicherheit erfor-

derlich. Bekannt ist, daß Muskeldehnung von 30 Min. Dauer bei eingeschränkter Beweglichkeit nicht nur zu einem Längenzuwachs, sondern auch zu Hypertrophie und Kraftzunahme führt (Leivseth).

Eigenübungen zur Längsdehnung verstärken den Reiz auf das betroffene Gewebe und fördern den Behandlungserfolg.

Funktionelle Weichteilbehandlung

Die Muskulatur wird von der Unterlage abgehoben und, ohne über die Haut zu rutschen oder daran zu zerren, gegenüber der Unterlage quer zur Faserrichtung verschoben und in dieser Dehnstellung gehalten. Diese Technik kann über einem ruhig stehenden Gelenk durchgeführt werden, eine Querdehnung mit gleichzeitiger angulärer Bewegung intensiviert die Wirkung.

Danach folgt die Längsdehnung und das Training der Muskulatur.

Friktionsmassage als tiefe Quermassage oder als Inhibition

In beiden Fällen wird die lokale Muskelspannung gesenkt und Schmerz gelindert. Daneben werden durch die mechanischen Vorgänge Verklebungen im Bereich Sehne-Periost, im tendomuskulären Übergang und zwischen den einzelnen Muskelbündeln und -fasern gelöst. Die Folgen einer Hyperämie und des dadurch geförderten Stoffwechsels sind Schmerzlinderung und Verbesserung der chemischen Infrastruktur.

Technik:

• exakte Lokalisation der Störung
• Friktionen quer zum Faserverlauf. Hautmitnahme, aber ohne über das behandelte Gewebe zu rutschen
• ausreichender, gleichbleibender Druck bei Inhibition. Keine Bewegung, sondern Verharren auf der Stelle
• Behandelte Muskel soll entspannt sein
• Behandelte Sehne soll angespannt sein, damit sie fest auf ihrer Unterlage aufliegt und nicht wegrollen kann. Am besten liegen Mittelfinger und Zeigefinger übereinander, oder man benutzt den Zangengriff.

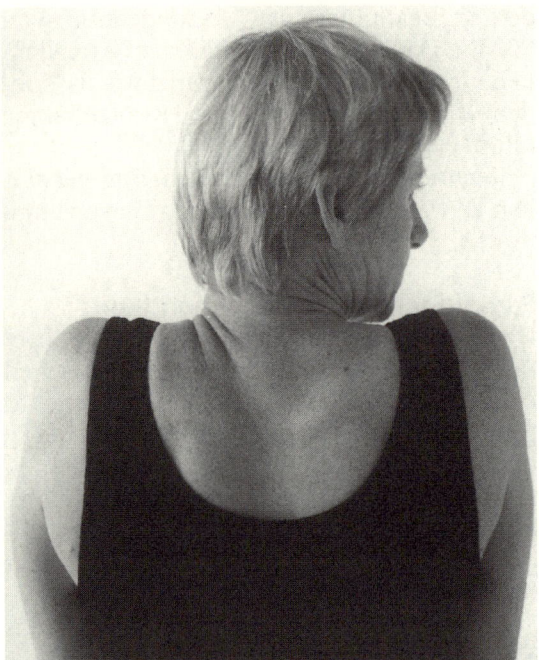

Abb. 5.37: Prüfung der Pars descendens des M. trapezius und M. levator scapulae [Schauer-Klatt]

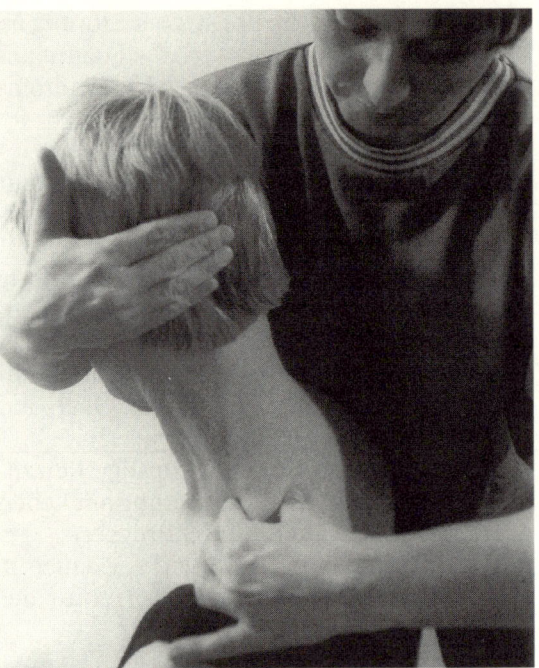

Abb. 5.39: Druckprovokation für M. trapezius und levator scapulae [Schauer-Klatt]

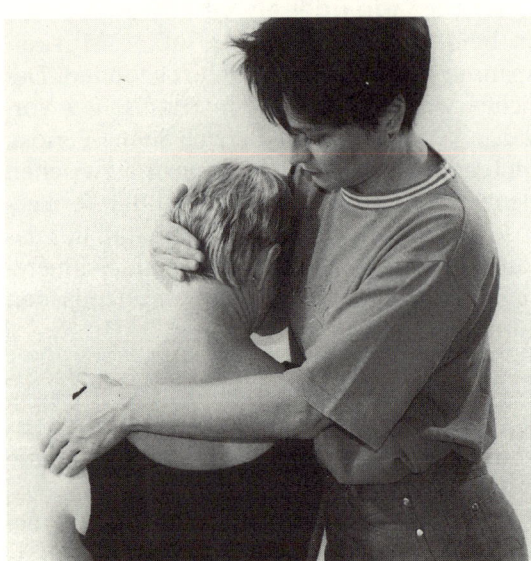

Abb. 5.38: Provokation über Dehnung für M. trapezius und M. levator scapulae [Schauer-Klatt]

5.4.2 Untersuchung und Behandlung von Pars descendens des M. trapezius, M. levator scapulae

Der M. trapezius pars descendens extendiert den Kopf und neigt bei unilateraler Aktivität zur Seite mit gegenläufiger Rotation und Extension. Der M. levator scapulae extendiert den Kopf und neigt bei unilateraler Aktivität zur Seite mit Rotation und Extension zur gleichen Seite.

Um die Muskulatur, die für die Bewegungseinschränkung in Frage kommen kann, zu differenzieren, werden über die Funktionen nicht in Frage kommende Muskeln ausgeschaltet.

Um den M. trapezius und M. levator scapulae zu prüfen, wird der Schultergürtel angehoben (Abb. 5.37) und zwar so, daß sowohl das Akromion als auch der Angulus superior nach kranial gehen. Damit sind beide Muskeln angenähert. Hat diese Maßnahme keinen Einfluß auf die Beweglichkeit, werden andere Muskelgruppen überprüft (Abb. 5.38). Nimmt jedoch die Beweglichkeit zu, kann davon ausgegangen werden, daß einer der beiden Muskeln die Bewegung im nicht angenäherten Zustand gebremst hat.

Längsdehnung des Pars descendens des M. trapezius

Ausgangsstellung: Der Patient liegt in Rückenlage, der Therapeut steht am Kopfende der Behandlungsliege.

Technik: Vordehnung wird über die Stellung der HWS in Flexion, Seitneigung weg von der zu behandelnden Seite, mit gegensinniger Rotation erreicht. Gedehnt wird über die Depression des Schultergürtels (Abb. 5.40).

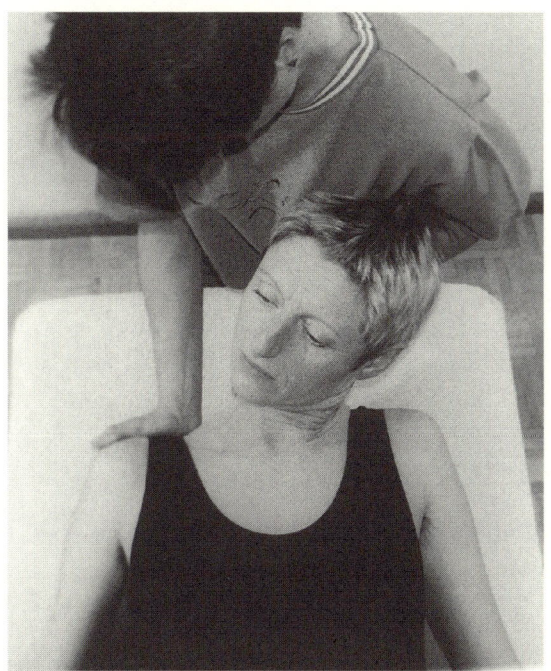

Abb. 5.40: Längsdehnung des Pars descendens des M. trapezius [Schauer-Klatt]

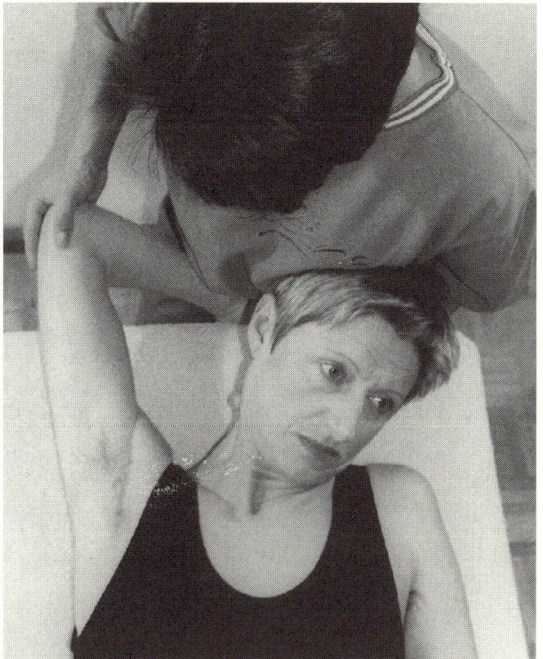

Abb. 5.41: Längsdehnung des M. levator scapulae [Schauer-Klatt]

Längsdehnung des M. levator scapulae

Ausgangsstellung: Der Patient liegt in Rückenlage, der Therapeut steht am Kopfende der Behandlungsliege.

Technik: Vordehnung wird über die Stellung der HWS in Flexion, Seitneigung weg von der zu behandelnden Seite mit gleichsinniger Rotation erreicht. Gedehnt wird über das Heben des Arms in Flexion, um die Scapula zu rotieren und den Angulus sup. nach kaudal zu bewegen (Abb. 5.41). Falls die Schulter dies nicht zulassen sollte, schiebt der Therapeut den Angulus sup. nach kaudal.

Funktionelle Weichteilbehandlung der Pars descendens des M. trapezius

Ausgangsstellung: Der Patient liegt in Seitlage, der Therapeut steht vor dem Patienten und hat mit dem Bauch von ventral Kontakt zur Schulter des Patienten.

Technik: Während der Therapeut den Schultergürtel durch eine Gewichtsverlagerung nach kaudal bewegt, bearbeitet der Handballen der anderen Hand den Muskel quer zum Faserverlauf (Abb. 5.42).

Anmerkung: Um die Vorspannung im Muskel zu erhöhen, kann man das Kissen unter dem Kopf entfernen.

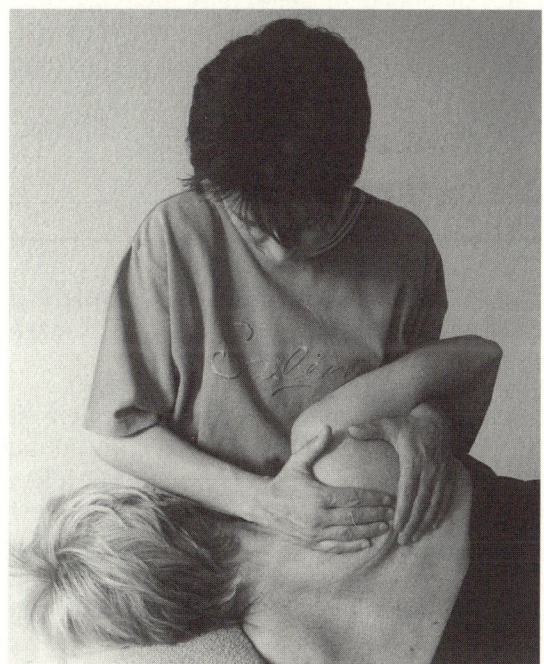

Abb. 5.42: Funktionelle Weichteilbehandlung der Pars descendens des M. trapezius [Schauer-Klatt]

Funktionelle Weichteilbehandlung des M. levator scapulae

Ausgangsstellung: Der Patient liegt in Seitlage, um die Vorspannung zu erhöhen, kann der Arm in Flexion eingestellt sein, der Therapeut steht vor dem Patienten, hat mit dem Bauch

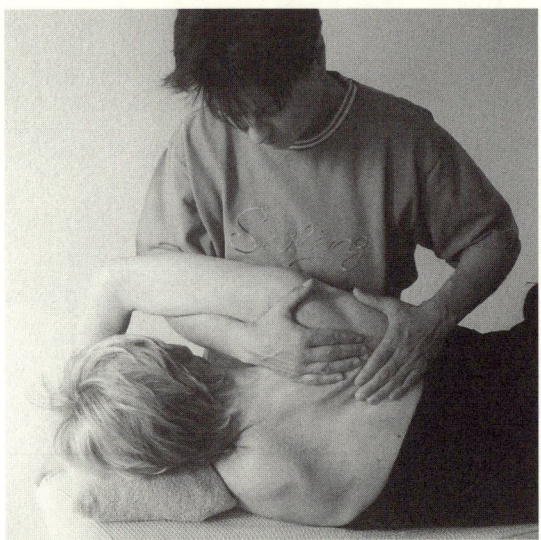

Abb. 5.43: Funktionelle Weichteilbehandlung des M. levator scapulae [Schauer-Klatt]

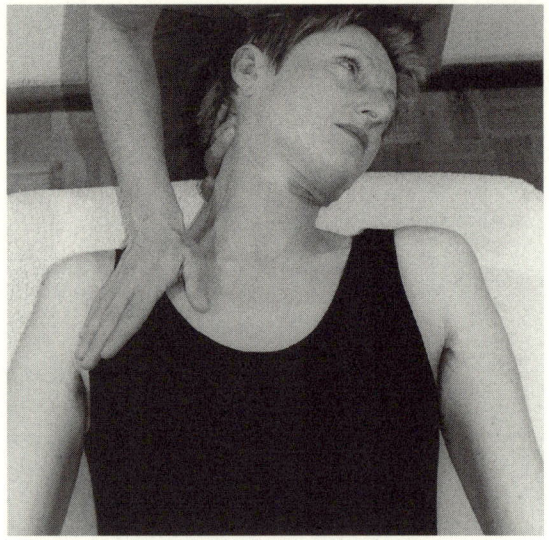

Abb. 5.44: Längsdehnung der Mm. scaleni [Schauer-Klatt]

von ventral Kontakt zur Schulter des Patienten.

Technik: Während der Therapeut den Angulus superior durch eine Gewichtsverlagerung nach kaudal bewegt, bearbeitet der Handballen der anderen Hand den Muskel quer zum Faserverlauf (Abb. 5.43).

Anmerkung: Um die Vorspannung im Muskel zu erhöhen, kann man das Kissen unter dem Kopf entfernen.

5.4.3 Untersuchung und Behandlung der Mm. scaleni

Die dynamische Funktion der Mm. scaleni ist die Seitneigung der HWS. Die Stellung für die Längsdehnung ist für alle 3 Anteile vor allem die Seitneigung weg von der zu behandelnden Seite mit gegensinniger Rotation. Sind Kopf und HWS das Punctum fixum, heben sie in ihrer Funktion als Atemmuskeln die oberen Rippen bei der Inspiration.

M. scalenus posterior (4.–6. Querfortsatz, 2. Rippe) ist beteiligt an der Extension und wird zusätzlich über eine leichte Flexionseinstellung gedehnt. M. scalenus medius (2.–7. Querfortsatz, 1. Rippe) und M. scalenus anterior (3.–6. Querfortsatz, 1. Rippe) bilden die Scalenuslücke, durch die die A. subclavia und der Plexus brachialis tritt und für den sie einen Engpaß bilden können. Der M. scalenus anterior ist an der Flexion der HWS beteiligt und wird

zusätzlich über eine leichte Extensionskomponente gedehnt.

Längsdehnung der Mm. scaleni
Ausgangsstellung: Der Patient liegt in Rückenlage, der Therapeut steht am Kopfende der Behandlungsliege.

Technik: Vordehnung wird über die Stellung der HWS in Seitneigung weg von der zu behandelnden Seite erreicht und je nach Befund mit leichter Flexion oder Extension und gleich- oder gegenläufiger Rotation. Gedehnt wird, indem der Therapeut die oberen Rippen nach kaudal schiebt (Abb. 5.44), verstärkt wird die Dehnung über die Ausatmung.

Funktionelle Weichteilbehandlung der Mm. scaleni
Ausgangsstellung: Der Patient liegt in Rückenlage, der Therapeut steht neben der Behandlungsliege auf Höhe des Kopfes. Ein Unterarm liegt unter dem Kopf, die Hand umfaßt das Kinn.

Technik: Während mit Hilfe der Kopfbewegung des Patienten die HWS in Lateralflexion, Rotation und Extension bewegt wird, bearbeitet der Handballen der anderen Hand den Muskel quer zum Faserverlauf (Abb. 5.45).

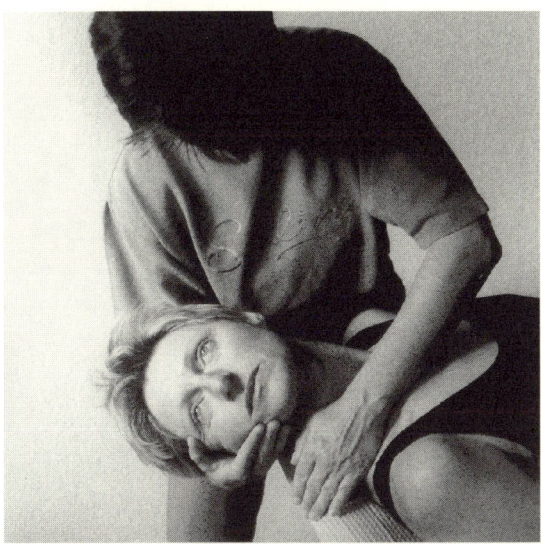

Abb. 5.45: Funktionelle Weichteilbehandlung der Mm. scaleni [Schauer-Klatt]

5.4.4 Untersuchung und Behandlung von M. erector trunci, Nackenrosette

Der zum autochthonen System gehörende Muskel besteht aus einer Vielzahl von einzelnen paarig angelegten Muskeln, die in ihrer Gesamtheit von Sacrum und dem Becken zum Hinterhaupt ziehen. Sie werden innerviert aus dem Ramus dorsalis nervi spinalis.

Der M. erector spinae steht im Dienste der Bewegung der Wirbelsäule, noch mehr aber der dynamischen Stabilisation und der Widerlagerung der Wirbelsäulenbewegungen. Die tiefen Schichten, alle kurzen Muskeln also, insbesondere die Nackenrosette, haben eine besonders hohe Rezeptorendichte, was darauf hinweist, daß sie eine große koordinative Aufgabe zu bewältigen haben. Mit allen Muskeln des Rumpfs bildet der Erector trunci eine funktionelle Einheit.

Bei einer beidseitigen Kontraktion extendiert er die Wirbelsäule, bei ipsilateraler Kontraktion kommt es in Verbindung mit der Extension zu einer gleichseitigen Lateralflexion und Rotation. Nur die Mm. rotatores breves und der M. obliquus capitis superior führen eine gegensinnige Rotation aus. Der Erector trunci wird in einen lateralen und medialen Trakt unterteilt.

Lateraler Trakt
- Die Muskelfasern des lateralen Trakts laufen leicht schräg in kaudo-kranialer Richtung
- Der M. longissimus mit fast geradem Verlauf bildet als M. longissimus capitis eine Verbindung zwischen dem Proc. mastoideus und den Querfortsätzen des zervikothorakalen Übergangs, der M. longissimus cervicis zieht von den Querfortsätzen der mittleren BWS zu den Querfortsätzen der 2.–5. Halswirbel. Der M. iliocostalis cervicis bildet die Verbindung zwischen den oberen Rippen und den Querfortsätzen der Halswirbel 4–6
- Der M. splenius cervicis verläuft diagonal von kaudal nach kranial und stellt eine Verbindung zwischen den Dornfortsätzen der oberen Brustwirbelsäule (3.–6.) und den Querfortsätzen der HWS (1.–2.) her, der M. splenius capitis verbindet die Dornfortsätze von Th3 bis C3 mit dem Proc. mastoideus und der Linea nuchae superior. Aufgrund der Verbindung zu allen Bewegungssegmenten des CTÜ, der HWS und des Kopfes spielen die beiden Muskeln bei der Stabilisierung dieses Bereichs eine große Rolle
- Die Mm. intertransversarii ziehen von einem Querfortsatz zum nächsten und tragen zur Stabilisation des einzelnen Bewegungssegments bei.

Medialer Trakt
- Der M. spinalis capitis zieht von den Dornfortsätzen des CTÜ und der unteren HWS zum Hinterhaupt. Der M. spinalis kommt ebenfalls von den Dornfortsätzen des CTÜ und der unteren HWS und verbindet diese mit den Dornfortsätzen des 2.–4. Halswirbels
- Die Mm. semispinalis capitis und cervicis verlaufen diagonal von den Dornfortsätzen der 5 oberen Brustwirbel und ziehen zu den Querfortsätzen der 2.–5. Halswirbel bzw. zum Hinterhaupt zwischen Linea nuchae superior und inferior
- Ein Teil des transversospinalen Systems, das Querfortsätze mit den Dornfortsätzen verbindet, wird als M. multifidus bezeichnet. Dieses System erstreckt sich vom Kreuzbein bis zum Hinterhaupt, die einzelnen Faserzüge überspringen 2–4 Wirbel. An der Halswirbelsäule besteht eine Verbindung des Muskels zur Gelenkkapsel, ihre Hauptfunktion ist die Stabilisation der Wirbelsäule und die Widerlagerung von Bewegungen

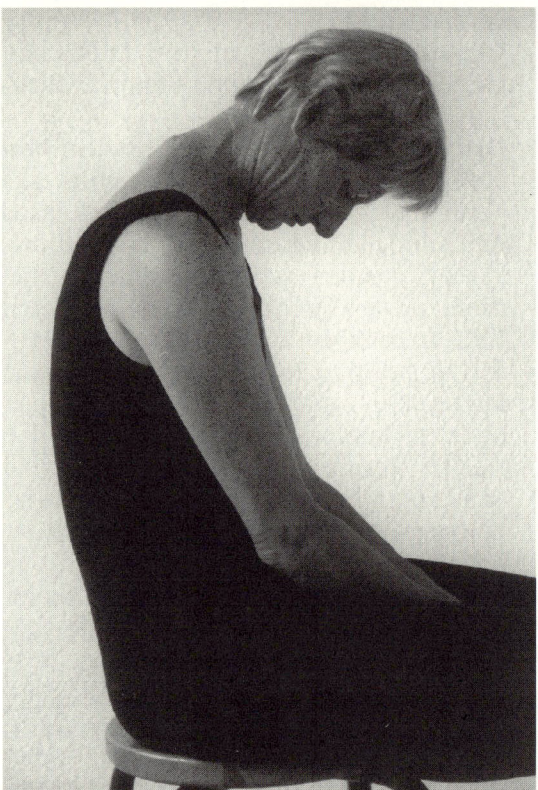

Abb. 5.46: Ganze Wirbelsäule in Flexion [Schauer-Klatt]

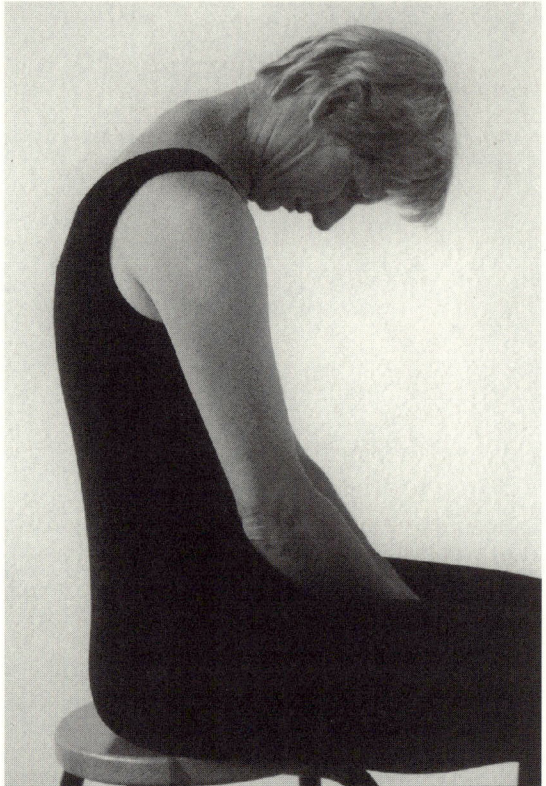

Abb. 5.47: Becken in Flexion, um Systeme, die vom Hinterhaupt zum Becken ziehen, über Annäherung auszuschalten [Schauer-Klatt]

- Die Mm. rotatores sind die kürzesten Muskeln im transversospinalen System und bilden die tiefste Schicht. Sie verbinden ein Bewegungssegment oder überspringen es und ziehen zum nächsthöheren Wirbel. Sie können die Rotation zur entgegengesetzten Seite unterstützen. Die Hauptfunktion allerdings ist die Widerlagerung von Bewegungen und die Stabilisation der Wirbelsäule. Die kurzen Muskeln haben eine besonders hohe Rezeptorendichte, was darauf hinweist, daß sie eine hohe koordinative Aufgabe haben. Die Mm. rotatores strahlen mit einigen Faserzügen in die Gelenkkapseln der Wirbelbogengelenke ein und haben dadurch, wie die Mm. multifidii auch, direkten Einfluß auf das Gelenkspiel
- Die Mm. interspinales verbinden paarig angeordnet zwei benachbarte Dornfortsätze und tragen zur Stabilisation des einzelnen Bewegungssegments bei.

Nackenrosette
Zwischen Atlas, Axis und Hinterhaupt verlaufen in der Tiefe kurze paarig angeordnete Muskeln, die man als tiefe, kurze Nackenmuskeln oder als die Nackenrosette bezeichnet, die sich ebenfalls durch eine besonders hohe Rezeptorendichte auszeichnet. Sie und alle anderen Muskeln, die vom Hinterhaupt kommen, können für die Nn. occipitalis major und minor einen Engpaß bilden und lösen damit einen Kopfschmerz aus, der sich vom verkrampften Nacken über den Hinterkopf bis zu den Augenbrauen ziehen kann.

Die Nackenrosette setzt sich zusammen aus:
- M. rectus capitis posterior major: zieht vom Dornfortsatz des Axis zur Linea nuchae inf. ans Hinterhaupt
- M. rectus capitis posterior minor: zieht vom Tuberculum post. atlantis am hinteren Atlasbogen zur Linea nuchae inf.
- M. obliquus capitis inferior: zieht mit diagonalem Verlauf vom Dornfortsatz des Axis zum Querfortsatz des Atlas.

Der Funktion dieser Muskeln ist die Feinsteuerung der präzisen Bewegungen in den Kopfgelenken. Ihre gemeinsamen Funktionen sind Extension, Seitneigung mit gleichsinniger Rotation, aber insbesondere die Widerlagerung von Bewegungen des Körpers im Raum.

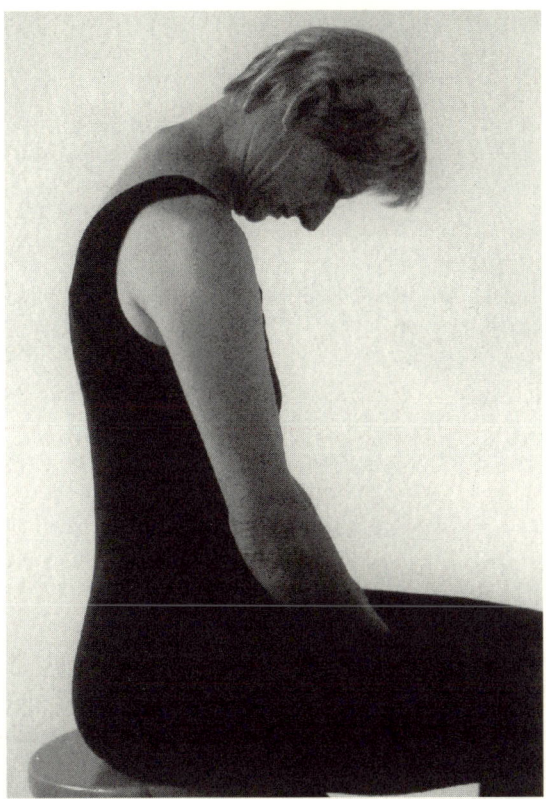

Abb. 5.48: Thorax aufgerichtet, um Systeme, die zur BWS und zum Thorax ziehen, über Annäherung auszuschalten [Schauer-Klatt]

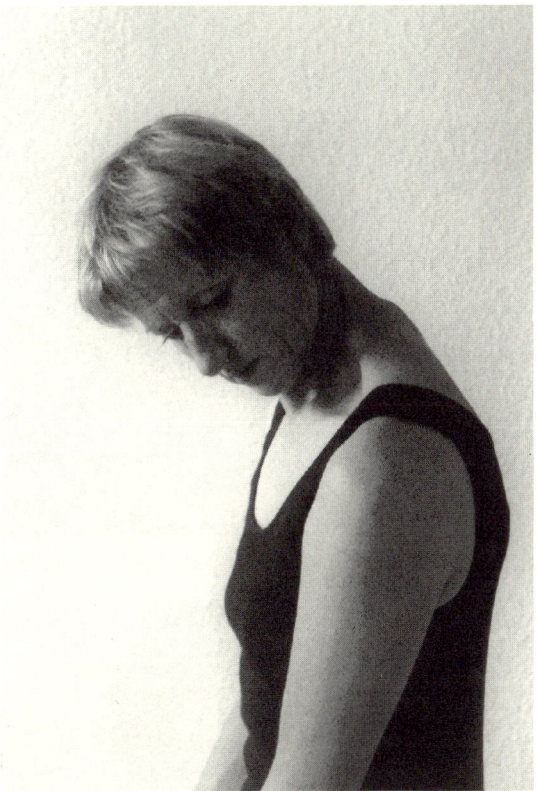

Abb. 5.49: Provokation der Nackenrosette [Schauer-Klatt]

Nur der M. obliquus capitis superior, der vom Querfortsatz des Atlas zur Linea nuchae inf. zieht, ist aufgrund seines diagonal nach kranial-medialen Verlaufs neben Extension und Seitneigung an einer gegensinnigen Rotation beteiligt.

Differenzierung der langen und mittleren Muskeln und der Nackenrosette

Die paravertebralen Muskeln kann man über Annäherung der langen und mittleren Muskeln und der Nackenrosette differenzieren, indem man zunächst die ganze Wirbelsäule in Flexion einstellt (Abb. 5.46).

Um die Systeme, die vom Hinterhaupt zum Becken ziehen, über Annäherung auszuschalten, wird zunächst unter Beibehaltung der Stellung der BWS und der HWS das Becken in Flexion gebracht (Abb. 5.47).

Anmerkung: Um den Einfluß des Nervensystems in dieser Position auszuschalten, kann man den Patienten auffordern, ein Bein zu strecken. Hat dies Einfluß auf die Stellung der HWS oder des Kopfs, oder führt der Test zu

einer Spannungszunahme, muß man die Gleitfähigkeit des Nervensystems überprüfen (siehe Kapitel 6).

Um dann die Systeme, die zur BWS und zum Thorax ziehen, über Annäherung auszuschalten, wird unter Beibehaltung der Stellung der HWS der Thorax aufgerichtet (Abb. 5.48).

Der Therapeut kann dabei entweder die Stellung der HWS beobachten und feststellen, ob die jeweilige Annäherung von kaudal zu keiner Veränderung führt oder eine Zunahme der Flexionsstellung der HWS zu beobachten ist. Sollte das letztere der Fall sein, so ist dies als Hinweis zu werten, daß die Muskelsysteme, die von kaudal angenähert wurden, betroffen sind.

Der Therapeut kann aber auch eine Hand auf den Hinterkopf des Patienten legen, um eine Spannungsänderung wahrzunehmen.

Provokation der Nackenrosette

Zuerst wird die gesamte HWS in Flexion eingestellt, der Patient wird aufgefordert, eine Rotation durchzuführen (Abb. 5.49). Läßt sich eine Bewegungseinschränkung durch ein leich-

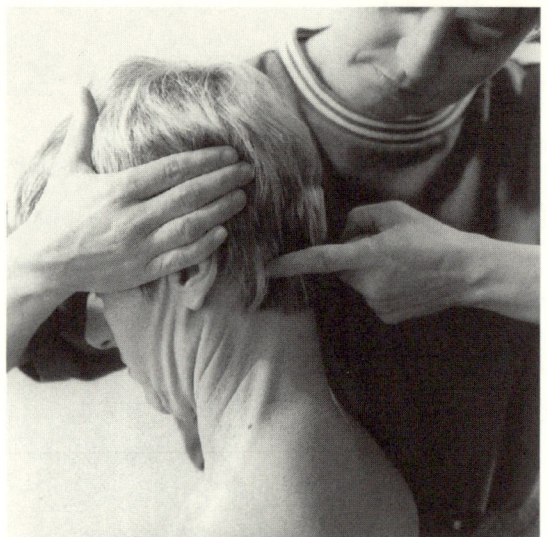
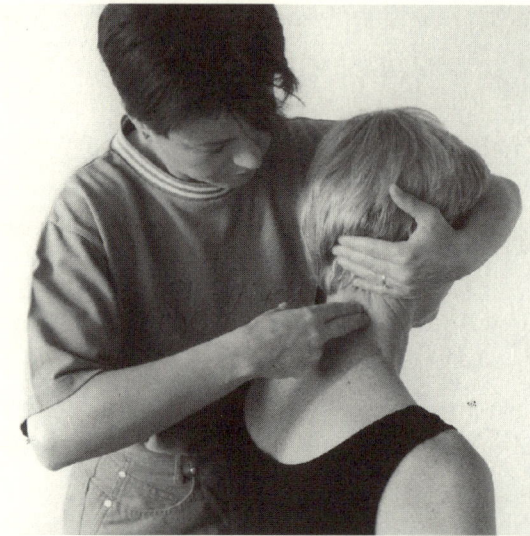

Abb. 5.50 a und b: Druckprovokation der Nackenrosette [Schauer-Klatt]

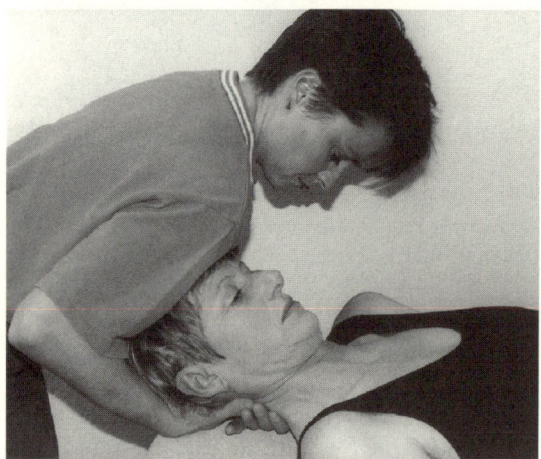

Abb. 5.51: Funktionelle Weichteilbehandlung und Längsdehnung der Nackenrosette [Schauer-Klatt]

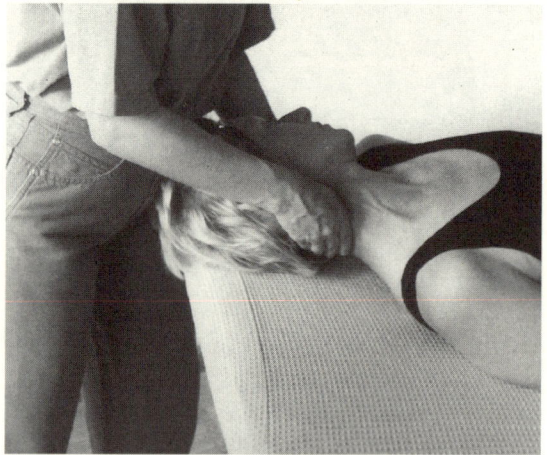

Abb. 5.52: Funktionelle Weichteilbehandlung für die paravertebralen Muskeln mit Divergenz der Wirbelbogengelenke [Schauer-Klatt]

tes Anheben des Kinns (Annäherung durch Extension Okziput–C1 unter Beibehaltung der Flexion der unteren HWS) beheben, ist dies als ein Hinweis auf Verkürzung der Nackenrosette zu bewerten.

Druckprovokation der Nackenrosette
Von der Linea nuchae ausgehend, werden die Ursprünge der einzelnen Schichten der Muskeln, die vom Okziput kommen, palpiert (Abb. 5.50 a). Um die tieferliegenden Schichten palpieren zu können, wird der Kopf mehr in Extension eingestellt (Abb. 5.50 b), um die Muskulatur etwas in Annäherung zu bringen. Um den Trapezius noch mehr anzunähern, kann der Patientenarm auch so gelagert werden, daß der Schultergürtel in Elevation steht.

Gerade hier, im Ursprungsbereich der tiefen Nackenmuskeln, findet man häufig Konsistenzveränderungen im tendoossären Übergang, die mit Inhibition oder tiefen Friktionen behandelt werden. Weitere Konsistenzveränderungen findet man im Verlauf oder im Bereich der Querfortsätze und der Lamina, wo sich der tendoossäre Übergangsbereich der verschiedenen Muskeln befindet.

Funktionelle Weichteilbehandlung und Längsdehnung der Nackenrosette
Ausgangsstellung: Der Patient liegt in Rückenlage, der Therapeut steht am Kopfende der Behandlungsliege, eine Hand umfaßt kopfnah die paravertebralen Muskeln.

Technik: Die andere Hand liegt unter dem

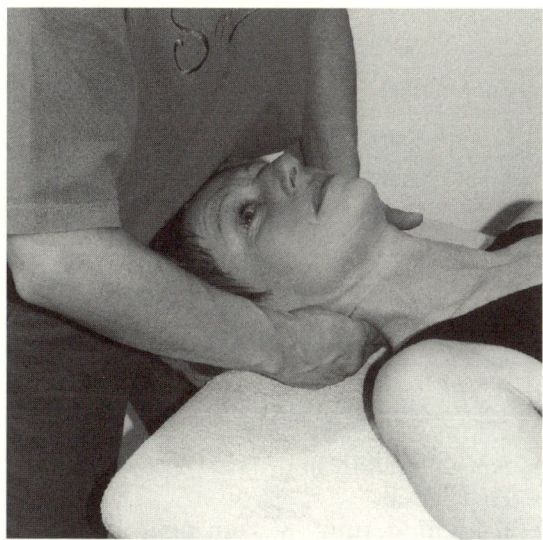

Abb. 5.53: Funktionelle Weichteilbehandlung für die paravertebralen Muskeln mit Konvergenz der Wirbelbogengelenke [Schauer-Klatt]

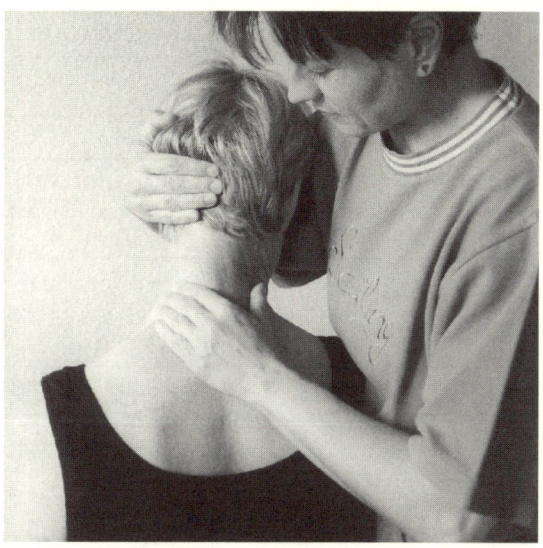

Abb. 5.54: Längsdehnung der Nackenrosette und der paravertebralen Muskeln [Schauer-Klatt]

Kopf, die Schulter hat Kontakt zur Patientenstirn, die Längsdehnung erfolgt durch Streckung der Knie, wobei der Patientenkopf eine Nickbewegung macht. Die funktionelle Weichteilbehandlung erfolgt während der Kopfbewegung mit der Hand, die die Muskeln umfaßt und mit „weicher Kralle" die Muskeln quer zum Faserverlauf bearbeitet (Abb. 5.51). Dabei kann die Hand nach kaudal wandern, um unterschiedliche Bereiche zu behandeln.

Funktionelle Weichteilbehandlung für die paravertebralen Muskeln mit Divergenz der Wirbelbogengelenke

Ausgangsstellung: Der Patient liegt in Rückenlage, der Therapeut steht am Kopfende oder neben der Behandlungsbank.

Technik: Eine Hand liegt am Kopf und steuert dessen Bewegung, die Muskeln werden zunächst angenähert. Die Fingerkuppen der anderen Hand liegen zwischen Muskulatur und den Dornfortsätzen und hängen sich mit „weicher Kralle" an den medialen Muskelrand und bearbeiten ihn quer zum Faserverlauf nach lateral (Abb. 5.52). In den Wirbelbogengelenken entsteht dabei eine Divergenz.

Funktionelle Weichteilbehandlung für die paravertebralen Muskeln mit Konvergenz der Wirbelbogengelenke

Ausgangsstellung: Der Patient liegt in Rückenlage, der Therapeut steht am Kopfende oder neben der Behandlungsbank.

Technik: Das Metakarpalköpfchen 2 liegt am lateralen Muskelrand und bearbeitet ihn quer zum Faserverlauf nach medial (Abb. 5.53). In den Wirbelbogengelenken entsteht dabei eine Konvergenz.

Längsdehnung

Um die unterschiedlichen Anteile der Nackenstrecker zu dehnen, kann man abhängig vom Befund:

- die Wirbelsäule ganz in Flexion einstellen, um die langen Systeme in Vorspannung zu bringen. Die Längsdehnung erfolgt über Seitneigung und Rotation der HWS
- Kopf, HWS und BWS in Flexion einstellen, um Vorspannung auf die Muskeln zu bringen, die vom Thorax oder der BWS zur HWS oder zum Hinterhaupt ziehen. Die Dehnung erfolgt über Seitneigung und Rotation
- HWS und nach Befund auch den Kopf in Flexion bringen. Die Dehnung erfolgt über Seitneigung und Rotation
- eine Längsdehnung für die monosegmentalen Muskeln durchführen mit Gegenhaltertechnik in Richtung Divergenz (Abb. 5.15) mit gleichsinniger oder gegensinniger Rotation
- für die Nackenrosette nur den Kopf über eine Nickbewegung in Flexion bringen. Die Dehnung erfolgt über Seitneigung und gleichsinnige oder gegensinnige Rotation, die Längsdehnung erfolgt über Gegenhaltertechnik (Abb. 5.54).

Differenzierung geschädigter Nervenwurzeln			
Wurzel	Dermatom	Kennmuskel	Reflex
C5	über dem M. deltoideus	M. deltoideus	Bicepssehnenreflex
C6	Daumenseite des Ober- und Unterarms bis zum Daumen und ein Teil des Zeigefingers	M. brachioradialis, Handextensoren	Bicepssehnenreflex
C7	Streifen medial auf der Dorsalseite des Unterarms, Mittelfinger, ein Teil des Zeige- und Ringfingers	Daumenballen, Handflexoren, Fingerextensoren	Tricepssehnenreflex
C8	kleiner Finger, ein Teil des Ringfingers	Fingerflexoren	Fingerflexoren

5.5 Manuelle Therapie bei neuralen Störungen

Funktionsstörungen im Bereich der peripheren Nerven kann man in extraneurale Störungen oder intraneurale Störungen unterteilen.

Bei einer **extraneuralen Störung** ist die Nervenbewegung und Gleitfähigkeit im Verhältnis zum umliegenden Gewebe eingeschränkt. Im Verlauf der peripheren Nerven gibt es mehrere anatomische Engpässe. Wenn nun vor allem dort das umliegenden Gewebe aufgrund einer Störung den Engpaß für den peripheren Nerven noch verkleinert, wird er durch den extraneuralen Druck gereizt. Durch eine Störung des Milieus durch Ödembildung extra- und intraneural und durch Nichtgebrauch der Nervenbewegung kann sich im Laufe der Zeit auch eine **intraneurale Störung** entwickeln. Auch bei Diabetes oder Polyneuropathie handelt es sich um eine intraneurale Störung.

Die Provokation des Nerven zur Reproduktion von Symptomen erfolgt bei extraneuraler Störung durch Druckerhöhung dort, wo der Engpaß liegt.

Anatomische Engpässe für die Nervenwurzel sind v.a. Einengung des Foramen intervertebrale durch Bandscheibenvorfall und Ödembildung, degenerative Veränderungen mit Osteophytenbildung und degenerative Veränderungen im Bereich der Proc. uncinati.

Zeichen für Nervenwurzelkompression sind:
- Foramen-intervertebrale-Kompressionstest: axialer Druck auf das Foramen intervertebrale in Extension, Seitneigung und Rotation zur betroffenen Seite hin (Spurling-Test) positiv

- Sensibilitätsstörungen im Dermatom
- Hypalgesie
- Kraftminderung im zum neurologischen Segment gehörigen Kennmuskel
- zum neurologischen Segment gehörige Reflexabschwächung
- vegetative Reaktionen fehlen.

Manuelle Therapie bei Nervenwurzelkompression

Beispiel: im Akutstadium zur Entlastung des Foramen intervertebrale und zur Verbesserung der Stoffwechselsituation.

Ausgangsstellung: Der Patient liegt in Rükkenlage, der Therapeut steht am Kopfende der Behandlungsliege und umfaßt mit beiden Händen den Kopf (Abb. 5.55).

Technik: Durch ein leichtes Zurücklehnen des Therapeuten entsteht ein Längszug, der zu einer Separation des Zwischenwirbelraums führt.

Anwendung: als schmerzlindernde Traktion, zur Entlastung des Foramen intervertebrale.

Anmerkung: Diese Technik kann generell oder monosegmental mit Gegenhaltertechnik am kaudalen Wirbel durchgeführt werden. Die Schonhaltung des Patienten wird berücksichtigt, im Akutstadium wird die Traktion in dreidimensionaler Stellung der HWS durchgeführt.

Mobilisation zur Beeinflussung der Gleitfähigkeit des umliegenden Gewebes

Ausgangsstellung: Der Patient liegt in Rückenlage, der Therapeut steht am Kopfende und umfaßt mit beiden Händen den Kopf des Patienten.

Technik: Der Therapeut bewegt den Kopf des Patienten in Seitneigung und Rotation

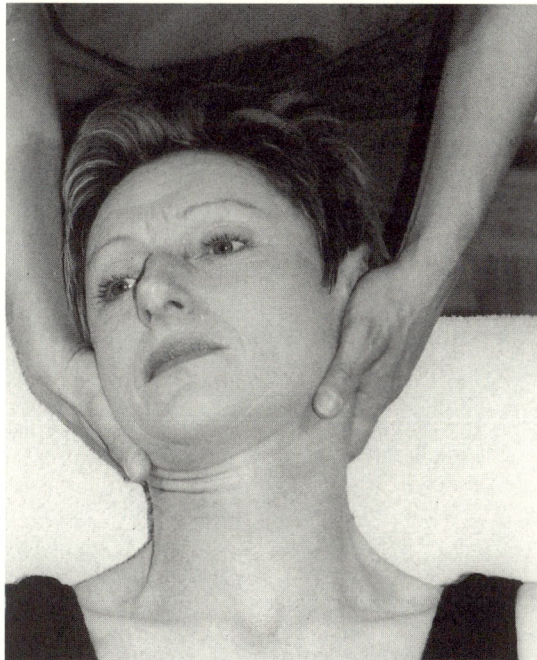

Abb. 5.55: Generelle Traktion (dreiminensional) in Längsrichtung [Schauer-Klatt]

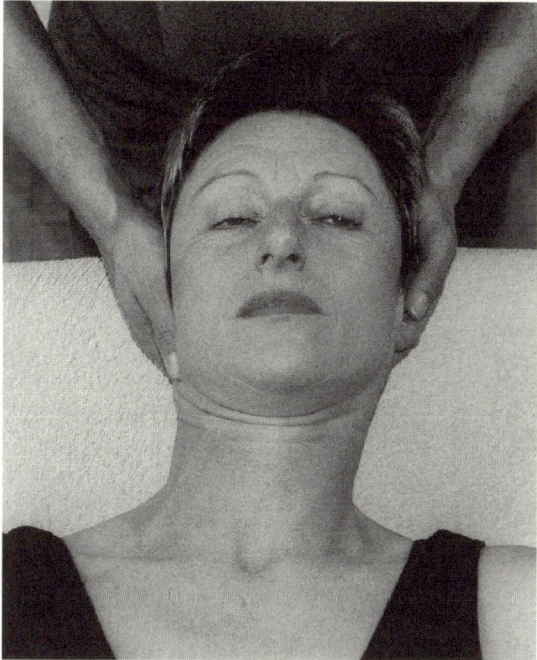

Abb. 5.56: Mobilisation zur Beeinflussung der Gleitfähigkeit des umliegenden Gewebes [Schauer-Klatt]

zur betroffenen Seite hin und wieder weg von der betroffenen Seite im symptomfreien Raum. Statt Seitneigung kann man auch einen Shift durchführen, indem man mit dem Kopf eine Lateraltranslation durchführt (Abb. 5.56).

Anmerkung: Man bewegt damit das Foramen intervertebrale gegen die Nervenwurzel.

Mobilisation mit Vordehnung des N. medianus

Die Intensität der Behandlung kann gesteigert werden, indem man die Vorspannung für die peripheren Nerven erhöht, indem die Dehnposition für den betroffenen Nerven eingenommen wird (Abb. 5.57).

5.6 Indikationen und Kontraindikationen

Indikationen

Indikationen sind:
- reversible Funktionsstörungen der Wirbelsäule- und Extremitätengelenke
- reversible Funktionsstörungen der Muskulatur
- reversible extraneurale und intraneurale Funktionsstörungen der peripheren Nerven.

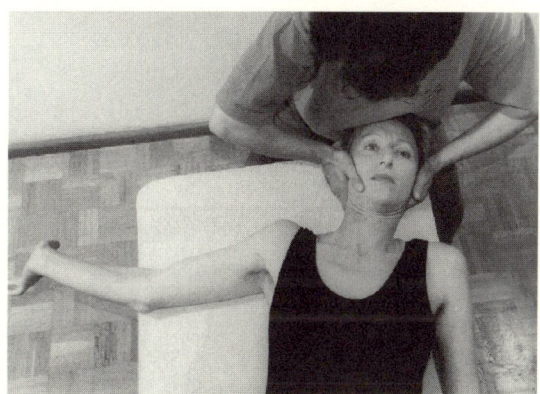

Abb. 5.57: Mobilisation mit Vordehnung des N. medianus [Schauer-Klatt]

Kontraindikationen

Absolute Kontraindikationen:
- Karzinome und Knochenmetastasen
- schwere Osteoporose
- Hämophilie, Hämarthrose
- septische Gelenkentzündungen
- intra- und periartikuläre Frakturen bei entsprechender Lokalisation
- wenn Gelenktechniken mit wenig Intensität (Stufe I oder II) in alle Richtungen ohne Schmerzen oder Abwehrspannung nicht möglich sind
- wenn es bei der aktiven Bewegungsprüfung keine schmerzfreie Bewegungsrichtung gibt

und das Endgefühl in alle Richtungen fester als erwartet ist. Dann unbedingt abklären lassen, ob einer der obengenannten Punkte noch nicht erkannt wurde.

Kontraindikationen für Gelenktechniken, bei denen die muskulären und Neuralstrukturen behandelt werden können oder müssen:

- irreversible Hypomobilität, z.B. Arthrodesen, Ankylosen
- pathologische Hypermobilität, Instabilitäten
- Arthroplastik.

Relative Kontraindikationen für Gelenktechniken:

- Erkrankungen, bei denen Kontraindikationen für einzelne Techniken bestehen, wie beispielsweise Bandlockerung im Lig. transversum oder in den Ligg. alaria, Verschluß der Art. vertebralis, Osteoporose
- Erkrankungen, bei denen die Intensitätsstufen II oder maximal III nicht überschritten werden dürfen, wie zum Beispiel Hypermobilität, Osteoporose, akutes Stadium einer (rheumatischen) Arthritis.

5.7 Weiterführende Literatur

Butler, David S. (1994) Mobilisation des Nervensystems, Springer Berlin Heidelberg New York

Dahl, Heiko (1995) Skript zum Weiterbildungskurs Obere Extremität - Wirbelsäule I der Arbeitsgemeinschaft Manuelle Therapie im ZVK

Dahl, Heiko (1995) Skript zum Weiterbildungskurs Obere Extremität – Wirbelsäule II der Arbeitsgemeinschaft Manuelle Therapie im ZVK

Frisch, Herbert (1993) Programmierte Untersuchung des Bewegungsapparates (Chirodiagnostik), 5. Aufl., Springer Berlin Heidelberg New York Tokio

Frisch, Herbert (1996) Programmierte Therapie am Bewegungsapparat, 2. Aufl., Springer Berlin Heidelberg New York

Hallmann, Uwe, Lihagen, Tomas (1995) Skript zum Weiterbildungskurs Aktive Rehabilitation, Medizinisches Funktionstraining, Arbeitsgemeinschaft Manuelle Therapie im ZVK

Kaltenborn, Freddy M. (1992) Wirbelsäule – Manuelle Untersuchung und Mobilisation, Olaf Norlis Oslo

Kapandij, I. A. (1985) Funktionelle Anatomie der Gelenke, Bd. 3, Rumpf und Wirbelsäule, Enke Stuttgart

Komi, P. V., Kraft und Schnellkraft im Sport, Deutscher Ärzte-Verlag

Leivseth, Gunnar (1991) Muscular adaptions to reduced joint mobility, PhD Thesis, University of Tromso, Norway 1991

Leivseth, Gunnar (1995) Skript zum Weiterbildungskurs Arbeitsgemeinschaft Manuelle Therapie im ZVK, Muskelphysiologie, Muskeladaption, Muskelverletzungen, Veränderung durch Immobilisierung, Gelenkmobilität, Schmerzsyndrome und Schmerzmechanismen

Maitland, G. D. (1991) Manipulation der Wirbelsäule, Springer Berlin Heidelberg New York

Mink, A. J. l., ter Veer, H. J., Vorselaars, J. A. C. Th. (1996) Manuelle Therapie der Extremitäten, Funktionsuntersuchungen und manualmedizinische Behandlungstechniken, 6. Aufl., Jungjohann Neckarsulm Lübeck Ulm

Rauber, A., Kopsch, F. (1987) Anatomie des Menschen, Bd. 1: Bewegungsapparat, Thieme Stuttgart New York

6. Neurales System

Pieter Westerhuis

6.1 Anatomie

Wirbelkanal

Im Wirbelkanal ist das Rückenmark von drei Schutzhüllen umgeben: der direkt anliegenden Pia mater, der Arachnoidea und der widerstandsfähigen Dura mater. Von der Pia mater aus verläuft links und rechts das Ligamentum denticulatum. Dies ist ein längsverlaufendes Ligament, welches jeweils zwischen zwei Spinalnerven eine dreiecksförmige Ausstülpung bildet. Es durchbohrt die Arachnoidea und inseriert an der Dura mater. Durch dieses Ligament ist das Rückenmark schwebend im Duralsack aufgehängt.

Das Rückenmark hört bei ungefähr L1–2 auf und setzt sich als Cauda equina fort. Die Pia mater verläuft ab L1–2 weiter als das Filum terminale internum. Der durale Sack der Cauda equina hört bei S2 auf und die Dura mater legt sich anschließend dem Filum terminale an, welches dann als Filum terminale externum an dem Os coccygeus inseriert. Kranial ist die Dura mater an das Foramen magnum und den Wirbelkörper von C2 fixiert. Dies bedeutet also, daß das neurale System (NS) sowohl kranial als auch kaudal fixiert ist.

Jedes Wirbelsäulensegment hat seinen eigenen Spinalnerv. Wo sich der Nervenwurzelkomplex von der Medulla spinalis abspaltet, bilden die Dura mater und Archnoidea eine schützende Nervenwurzeltasche. Klinisch gesehen wichtig ist, daß diese Bindegewebestrukturen sich dem Nerv anlegen und fließend in die Schutzhüllen des peripheren Nerven übergehen. Dies bedeutet, daß das NS ein Kontinuum darstellt. So ist z.B. das Epineurium vom N. peroneus communis des Großzehs kontinuierlich verbunden mit der Dura mater im Wirbelkanal.

Die neuralen Strukturen innerhalb des Wirbelkanals werden durch den N. sinuvertebralis innerviert. Er ist eine Abzweigung des Ramus anterior, die wieder zurückverläuft in die Foramina intervertebralia, und u.a. die Dura mater, das äußere Drittel der Bandscheibe und das Ligamentum longitudinale innerviert. Klinisch gesehen ist wichtig, daß dieser Nerv viele postganglionäre sympathische Fasern enthält. Dies könnte einerseits erklären, warum soviele Patienten mit Dysfunktionen des NS zusätzlich sympathische assoziierte Symptome haben und/oder warum bei Überdosierung der neuralen Mobilisationen starke sympathische Nachreaktionen wie z.B. Übelkeit auftreten können.

Peripherer Nerv

Auch der periphere Nerv besteht aus leitendem Gewebe, Blutgefäßen und Bindegewebe. Die drei Schutzhüllen bestehen aus Epineurium, Perineurium und dem Endoneurium. Während das Epineurium hauptsächlich eine mechanische Schutzfunktion gegen Kompression und Zugkräfte hat, hat das Perineurium eine weitere wichtige Funktion als Diffusionsbarriere. Chemische Noxen von außen können nicht eindringen, aber eventuelle intrafaszikuläre Ödeme können auch schlecht abfließen. Die Kapillaren innerhalb eines Faszikels (ein Bündel Nervenfasern, welche von Perineurium umgeben werden) sind selektiv permeabel (Blood-nerve-barrier). Wird der Nerv über längerer Zeit gereizt oder komprimiert, dann verliert die Kapillare ihre Semipermeabilität, was zu Ödemen führen kann. Da das Perineurium das Ödem nicht durchläßt, führt dies zu einer Zunahme des intrafaszikulären Druckes, welcher seinerseits wieder zu einem „Kompartmentsyndrom" mit Hypoxie und Bildung vom Adhäsionen führt. Dieser Mechanismus braucht einige Stunden, um sich aufzubauen und kann erklären, warum das NS so häufig in der Therapie nachreagiert.

Die Schutzhüllen des peripheren Nervens werden auch innerviert von einerseits Eigenabzweigungen (Nervus Nervorum) und andererseits Abzweigungen von perivasalen Plexi (Sympathische Nervensystem).

Biomechanik, Neurodynamik

Wird die Wirbelsäule von Extension nach Flexion bewegt, verlängert sich der Wirbelkanal von S1 bis zum Foramen magnum um 6–9 cm (Louis 1981). Dies bedeutet, daß die neuralen Strukturen sich dieser Verlängerung anpassen müssen. Dies machen sie, indem sie:

- sich entfalten wie eine Ziehharmonika
- in sich selber gleiten, z.B. Pia mater gegen Arachnoidea
- gegenüber dem beachbarten Gewebe gleiten, z.B. Dura mater gegen Bandscheibe
- ein leichtes Dehnen der plexiformen Ausrichtung zulassen.

Gleichartige Vorgänge finden bei der Lateroflexion statt, was z.B. dazu führt, daß bei Lateroflexion nach links das rechte Lig. denticulatum unter Spannung kommt. Dies führt dann zu einer Bewegung in der transversalen Ebene nach rechts. Letzendlich muß sich das NS in allen Ebenen frei bewegen (Breig 1978).

Auch der periphere Nerv muß sich Längenveränderungen anpassen können. So hat z.B. Zöch et al (1992) gezeigt, daß das Nervenbett des N. medianus von der Axilla bis zum Handgelenk sich um ca. 10 cm bei entspechenden Bewegungen verlängert. McLellan et al (1976) haben gezeigt, daß – wenn der Arm in 45° Abduktion mit extendierten Ellbogen liegt – Flexion–Extension der Finger und des Handgelenkes den N. medianus in den Oberarm um bis zu 9 mm von proximal nach distal hin und her bewegen lassen.

Daß der Verlängerung des NS aber Grenzen gesetzt sind, wurde u.a. von Lundborg (1988) gezeigt. Er hat festgestellt, daß bei 8% Verlängerung des Nervens die venöse Durchblutung blockiert ist. Bei 15% Verlängerung wird die arterielle Durchblutung völlig blokkiert, was zu Hypoxie führen kann. Kwan et al (1992) haben gezeigt, daß bei Überdehnung des Nervens die Leitfähigkeit beeinträchtigt wird. Dies bedeutet klinisch gesehen, daß bei der Mobilisation des NS keine großen Kräfte angewendet werden dürfen.

Ist die Mobilität des NS eingeschränkt, kann dies führen zu:

- vermehrter Spannung
- Abnahme der Durchblutung
- Störungen der Leitfähigkeit
- Paraesthesien
- Schmerzen
- Bewegungseinschränkungen.

Die gezielte Einbeziehung der Überlegungen zur Mobilisation des NS ist daher eine wichtige Ergänzung zur differenzierten Therapie der HWS.

6.2   Befunderhebung

Subjektive Befunderhebung

Während der subjektiven Befunderhebung werden auf Basis der eingehenden Informationen des Patienten bereits erste Hypothesen aufgestellt, ob das neurale System mitbeteiligt ist. Hinweise auf neuraler Beteiligung sind u.a:

- Lokalisation der Symptome, z.B.
  - im Dermatom, Myotom
  - zusammengehörende Schmerzpunkte entlang des NS, z.B. Kopfschmerzen und Rückenschmerzen oder zervikale Beschwerden und Tennisellenbogen (Upton und McComas 1973)
- Qualität der Symptome (Devor 1985 und Loeser 1985): z.B. brennend, kribbelnd, Ameisen laufen, Überempfindlichkeit, Taubheit, Kraftlosigkeit
- Verhalten der Symptome, z.B.:
  - Zunahme in der Nacht
  - Zunahme bei Bewegungen, Positionen, die den Streß erhöhen
  - Abnahme bei Bewegungen, Positionen, die den Streß vermindern
- Vorgeschichte, z.B.
  - direktes Trauma auf einen oberflächlich liegenden Nerv
  - traumatisierende Bewegung, welche das NS unter Spannung setzt, z.B. Schleudertrauma
  - Angabe des Patienten, daß gründliche Behandlung der Gelenke oder Muskeln keine bleibende Verbesserung gebracht hat.

Sollten mehrere dieser Hinweise zusammenkommen, erhärtet sich die Hypothese, daß das NS mitbetroffen ist.

Körperliche Untersuchung

Grundsätzlich kann das NS auf drei Arten untersucht werden. Einerseits wird die Neurodynamik untersucht. Hierbei werden die abnormalen mechanischen und physiologischen Reaktionen des NS beurteilt, welche ausgelöst werden, wenn die Mechanik des NS untersucht wird. Weiter sollte die Leitfähigkeit des NS beurteilt werden, indem in der neurologischen Untersuchung die Sensibilität, Kraft und Reflexe getestet werden. Als letztes besteht noch die Möglichkeit, das NS zu palpieren. Hierbei wird vor allem auf Verdickungen und überempfindliche Reaktionen geachtet.

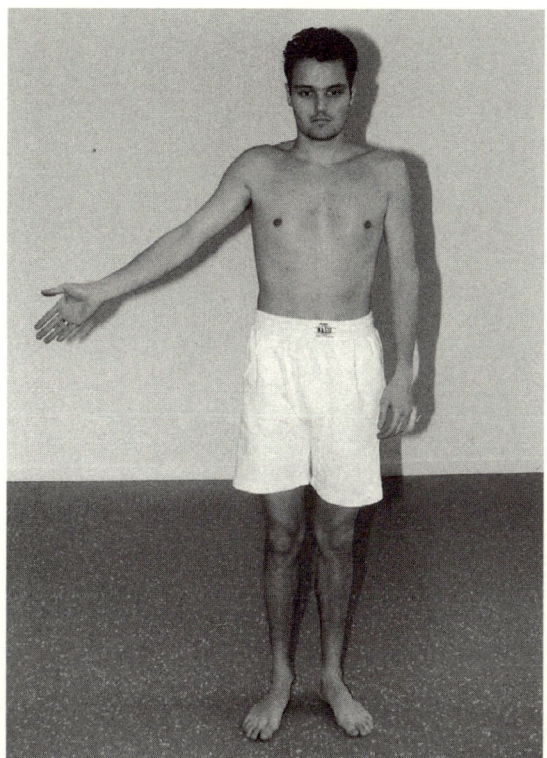

Abb. 6.1: Schmerz in der M.-deltoideus-Region bei 45° Abduktion [Westerhuis]

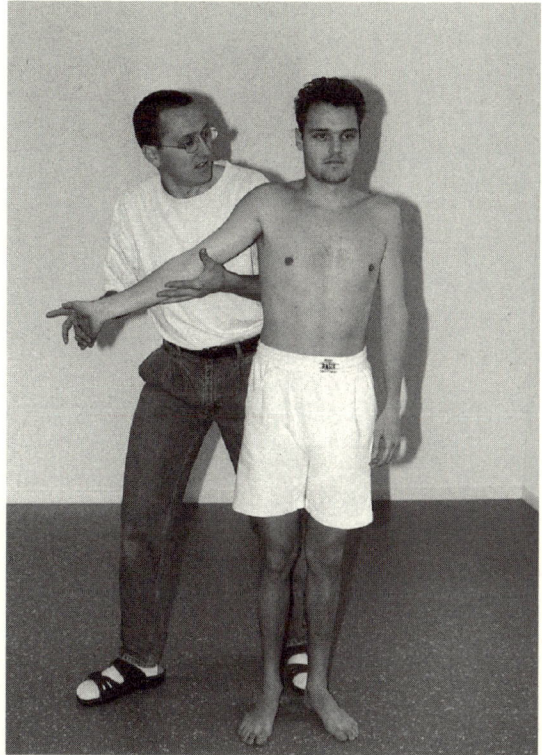

Abb. 6.2: Schmerz bei 45° Abduktion mit gleichzeitiger Dorsalflexion des Handgelenkes [Westerhuis]

Für weitere Informationen bezüglich neurologische Untersuchung und Palpation der Nerven wird der Leser auf Standardwerke verwiesen (z.B. Sunderland 1978 und Butler 1995).

Prinzipien der Differenzierung

Innerhalb des Maitland-Konzeptes (1994a und 1994b) ist ein wichtiges Prinzip der Differenzierung, daß versucht wird, zuerst den Schmerz des Patienten auszulösen, um dann anschließend den Streß auf eine Struktur oder Gelenk selektiv zu verändern. Sollte sich hierbei der Schmerz verändern, darf eine erste Hypothese über die dafür verantwortliche Struktur aufgestellt werden. Anschließend wird die betroffene Struktur weiter untersucht, um diese Hypothese zu bestätigen. Da das NS ein Kontinuum ist, kann mit einer Bewegung Schmerzen an weit entfernt vom Symptombereich liegenden Strukturen ausgelöst werden. So können z.B. Nackenschmerzen mit Bein- oder Handgelenksbewegungen und Unterarmbeschwerden mit Nackenbewegungen ausgelöst werden.

Praktisches Beispiel

Der Patient löst bei 45° Abduktion einen Schmerz in der M.-deltoideus-Region mit leichter Ausstrahlung in den Nackenbereich aus (Abb. 6.1). Ist der Therapeut imstande, diesen Schmerz zu verstärken, indem z.B. das Handgelenk dorsal flektiert wird, darf eine neurale Mitbeteiligung angenommen werden (Abb. 6.2).

Diese Hypothese muß jedoch nochmals bestätigt werden, indem einer der Standardteste für Neurodynamika der oberen Extremität ausgeführt wird.

Tests für die Neurodynamik

Da das NS eine extrem sensible Struktur ist, sollten die Teste immer ohne Kraft ausgeführt werden. Weiter sollte die Testposition nicht zu lange angehalten werden, da die Durchblutung beeinträchtigt werden kann. Bei Patienten mit stärkeren Schmerzen kann es notwendig sein, beim Untersuchen mit der primären Bewegung wieder etwas aus dem Schmerz herauszugehen, um anschließend erst mit der differenzierenden Bewegung den Schmerz erneut auszulösen.

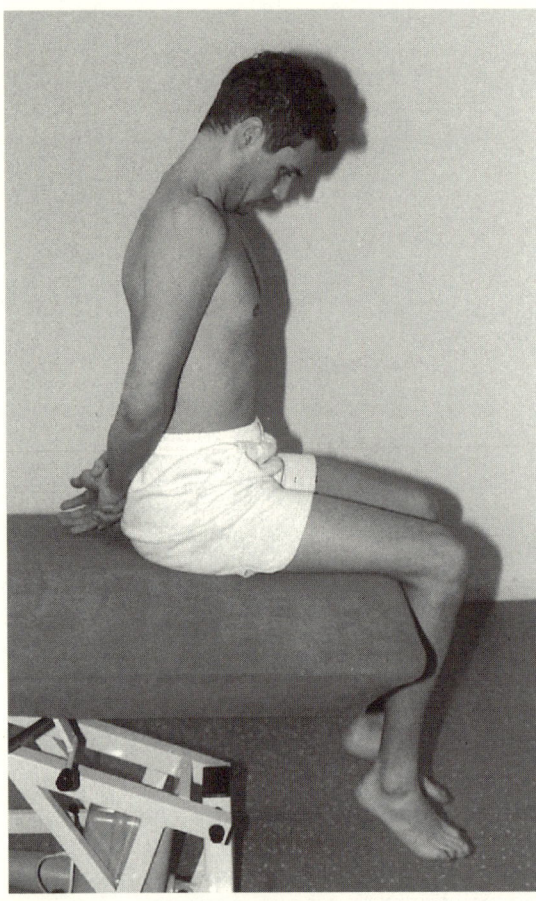

Abb. 6.3: Im Sitzen HWS-Flexion, bis der erste Schmerz kommt [Westerhuis]

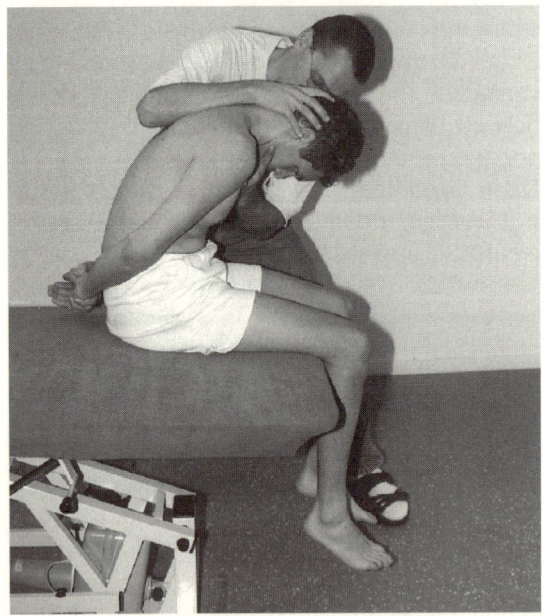

Abb. 6.4: Im Sitzen HWS-Flexion plus Slump [Westerhuis]

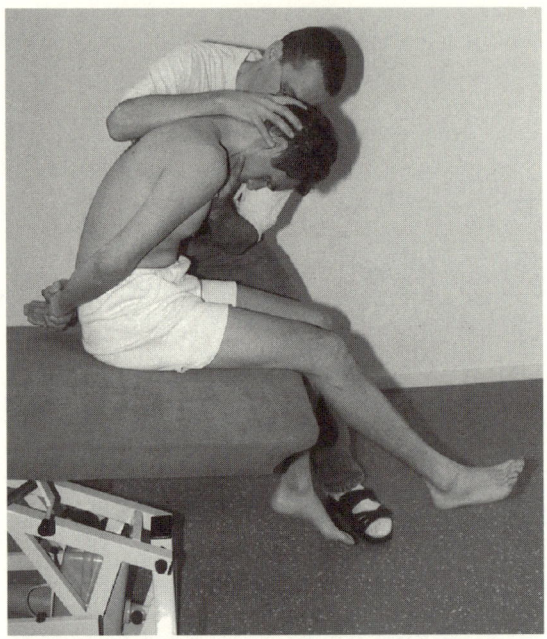

Abb. 6.5: Slump plus Extension des Kniegelenkes [Westerhuis]

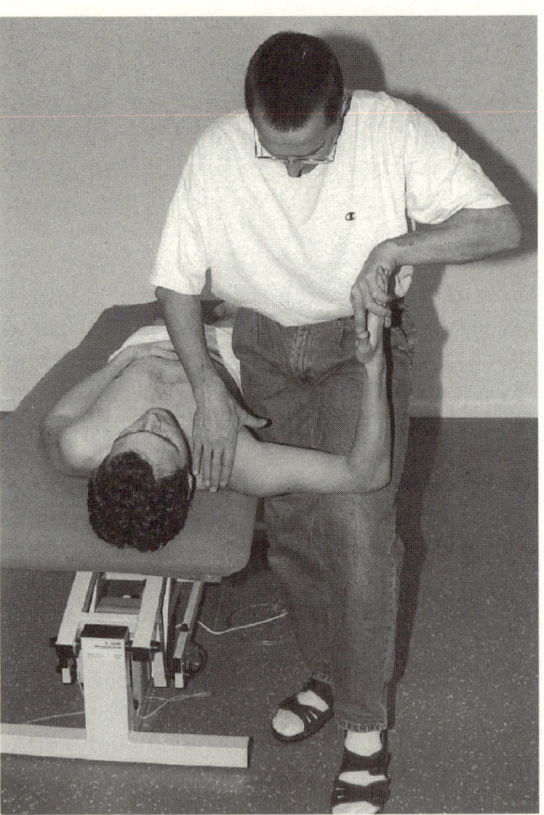

Abb. 6.6: Upper-Limb-Neural-Test 1 des rechten Arms: 90–100° Abduktion [Westerhuis]

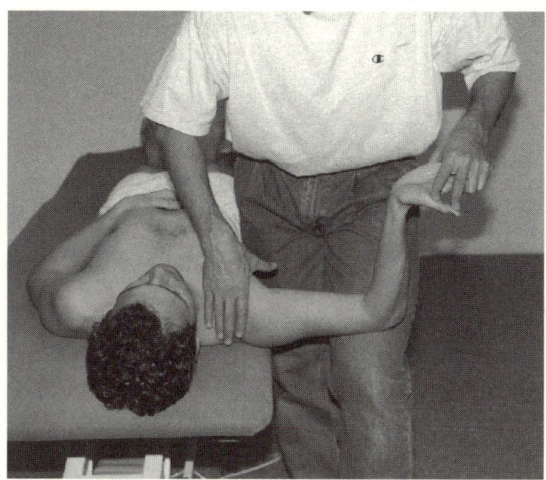

Abb. 6.7: Upper-Limb-Neural-Test 1 des rechten Arms: Ellbogen 90° supiniert, der Daumen abduziert und die Finger und das Handgelenk maximal extendiert [Westerhuis]

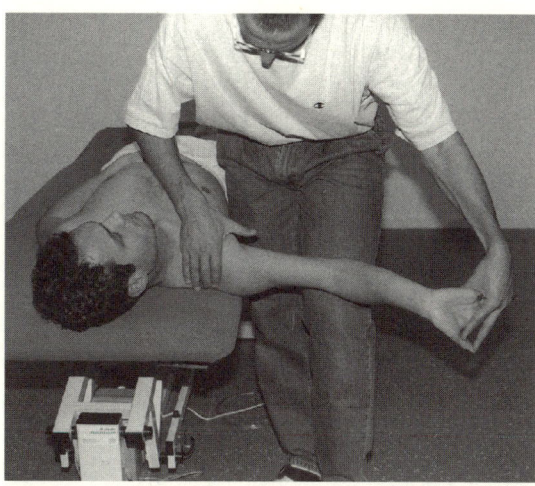

Abb. 6.9: Upper-Limb-Neural-Test 1 des rechten Arms: Nackenflexion nach links [Westerhuis]

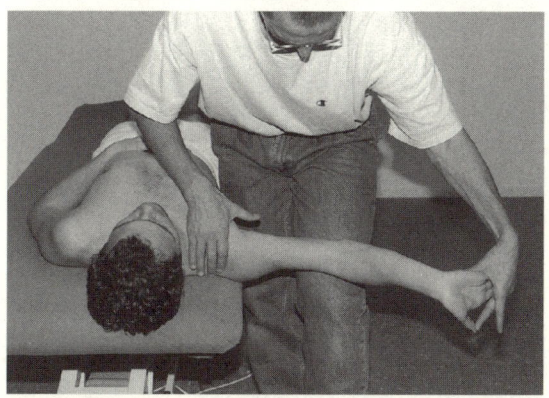

Abb. 6.8: Upper-Limb-Neural-Test 1 des rechten Arms: Ellbogengelenkextension, bis entweder Widerstand, Muskelspasmus oder Schmerzen auftreten [Westerhuis]

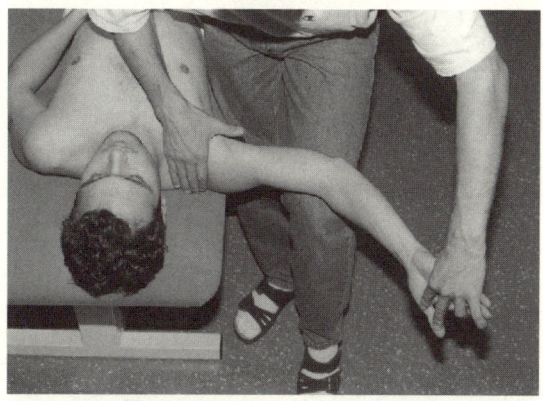

Abb. 6.10: Upper-Limb-Neural-Test 1 des rechten Arms: ohne Dorsalflexion des Handgelenkes [Westerhuis]

Die Entscheidung darüber, welcher Test ausgeführt wird, bestimmt zuerst die dominante Bewegung, welche den Schmerz auslöst. Des weiteren sind die in der Vorgeschichte angegebene traumatisierende Bewegung sowie die Lokalisation der Symptome von Bedeutung.

Zervikaler Slump
Der Patient wird aufgefordert, seinen Kopf nach vorne zu beugen, bis der erste Schmerz kommt (Abb. 6.3). Anschließend wird, ohne das sich der Nacken weiter bewegt, BWS und LWS flektiert (Slump, Abb. 6.4). Sollten sich hierbei die Schmerzen verändern, ist es entweder der Muskel oder das NS. Als letztes wird das Bein mit oder ohne Dorsalflexion des Fußes extendiert (Abb. 6.5). Sollten sich jetzt die

Beschwerden verändern, darf eine neurale Beteiligung angenommen werden.

Upper-Limb-Neural-Test 1 (ULNT 1) des rechten Arms
Der Patient liegt flach auf den Rücken ohne Kissen unter dem Kopf und die linke Hand auf dem Bauch. Der Therapeut abduziert den Arm 90–100°. Hierbei kontrolliert er mit seiner rechten Hand, daß sich der Schultergürtel nicht hebt (Abb. 6.6). Anschließend wird der Ellbogen 90° supiniert, der Daumen abduziert und die Finger und das Handgelenk maximal extendiert (Abb. 6.7). Jetzt wird das Schultergelenk 90° außenrotiert. Zuletzt wird das Ellbogengelenk vorsichtig extendiert, bis entweder Widerstand, Muskelspasmus oder Schmerzen auftreten

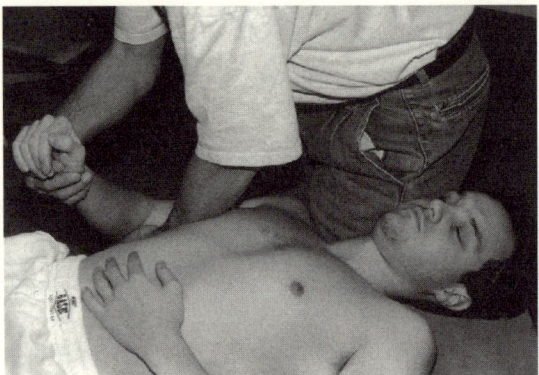

Abb. 6.11: Upper-Limb-Neural-Test 2a des rechten Arms: Depression der Schulter [Westerhuis]

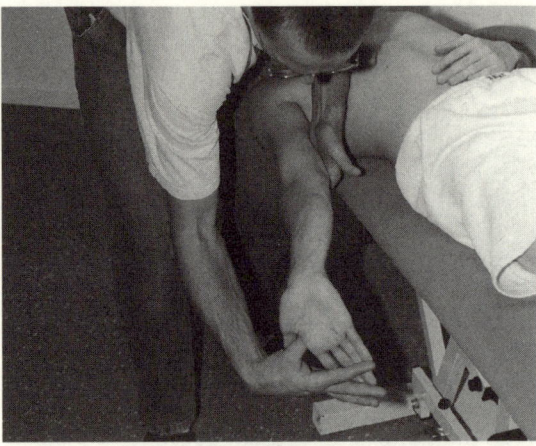

Abb. 6.13: Upper-Limb-Neural-Test 2a des rechten Arms: Daumen abduziert, Ellbogen supiniert, Finger und Handgelenk extendiert [Westerhuis]

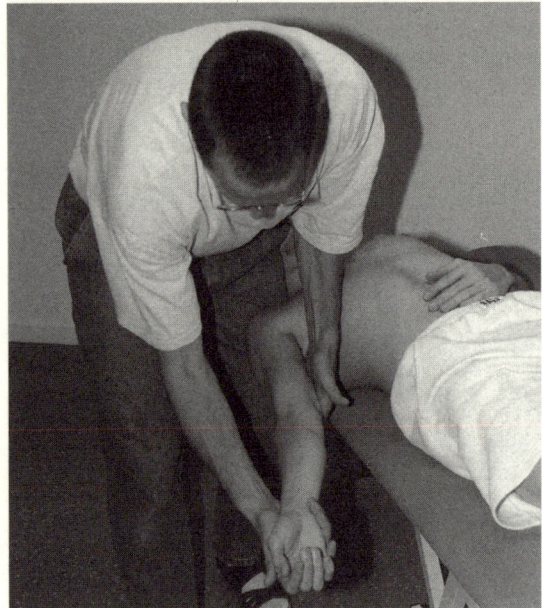

Abb. 6.12: Upper-Limb-Neural-Test 2a des rechten Arms: Ellbogen extendiert und Schulter nach außen rotiert [Westerhuis]

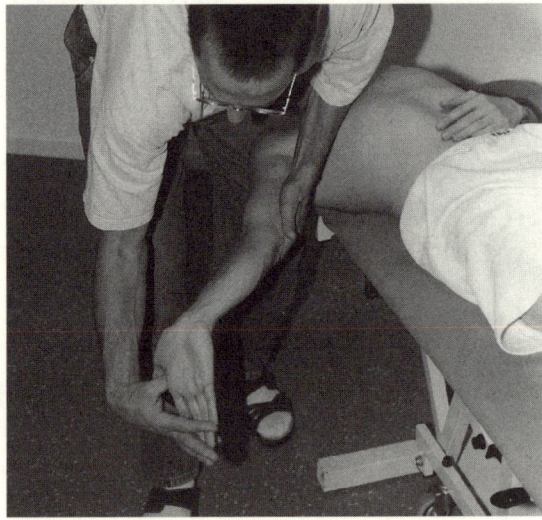

Abb. 6.14: Upper-Limb-Neural-Test 2a des rechten Arms: Schulter-Abduktion [Westerhuis]

(Abb. 6.8). Sollten sich die Symptome im Unterarm befinden, kann differenziert werden, indem der Nacken nach rechts und links lateroflektiert wird (Abb. 6.9). Befinden sich die Beschwerden jedoch im Nackenbereich sollte differerenziert werden, indem die Dorsalflexion des Handgelenkes weggelassen wird (Abb. 6.10).

Upper-Limb-Neural-Test 2a (ULNT 2a) des rechten Arms

Hat der Patient seine Beschwerden nicht so sehr bei Überkopfarbeiten, sondern bei Aktivitäten mit Schulterdepression, wie z.B. Tragen einer Tasche oder Arbeiten am Computer, ist es besser, einen Test auszuführen, welcher diese Komponenten miteinbezieht.

Der Patient liegt flach auf den Rücken ohne Kissen mit der linken Hand auf dem Bauch. Er liegt leicht diagonal auf der Bank, damit der Schultergürtel über die Bank hinausragt. Der Therapeut führt den Schultergürtel mit seinem linken Oberschenkel in Depression (Abb. 6.11). Anschließend wird der Ellbogen extendiert und die Schulter nach außen rotiert (Abb. 6.12). Jetzt wird mit der rechten Hand der Daumen abduziert, der Ellbogen supiniert und die Finger und Handgelenk extendiert (Abb. 6.13). Sollten Symptome auftreten, kann differenziert werden z.B. mit Schulter-Abduktion (Abb. 6.14) oder ein Weglassen der Depression.

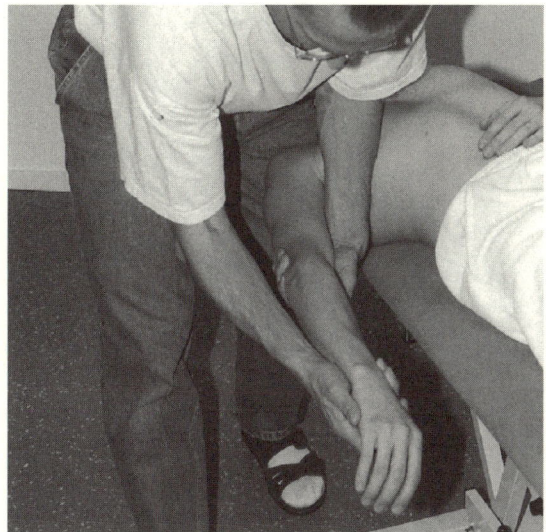

Abb. 6.15: Upper-Limb-Neural-Test 2b des rechten Arms: Ellbogen extendiert und Schulter innenrotiert [Westerhuis]

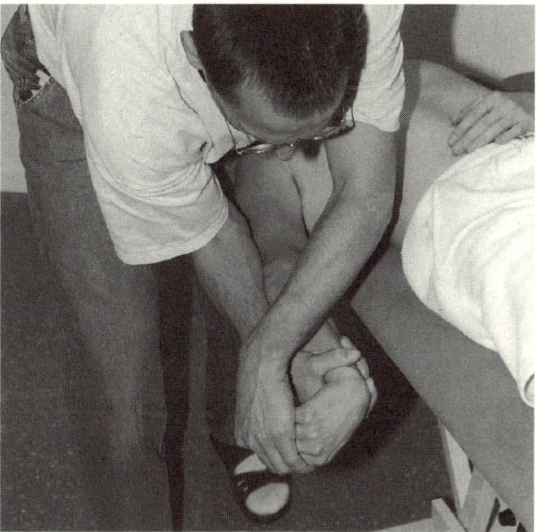

Abb. 6.17 : Upper-Limb-Neural-Test 2b des rechten Arms: Daumen adduziert, Finger und Handgelenk flektiert [Westerhuis]

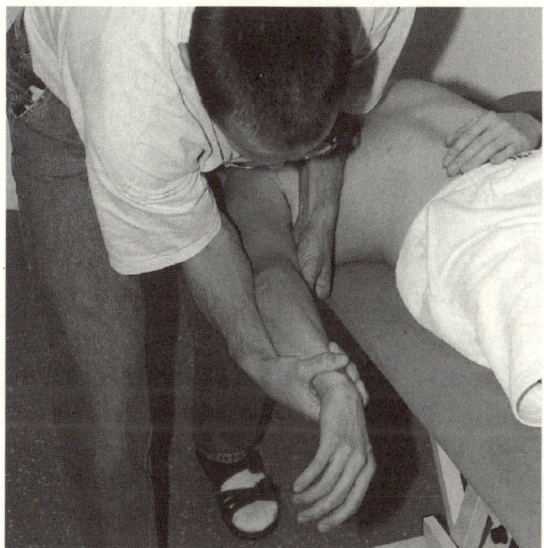

Abb. 6.16: Upper-Limb-Neural-Test 2b des rechten Arms: rechte Hand umgreift den Unterarm, um eine endgradige Pronation und Innenrotation zu erreichen [Westerhuis]

Upper-Limb-Neural-Test 2b (ULNT 2b) des rechten Arms
Befinden sich die Symptome eher im Innervationsgebiet des Nervus radialis, sollte versucht werden, den Test vermehrt auf diesen Nerv auszurichten.

Der Patient liegt flach auf dem Rücken ohne Kissen mit der linken Hand auf dem Bauch. Er liegt leicht diagonal auf der Bank, damit der Schultergürtel über die Bank hinausragt. Der Therapeut bringt den Schultergürtel mit seinem linken Oberschenkel in Depression. Anschließend wird der Ellbogen extendiert und die Schulter innenrotiert (Abb. 6.15). Jetzt umgreift die rechte Hand den Unterarm von hinten nach innen herum, um eine endgradige Pronation und Innenrotation zu erreichen. Der rechte Ellbogen des Therapeuten sollte dabei gegen den Arm des Patienten gehalten werden, um die Ellbogenextension beizubehalten (Abb. 6.16). Dadurch wird die linke Hand frei, um den Daumen zu adduzieren sowie Finger und Handgelenk zu flektieren (Abb. 6.17). Es kann mit den gleichen Bewegungen differenziert werden wie beim ULNT 2a.

6.3 Behandlung

Eine wichtige Grundregel ist, bei vorhandenen deutlichen Gelenkzeichen diese immer zuerst zu behandeln. Sollten nur geringe Gelenkzeichen vorhanden sein oder war die Behandlung der Gelenkzeichen ohne Erfolg, kann vorsichtig zur neuralen Mobilisation übergegangen werden.

Da das neurale System neben dem Bindegewebe auch das leitende Gewebe beinhaltet, sollte in der Intensität jedoch Zurückhaltung ausgeübt werden. Wichtig ist weiter, eventuelle neurologischen Veränderungen zu jedem Zeitpunkt auf Veränderung zu kontrollieren. Auch können bei Überdosierung leicht starke sympathische Nachreaktionen auftreten. Da-

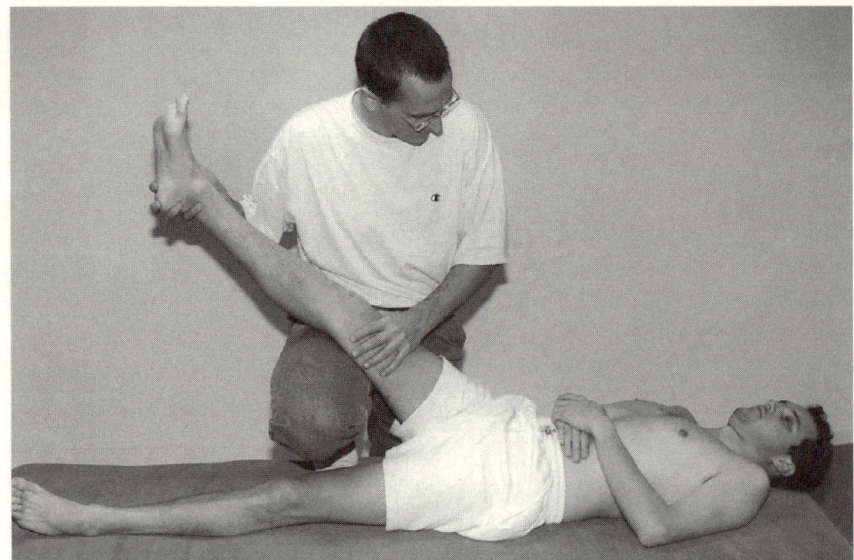

Abb. 6.18: Extensions-
bewegungen des
Kniegelenkes aus 45°
Hüftflexion
[Westerhuis]

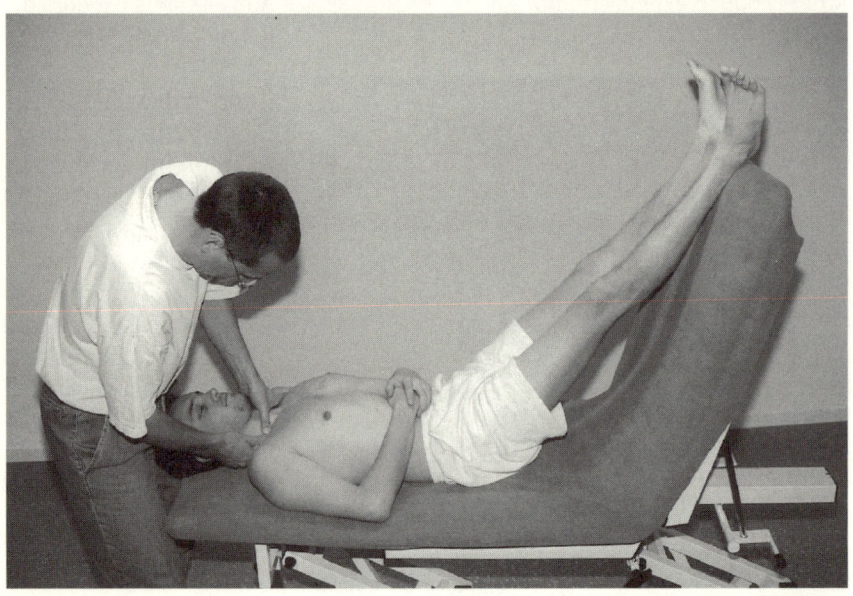

Abb. 6.19: Unilaterale
antero-posterior
Mobilisationen auf C6
in bilaterale SLR
[Westerhuis]

her sollte bei der ersten Behandlung eher etwas unterdosiert werden.

Ein großer Vorteil bei der Behandlung der neuralen Strukturen kann jedoch sein, daß dem Therapeuten auch hier die Möglichkeit gegeben wird, weit entfernt von der Schmerzlokalisation die Behandlung anzusetzen. So kann z.B. bei einem Schleudertrauma, das lokale Mobilisation und Stabilisation noch nicht zuläßt, über die Beine, Ellbogen und Handgelenke angegangen werden.

Patientenbeispiel 1

Diese Patientin hatte vor 4 Wochen eine HWS-Distorsion und seitdem massive Nackenbeschwerden mit leichtem Schwindel ohne neurologische Ausfälle. Sie trägt noch eine Halskrawatte und erträgt keine Berührung des Nackens. Beim SLR (Straigth leg raise = Lasèque) trat bei 60° ein leichtes Ziehen im Nacken auf. Die 1. Behandlung bestand aus rhythmischer oszillierender Extensionsbewegungen des Kniegelenkes aus 45° Hüftflexion (Abb. 6.18).

Da die Patientin bei der 2. Behandlung Erleichterung im Nacken angab, wurde die Behandlung wiederholt. Als Heimübung mußte sie im Stand auf einer leichten Erhöhung das Bein pendeln lassen. In der dritten Behandlung wurde die Hüftflexion auf 60° gesteigert.

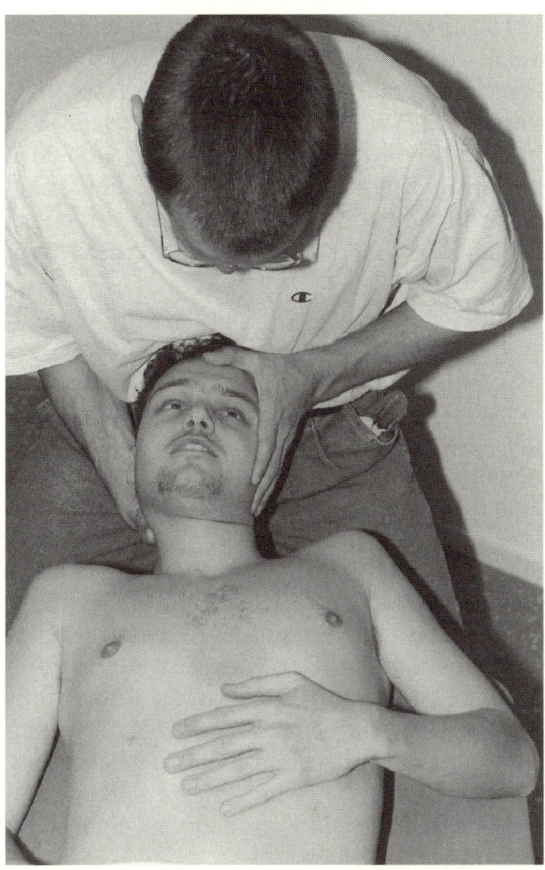

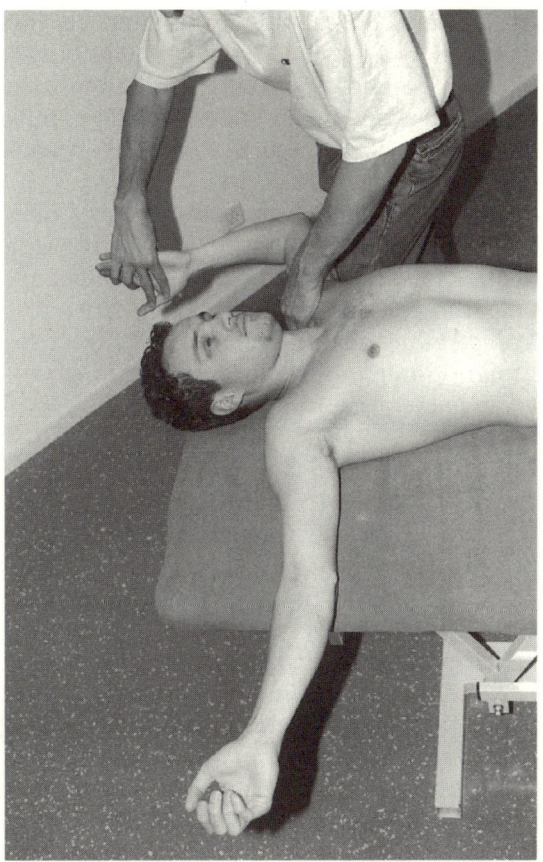

Abb. 6.20: Seitgleiten nach rechts mit dem linken
Arm in leichter Elevation und Ellbogenflexion
[Westerhuis]

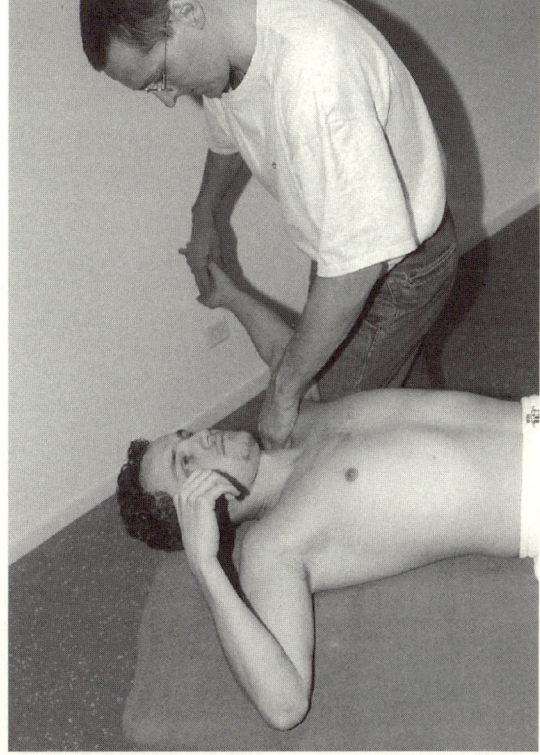

Abb. 6.21: „Slider" für den linken Arm [Westerhuis]
a) rechter Arm in 90° Abduktion und 90° Außenrotation, Therapeut hält linken Arm in leichter
Schultergürtelelevation, 60° Abduktion und neutraler Außenrotation
b) Patient flektiert und extendiert rechten Arm
alternierend zwischen 90° und 0°, Therapeut führt
mit dem linken Arm umgekehrte Ellbogenbewegung aus

In der vierten Behandlung konnten bei 90° SLR keine Nackenbeschwerden mehr ausgelöst werden und die zervikalen Beschwerden waren subjektiv um 25 % besser. Jetzt konnte lokal mit Zusatzbewegungen der HWS behandelt werden.

Die 5.–9. Behandlung bestand hauptsächlich aus lokaler Mobilisation und Aktivierung der tiefen Nackenflexoren. In der 11. Behandlung wurden Gelenkmobilisationen in neuraler Vorspannung ausgeführt. Abb. 6.19 zeigt sogenannte antero-posterior Mobilisationen auf C6 in bilateraler SLR.

Patientenbeispiel 2

Ein 60jähriger Patient mit Diskushernie C5/6 und C6/7, starken degenerativen Veränderungen der HWS und radikulärem Syndrom C7 links. Die neurologische Untersuchung ergab Hypästhesien im Dermatom C7, abwesenden Tricepsreflex und Muskelkraft 3 des M. triceps. Die Rotation nach links und Extension sind fast völlig eingeschränkt mit ausstrahlenden Schmerzen im Oberarm. Beim Testen der Neurodynamik traten bei 45° Abduktion und Ellbogenextension bereits distale Symptome auf.

Die ersten drei Behandlungen bestanden vor allem aus manuellen Traktionen und vorsichtiger unilateraler postero-anterioren Mobilisationen der HWS aus Rückenlage. In der 4. Behandlung wurden sogenannte Seitgleiten-Mobilisationen nach rechts ergänzt. Hierbei lag der Arm des Patienten in leichte Elevation und Ellbogenflexion, um das NS zu entspannen (Abb. 6.20).

In der nächsten Behandlung wurde gesteigert, indem der Ellbogen etwas extendiert wurde. Sobald jedoch versucht wurde, die Schulterelevation wegzulassen, nahmen die Beschwerden wieder zu. Da SLR-Mobilisationen erfolglos waren, wurde in der 7. Behandlung die sogenannte „Sliders" begonnen. Hierbei liegt der rechte Arm in 90° Abduktion und 90° Außenrotation. Der Therapeut hält den linken Arm in leichter Schultergürtelelevation, 60° Abduktion und neutraler Außenrotation. Der Patient muß den rechten Arm alternierend zwischen 90° und 0° flektieren und extendieren. Der Therapeut führt mit dem linken Arm immer die umgekehrte Ellbogenbewegung aus (Abb. 6.21). Dies führt dazu, daß speziell die Mobilität des NS ohne zu viel Spannung betont wird.

6.4 Weiterführende Literatur

Breig A (1978) Adverse mechanical tension in the central nervous system. Almquist and Wiksell, Stockholm.

Butler D S (1995) Mobilisation des Nervensystems. Rehabilitation und Prävention ; Band 29. Springer-Verlag Berlin, Heidelberg, New York.

Devor M (1985) The pathophysiology and anatomy of damaged nerve. In: Wall P D, Melzack R (eds) Textbook of pain. Churchill Livingstone, Edinburgh.

Kwan M K E J, Wall et al (1992) Strain, stress and stretch of peripheral nerve. Acta orthopedica scandinavia 63(3): 267-272.

Loeser J D (1985) Pain due to nerve injury. Spine 10:232-235.

Louis R (1981) Vertebroradicular and vertebromedullar dynamics. Anatomica Clinica vol 3: 1-11.

Lundborg G (1988) Nerve injury and repair. Churchill Livingstone, Edinburgh.

Maitland G D (1994a) Manipulation der peripheren Gelenke, 2.Aufl. Rehabilitation und Prävention, Band 20. Springer Verlag Berlin Heidelberg New York.

Maitland G D (1994b) Manipulation der Wirbelsäule, 2. Aufl. Rehabilitation und Prävention, Band 24. Springer Verlag Berlin Heidelberg New York.

McLellan D L, Swash M (1976) Longitudinal sliding of the median nerve during movements of the upper limb. Journal of neurology, neurosurgery and psychiatry. 39:556-570.

Sunderland S (1978) Nerves and nerve injuries. Churchill Livingstone, Edinburgh.

Upton A R M, McComas A J (1973) The double crush in nerve entrapment syndromes. Lancet 2:359-362.

Zöch G (1992) Über die Anpassung der peripheren Nerven an die Bewegungen der Extremitäten durch Gleiten und Dehnung: Untersuchung am Nervus medianus. Acta Chirurgica Austriaca 24: Suppl. 96: 3-16.

7. PNF

Liselotte Ozarcuk

7.1 PNF-Konzept

Die Behandlung der Funktionsstörungen der HWS mit der PNF (propriozeptiven neuromuskulären Fazilitation) unterscheidet sich theoretisch nicht von Funktionsstörungen der Extremitäten. Die Gesamtfunktion des Körpers im Zusammenspiel mit der Fortbewegung steht bei der PNF im Mittelpunkt.

Der Erfolg liegt nicht in der Anwendung einzelner Techniken, sondern der Anwendung des PNF-**Konzeptes** mit der Erarbeitung der 4 Stadien der motorischen Kontrolle. Es muß die vordergründige Störung der Mobilität und Stabilität beseitigt werden, die Ursache der Störung herausgefunden und die Gesamtfunktion des Körpers mit kontrollierter Mobilität und Geschicklichkeit wieder erarbeitet werden.

Die vorgegebenen Bewegungsmuster, als wichtigster Bestandteil, müssen befundbezogen, funktionell und mit den spezifischen Techniken trainiert werden, um dieses Ziel zu erreichen.

Da die Funktion der Bewegungsachse WS über die Nerven-Muskelverbindungen mit dem Kopf, dem Schultergürtel, den oberen Extremitäten, dem Becken und den unteren Extremitäten zusammenhängt, beeinflußt die Störung eines Faktors natürlich die Funktion im gesamten Bewegungssystem. Deshalb darf die Störung des Patienten nicht als isoliertes Problem behandelt werden.

Die Funktion des Körpers ist Haltung (angehaltene Bewegung) und (Fort-)Bewegung. Das Ausführungssystem sind die Muskeln, das Skelett und die Bänder mit dem dazugehörigen Innervationsapparat des ZNS.

Gerade bei Funktionsstörungen der HWS mit Störungen der zentral gesteuerten Motorik ist die funktionelle Behandlung mit der propriozeptiven neuromuskulären Fazilitation angebracht, die in erster Linie Bahnung der im ZNS gespeicherten Bewegungsabläufe fordert, um den Anforderungen an die WS (Schutz-, Stützfunktion, Bewegungsachse) gerecht werden zu können. Außerdem ist für die Gleichgewichtserhaltung die Propriozeption aus der Körperachse notwendig. Deshalb darf sich in einer Behandlung nicht nur auf die Rezeptoren der HWS konzentriert werden. Es ist hinreichend bekannt, daß tonische Reflexe nicht nur vom Nacken, sondern auch von der LWS ihren Ausgang nehmen und die Beckenkontrolle in entscheidender Weise die Stellung der HWS beeinflußt.

Deshalb sind langfristige Behandlungserfolge auch nur dann zu erwarten, wenn die Muskulatur im Zusammenspiel von Agonist und Antagonist und die Bewegungssteuerung berücksichtigt werden.

Voraussetzungen der Anwendung

Die Anwendung von PNF erfordert gründliches Wissen und funktionelles Verstehen der komplexen Bewegungsmuster und deren weiterlaufenden physiologische, gesetzmäßig statische und dynamische Muskelkettenaktivation, ehe PNF effektiv, ohne Schaden zu verursachen, angewendet werden kann. Exakte Kenntnisse über Anatomie, Neuroanatomie, Neurophysiologie und Gelenkphysiologie müssen vorhanden sein.

Bewegungsmuster

Gellhorns Experimente zeigen, daß normalerweise nicht einzelne Muskeln alleine verwendet werden. Das Muskelspiel läuft in Form einer Kettenfunktion in diagonaler Richtung mit rotatorischer Komponente ab. Während der motorischen Entwicklung werden die auf der Grundlage angeborener Reflexe angelegten Bewegungsmuster ausgearbeitet und durch die Interessen und Anforderungen aus der Umgebung erweitert. Dr. Kabat faßte diese Muskelgruppen in fest definierten Bewegungsmustern zusammen. Sie sind in vielen Sportarten deutlich und in nahezu vollem Umfang erkennbar. Im Alltag verwenden wir sie meist als Teilmuster.

In der HWS setzen sich die Bewegungsmuster mit den Komponenten Flexion–Seitneigung–Rotation und Extension–Seitneigung–Rotation aus 2 Phasen zusammen: Kopf- und Halsmuster.

Das **Kopfmuster** findet in der oben HWS zwischen C0 und C2 statt („Kopf auf Hals"), z.B. Flexion (Inklination)–Seitneigung nach re–Rotation nach li und Extension (Reklination)–Rotation nach re–Seitneigung nach li. Beim Heranziehen des Kinns an den Kehlkopf kommt es nur zur minimalen Flexion zwischen Okziput und Atlas, jedoch zur erheblichen Flexion zwischen Atlas und Axis.

Das **Halsmuster** findet in der restlichen HWS statt („Kopf und Hals auf Rumpf"), z.B. Flexion– Rotation nach li–Seitneigung nach li und Extension– Rotation nach re–Seitneigung nach re.

Bezugspunkte sind für Start und Ziel die entgegengesetzten Sternoklavikulargelenke. Da jede Stellungs- und Funktionsveränderung an einem Ende der WS sofort die gesamte Körperachse beeinflußt, muß auf korrektes Timing im Bewegungsablauf bereits in der Vordehnung geachtet werden, um die gesetzmäßige physiologische Irradiation („Ausstrahlung") im Rumpf und in den oberen und unteren Extremitäten zu erhalten, d.h. die Funktion der WS in ihrer Gesamtheit und im Zusammenspiel mit den oberen und unteren Extremitäten. Sowohl auf dem Flexions- wie Extensionsweg wird Traktion verwendet. Am aktuellen Ende des Extensionsweges ist Approximation möglich, wenn die stabilisierende muskuläre Leistung ausreicht. Widerstand ist an die Traktion bzw. – wenn möglich – Approximation gebunden. Die Auslösung des Dehnreflexes wird vermieden.

Die Halsflexion geht mit Kieferöffnen und die Halsextension mit Kieferschluß einher. Kopf- und Halsmuster können in Rücken-, Seit- und Bauchlage mit Ellenbogenstütz und in vertikalen Ausgangsstellungen ausgeführt werden. In der Vertikalen muß bedacht werden, daß die maximale Reklination zwischen Atlas und Axis möglich ist, während die Reklination zwischen Okziput und Atlas im Gegensatz zu horizontalen Ausgangsstellungen oft das Maximum nicht erreicht.

Kopf- und Halsmuster sind wegen der **Reflexverbindungen** zwischen den Augen- und Kopfbewegungen wichtig. Stellreaktionen, die helfen, automatische Kopfbewegungen zu kontrollieren, können damit unterstützt werden, ebenso die Kontrolle der Gesichtsmuskulatur und der Zunge. Umgekehrt müssen Augen-, Gesichts-, Zungen- und Kehlkopfbewegungen wie auch Extremitätenbewe-

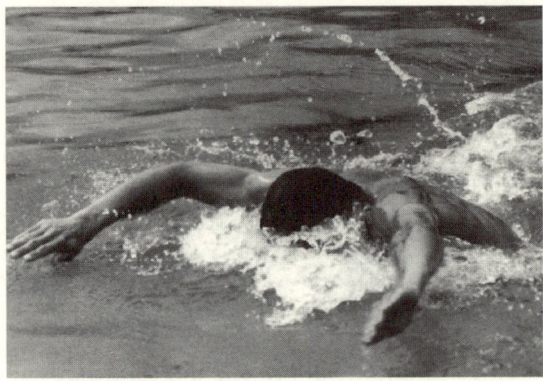

Abb. 7.1: Sportspezifischer Bewegungsablauf beim Delphinschwimmen [Ozarcuk]

gungen zur indirekten Beeinflussung und zur Verstärkung der Kopf- und Halsmuster verwendet werden.

In Verbindung mit den spezifischen Techniken „Kontrahieren-Entspannen", „Halten-Entspannen" und „Langsame Umkehr" kann die Mobilität in den einzelnen Abschnitten und innerhalb der entsprechenden Bewegungskomponenten verbessert oder wiederhergestellt werden und der abnorme Haltetonus in den zervikalen Muskeln, besonders der langen Halsflexoren und kurzen Halsextensoren, reguliert werden. Techniken zur Verbesserung der Stabilität und kontrollierten Mobilität werden angewandt, um die Haltungs- und Bewegungskontrolle zu fördern.

In der **oberen Extremität** setzen sich die Bewegungsmuster aus folgenden Komponenten zusammen:

- Schulterflexion–Abduktion–Außenrotation und Extension–Adduktion–Innenrotation
- Flexion–Adduktion–Außenrotation und Extension–Abduktion–Innenrotation.

Die reziproke dynamische oder stato-dynamische Reaktion findet in der Fortbewegung jeweils in der kontralateralen oberen Extremität statt. Die gleichsinnige dynamische oder stato-dynamische Reaktion findet in der Fortbewegung jeweils in der kontralateralen unteren Extremität statt. Die Kopf- und Halsflexion ist mit der Extremitätenextension und die Kopf- und Halsextension mit der Extremitätenflexion verbunden.

Für die Feinmotorik und die Kopf- und Halskontrolle finden besonders die **Thrustmuster** Verwendung. Der ulnare Thrust besteht aus den Komponenten Schulterflexion–Adduktion–Innenrotation mit Ellenbogenextension–Pronation–Handextension.

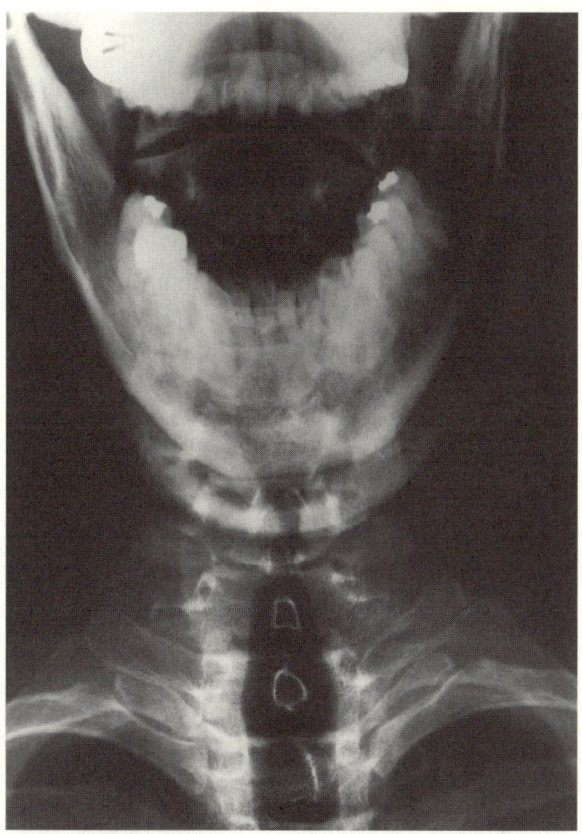

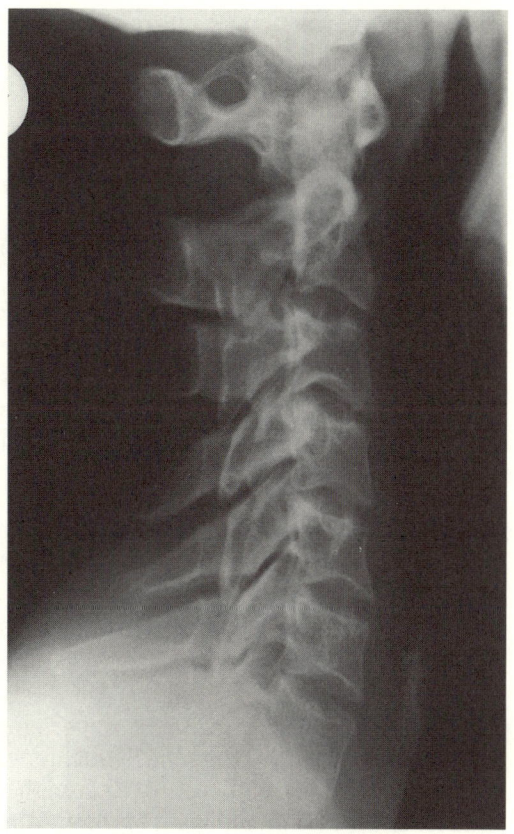

a, b) HWS in 2 Ebenen: Gerader Verlauf in der ap-Projektion. In der seitlichen Darstellung Steilstellung

mit lordotischer Abweichung bei C7 und entsprechender Rotation

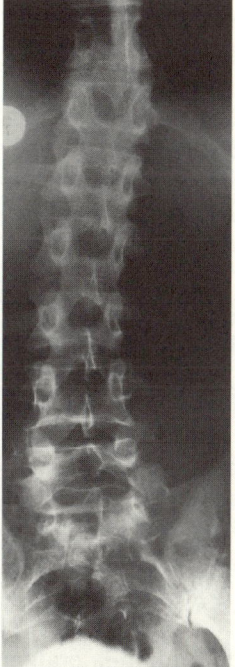

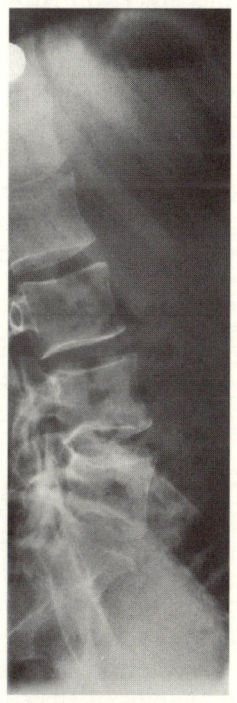

c, d) LWS in 2 Ebenen: Rechts-konvexe Abweichung in der ap-Projektion. In der seitlichen Darstellung abgeflachte Lordose mit Physiologischen Gegenrotation der Wirbelkörper

Abb. 7.2: Befund der HWS im Röntgenbild [Ozarcuk]

Die Umkehrbewegung (Withdrawal) kehrt in die Extension–Abduktion–Außenrotation mit Ellenbogenflexion–Supination–Handflexion zurück.

In der **unteren Extremität** setzen sich die Bewegungsmuster aus den Komponenten zusammen:

- Hüftflexion–Abduktion–Innenrotation und Extension–Adduktion–Außenrotation
- Flexion–Adduktion–Außenrotation und Extension–Abduktion–Innenrotation.

Für die Fortbewegung sind die fortgeschrittenen Muster beider Diagonalen Hüftflexion mit Knieextension und Hüftextension mit Knieflexion wichtig.

Extero- und propriozeptive Reize

Durch die Verwendung extero- und propriozeptiver Reize, z.B. Druck, Dehnung, Traktion, Approximation und Widerstand während der Bewegungsausführung, wird die Muskelkontraktion unterstützt und verstärkt. Auf die Wirkungsweise der Reize wird nicht weiter eingegangen. Die neurophysiologische Betrachtung erfolgt ausführlich in „PNF – ein Weg zum therapeutischen Üben" von Sullivan, Markos, Minor.

Wenn Reize zeitlich und räumlich summiert werden, werden entfernte Muskeln durch die Ausführung zugehöriger Bewegungsmuster über die physiologische gesetzmäßige Irradiation aktiviert. Wenn z.B. wegen Schmerzen das Bewegen eines Segmentes nicht möglich ist, wird dieses Phänomen ausgenutzt für eine indirekte Behandlung.

Bewegungsabläufe, Ausgangsstellung

Bewegungsabläufe folgen in ihrem normalen Timing vorgegebenen Gesetzen: sich rationell zu bewegen und fortzubewegen. Je nach Bedarf kann innerhalb eines Bewegungsablaufes die Reaktion eines Segmentes zum Verstärken in einem anderen Segment zurückgehalten werden.

Die Wahl der Ausgangsstellung resultiert aus der Befundung und den funktionellen Überlegungen. Die Gelenkstellungen müssen korrekt sein, denn sie stellen bereits einen Teil der Therapie dar: zum einen eine Dehnfazilitation über Spindelreaktionen in den Muskeln, die reagieren sollen, zum andern werden durch Druck aus der Unterstützungsfläche die Haut- und Gelenkrezeptoren differenziert beeinflußt. Außerdem kommt es durch die Ausgangsstellung zur Entspannung hyperaktiver oder verkürzter Muskeln.

Techniken

Unter Berücksichtigung der vorgenannten Grundprinzipien müssen mit den Bewegungsmustern sowohl dynamische konzentrische, als auch statische Kontraktionen geschult werden. Bei beiden Kontraktionsarten werden die antagonistischen Muskelgruppen physiologisch inhibiert.

In der Behandlung kontrakter und schmerzhafter Gelenke müssen die hypertonen Muskeln erst entspannt und gedehnt werden, ehe das Bewegungsausmaß aktiv vergrößert werden kann. Wegen des bestehenden Hypertonus sind die antagonistischen Muskeln physiologisch inhibiert und durch mangelnde Verwendung schwach; aus dem gleichen Grund sind auch die verkürzten Muskeln in der Kraft reduziert. Kraft muß deshalb in beiden Muskelgruppen aufgebaut werden.

7.2 Befund

Normalfunktionen (koordinierte Bewegungen und Gesamtbewegungsabläufe) werden geprüft, um Fehlfunktionen herauszufinden.

Die **Ganganalyse** spielt auch hier eine wichtige Rolle. Beim Gehen wird über das Zusammenspiel von Armen und Beinen der Rumpf beeinflußt, Haltung und Bewegung kommt zustande. Durch unzureichenden Trainingszustand und mangelnde Fuß-, Hüftgelenk-, Becken- und Schultergelenkbeweglichkeit werden beim Gehen aber auch die meisten Fehler gemacht, und die Funktionsstörungen des Körpers kommen deutlich zum Ausdruck. Schuhe mit Negativabsätzen und Beckenschiefstand wirken noch verstärkend.

Die entscheidenden Komponenten beim Gehen, wonach bei der Analyse Ausschau gehalten werden muß, sind Beckenbewegungen:

- anteriore Elevation bei Hüftflexion–Abduktion–Innenrotation
- posteriore Depression mit lateraler Elongation und Rotation nach anterior bei Hüftextension–Adduktion–Außenrotation
- anteriore Elevation mit Rotation nach anterior bei Hüftflexion–Adduktion–Außenrotation
- posteriore Depression mit dorso-lateralem Verlängern bei Hüftextension–Abduktion–Innenrotation.

Das dazugehörige Armmuster findet kontralateral statt. Bei intaktem physiologischen Zu-

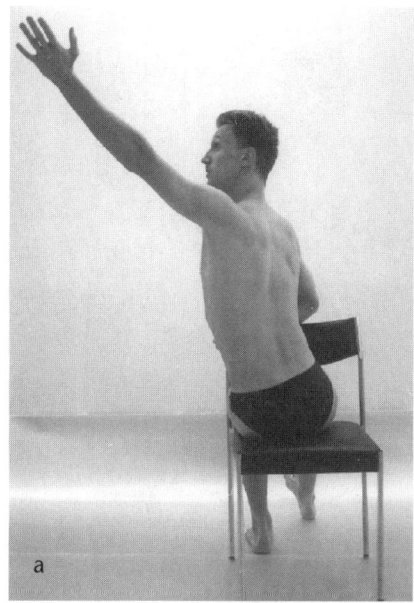

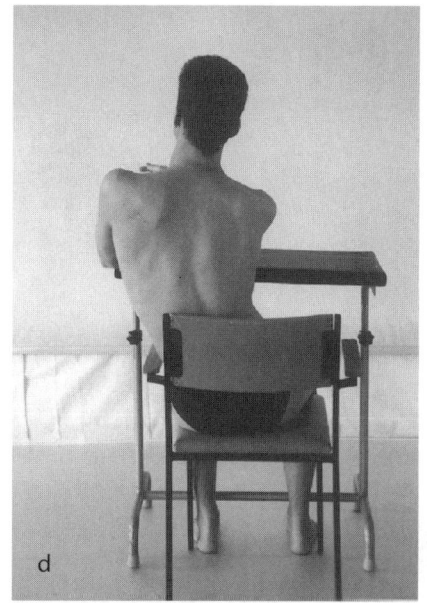

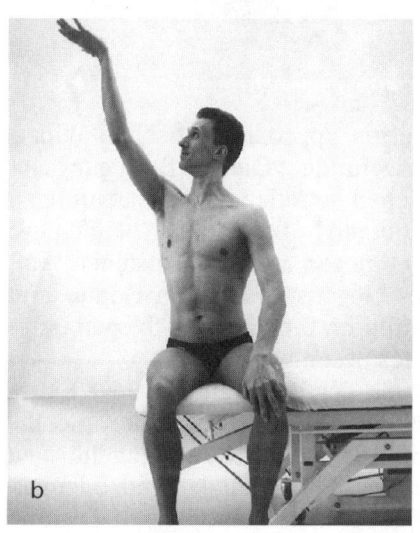

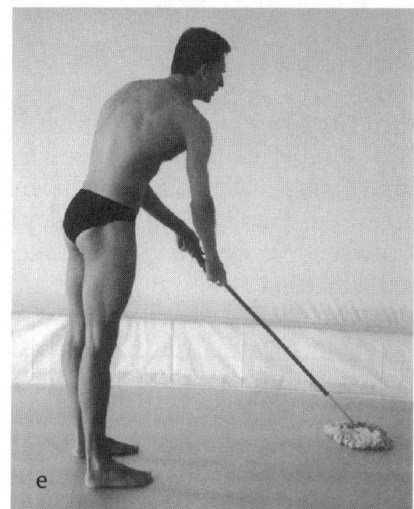

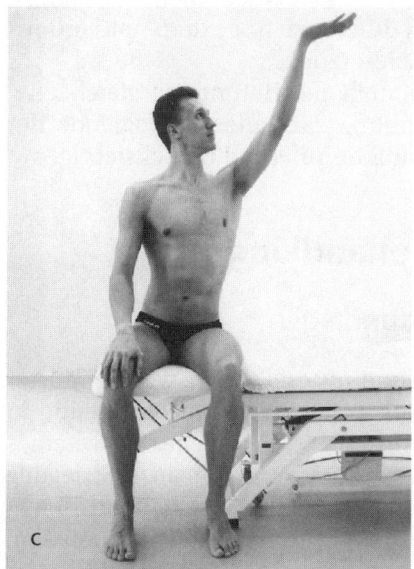

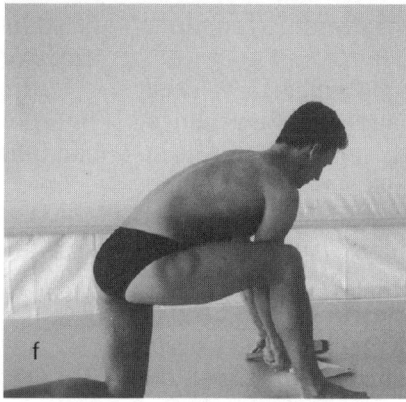

Abb. 7.3 a–h: Normalfunktionen werden geprüft, um Fehlfunktionen herauszufinden. Die Ganganalyse muß mit eingeschlossen werden, da der Gang wesentlich für das Körperzusammenspiel ist und die Behandlung darauf aufbaut. Der Befund zeigt einen reduzierten Beineinsatz li als posteriore Depression mit Wechsel von Extension–Adduktion–Außenrotation zu Extension–Abduktion–Innenrotation mit Knieflexion und entsprechend reduziertem reziproken Armverhalten re. Dies verhindert maßgeblich die anteriore Elevation im re Becken mit Hüftflexion und Knieextension und Aktivierung der Gegenschulter in die anteriore Elevation über die schrägen Bauchmuskeln [Ozarcuk]

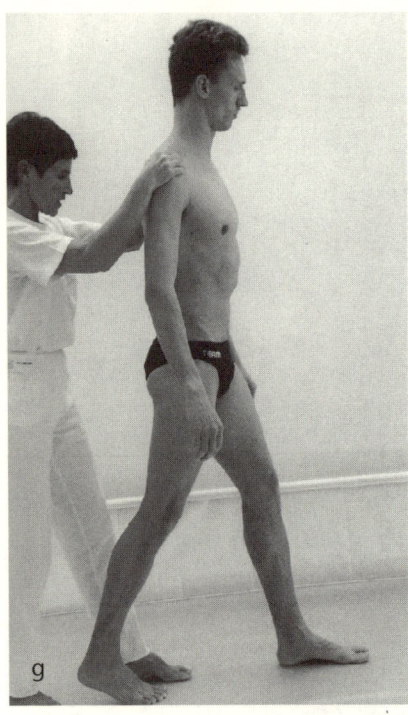
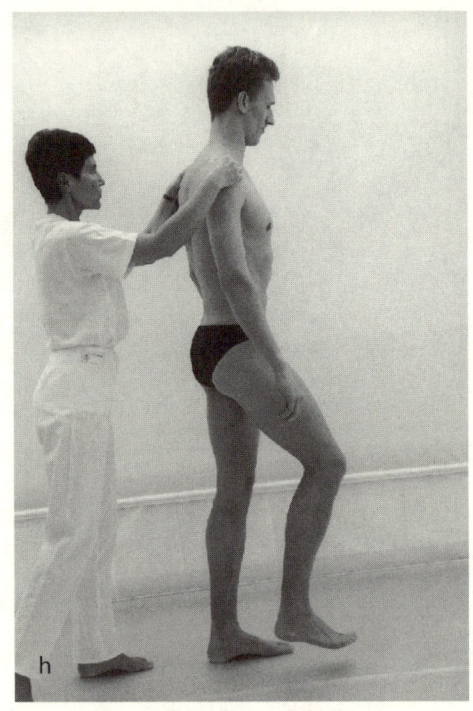

sammenspiel des gesamten Körpers kommt es zur Schwerpunktanhebung und -verlagerung nach kranial, ventral und lateral. Die Fußplantarflexion spielt hierbei eine wichtige Rolle. Die spiralige dreidimensionale Verwringung des Fußes mit der weiterlaufenden Reaktion ergibt die kontrollierte Mobilität des Beckens. Diese Rotationen setzen sich nach kranial fort. Es kommt zur dynamischen Haltungsanpassung mit Rumpfgegenrotation. Der Kopf verlagert sich in der Standphase zum gewichtübernehmenden Bein.

Inklination–Flexion und Reklination–Extensionsaktivitäten der HWS und BWS entsprechen den Flexions- und Extensionsaktivitäten der Extremitäten.

Es muß herausgefunden werden, in welchem Ausmaß und ob überhaupt alle **Bewegungsmuster** der Extremitäten und des Rumpfes an diesen Abläufen automatisch beteiligt sind; welche Komponenten dieser Muster reduziert, nicht vorhanden oder durch pathologische ersetzt sind.

Die bei der Inspektion ermittelten Störungen, besonders des Beckenverhaltens in bezug auf die Änderung der Kopfhaltung und der Stellung der oberen und unteren Extremitäten, werden manuell mit Kontakt an den Beckenkämmen verifiziert und die Korrekturmöglichkeit des Patienten im Becken-Beinverhalten in Bezug auf Korrektur der Kopfstellung durch dosierten approximatorischen Widerstand herausgefunden. Die den Bewegungsablauf beim Gehen betreffenden Beobachtungen werden in anderen funktionellen Abläufen wie Hinsetzen, Hinlegen, Drehen, Aufstehen, Aufheben eines Gegenstandes vom Boden und Rumpfdrehung im Sitzen zum Ablegen eines Gegenstandes bestätigt.

Die Prüfung der **Beweglichkeit** der Extremitäten-, Kopf- und HWS-Gelenke und die Koordination und Kraft der dazugehörigen Muskeln erfolgt in horizontalen und/oder vertikalen Ausgangsstellungen, je nach Zustand des Patienten, in den spezifischen Bewegungsmustern mit differenzierter extero- und propriozeptiver Reizsetzung.

Dadurch stellt die Befundung gleichzeitig eine Behandlung dar. Jede nachfolgende Behandlung muß den Befund berücksichtigen.

7.3 Behandlung

7.3.1 Grundlagen

Aus der Befundung ergibt sich, welche Muster – aber immer in der Kette – betont geübt; in welchem Muster und in welcher Phase eines Musters Verstärkungsreize primär zur Erregung oder Dehnung gesetzt und welche spezifischen Techniken hinzugenommen werden müssen.

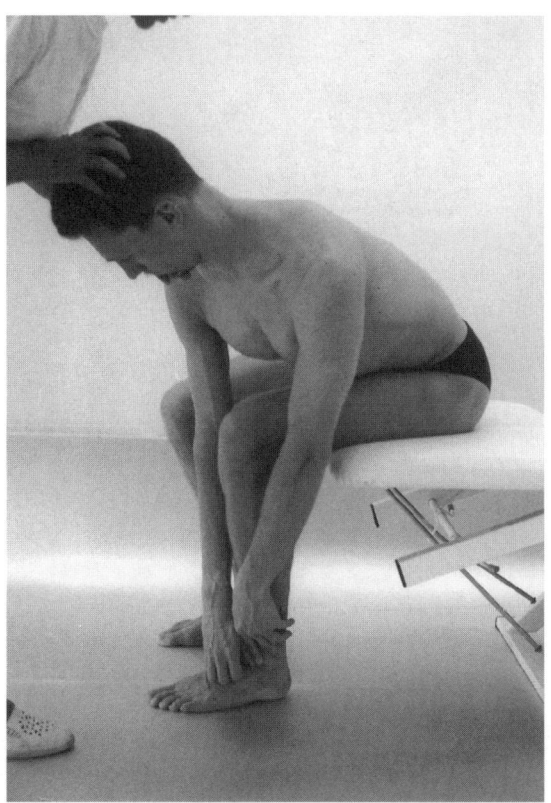

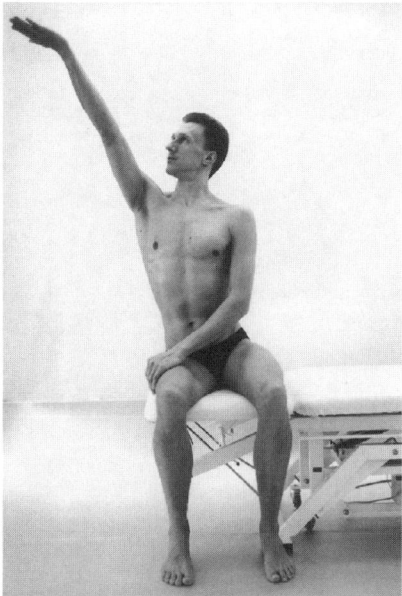

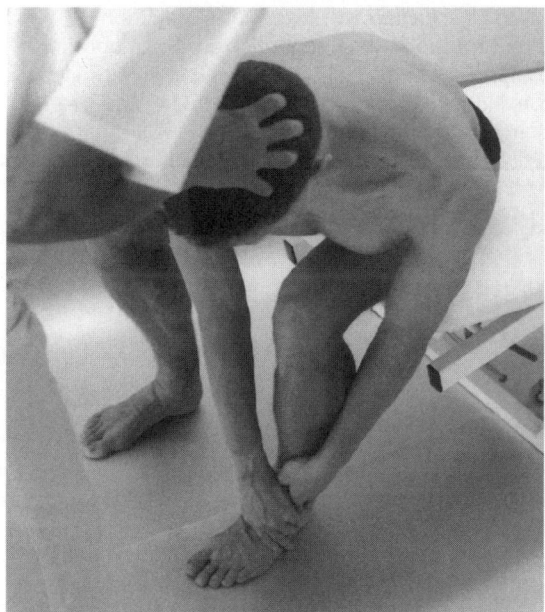

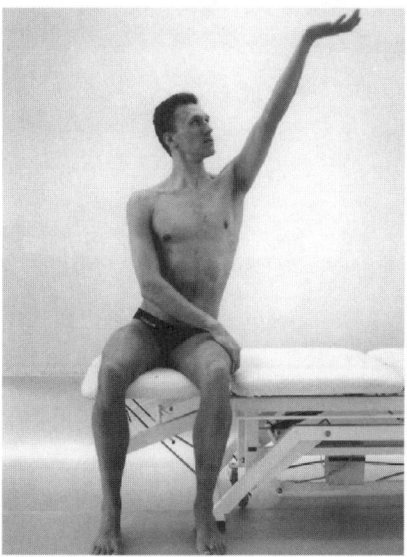

Abb. 7.4 a, b: Erfühlen der HWS-Inklination–Flexion und Reklination–Extension (nicht abgebildet) sowie Retraktion der BWS und LWS unter Traktion und Approximation. Befund: kaum WS-Elongation [Ozarcuk]

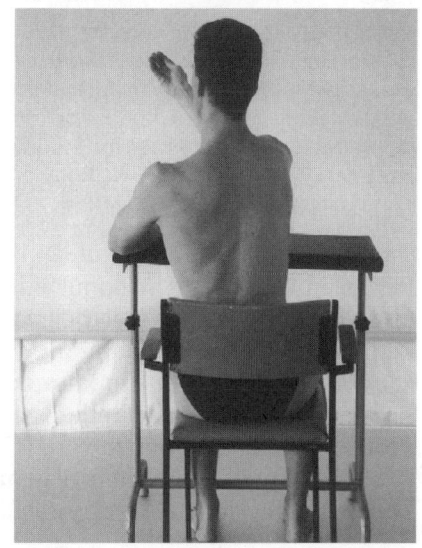

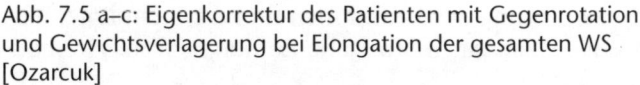

Abb. 7.5 a–c: Eigenkorrektur des Patienten mit Gegenrotation und Gewichtsverlagerung bei Elongation der gesamten WS [Ozarcuk]

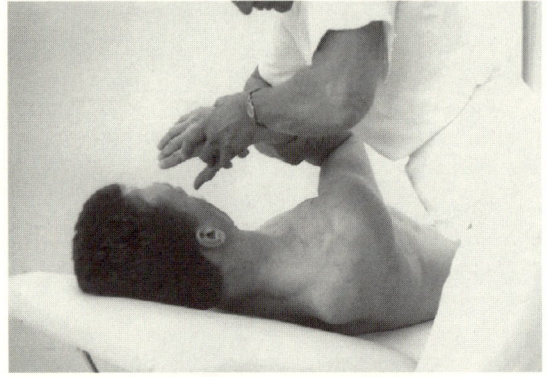

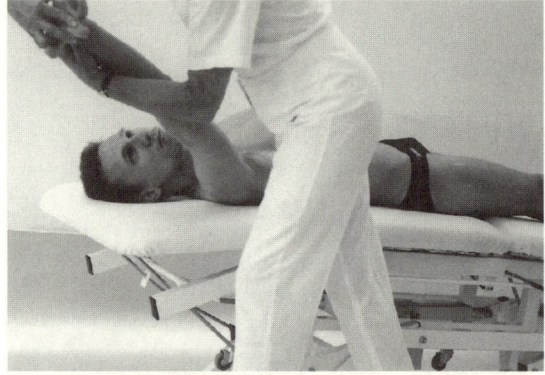

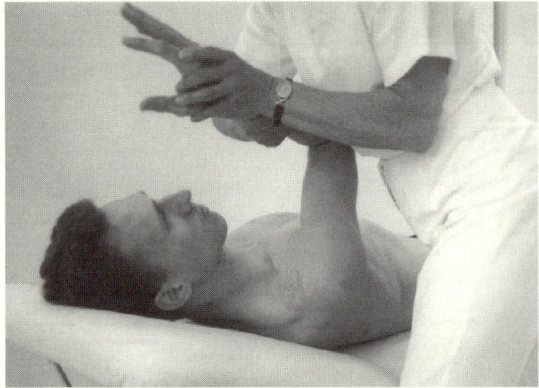

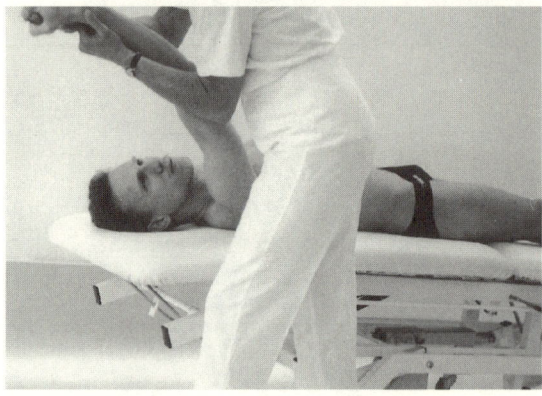

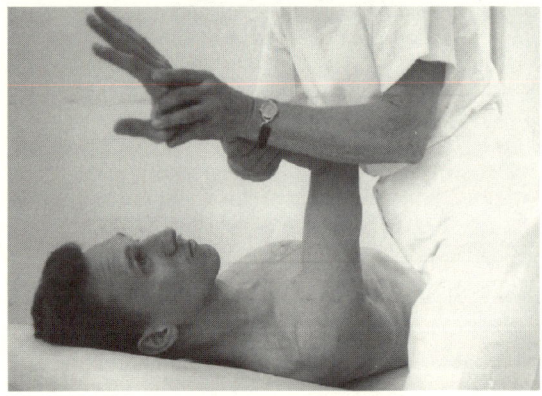

d, e) Einschleifen von Extension–Adduktion–Innenrotation mit Ellbogenflexion. Betonung der Anfangsphase für Schultergürtel und HWS-Inklination–Flexion–Li-Rotation. Techniken: Kontrahieren-Entspannen, Pivoting
Bei beiden stato-dynamischen Abläufen muß es zur WS-Elongation, Beckenrotation und Gewichtsverlagerung kommen.

a–c) Einschleifen von Flexion–Abduktion–Außenrotation mit Ellbogenextension konzentrisch und exzentrisch. Konzentration auf physiologisch gesetzmäßige Irradiation von Rumpf und HWS. Betonung der Anfangsphase für Schultergürtel und HWS-Reklination–Extension–Re-Rotation. Techniken: Kontrahieren-Entspannen, Pivoting

Abb. 7.6: Befundung von Mobilität, Koordination und Kraft der oberen Extremität [Ozarcuk]

Für jeden Patienten wird somit ein individuelles therapeutisches Übungsprogramm entwickelt, mit dem, über die Bahnung des komplexen Bewegungsmusters im koordinierten Zusammenspiel der Muskelketten, gezielt an die Probleme herangekommen wird.

Jede Behandlungseinheit beginnt mit den besten, schmerzfreien Bewegungsmustern, entsprechend dem differenzierten kinesiologischen Status. Die gestörten Muster werden so gleichzeitig indirekt behandelt. Die propriozeptive Eingabe durch die manuelle Führung (Druck, Dehnung, Traktion, Approximation), den verbalen Auftrag zur bewußten Verstärkung der Reaktionen und die Sicht unterstützen das motorische Lernen. Durch Summation der spezifischen Reize wird über die physiologische gesetzmäßige Irradiation die gestörte HWS-Funktion korrigierend, also mobilisierend und stabilisierend beeinflußt, um die Einbeziehung in die Gesamtfunktion zu verbessern.

Alle vorgestellten Prinzipien der PNF gelten für die Behandlung von Funktionsstörungen der HWS. Die Funktion der HWS wird immer im Zusammenhang mit dem Becken, den unteren und oberen Extremitäten und der Muskulatur im Fortbewegungsmuster betrachtet.

Vorgehen

In entwicklungsbedingten Ausgangsstellungen von Rückenlage bis zum Stand werden die 4 Stadien der motorischen Kontrolle – **Mobilität, Stabilität, kontrollierte Mobilität und Geschicklichkeit** – erarbeitet.

Für die Übertragung in Funktionen des Alltags, Berufs und Sports ist die Orientierung an den Stufen der motorischen Entwicklung, in Verbindung mit den spezifischen Bewegungsmustern, wichtig. Deshalb dürfen nur funktionelle Bewegungsmuster und diese wiederum nur in funktionellen Kombinationen trainiert werden, die für physiologische Funktionen zusammengehören.

Um die Muskelfehlsteuerungen, d.h. gestörte dynamische Haltungs- und Bewegungsstereotypen, zu beseitigen, wird das korrekte Timing des Bewegungsablaufs mit den spezifischen Techniken zur Schulung der motorischen Kontrolle erarbeitet.

Das **Ziel** ist, sowohl eine schmerzfreie, als auch eine bewegliche und kräftige HWS in einem funktionierenden Gesamtbewegungsablauf zu schaffen.

Die **Stufen der motorischen Kontrolle** werden erarbeitet. Im Vordergrund steht die Mobilität, um ein störfreies Gelenk zu schaffen. Die muskuläre Steuerung (Stabilität) muß durch die Eingabe richtiger Reize wiederhergestellt werden. Das bedeutet, physiologische funktionelle Bewegungsmuster, die angelegt sind, müssen geschult werden, um die gesetzmäßigen Beziehungen des Muskelskelettsystems zu erreichen und muskeldetonisierende und -tonisierende Prozesse einzuleiten. Es kommt zur aktiven räumlichen Korrektur der WS: Elongation–Rotation–Schwerpunktverlagerung nach kranial und lateral. Durch die Schulung der gesetzmäßigen Beziehungen des Muskelskelettsystems mit den definierten Bewegungsmustern wird der Erhalt der Korrektur durch die Übernahme in funktionelle Abläufe des Alltags, Berufs und Sports gewährleistet. Dies ist besonders wichtig, da immer mehr junge Menschen über Störungen klagen, die aus einer muskulären Fehlsteuerung der WS, speziell auch HWS, herrühren, die durch Fehlhaltung am Arbeitsplatz, Fehlverhalten im Sport und in der Freizeit hervorgerufen werden. Deswegen müssen Bewegungsverbindungen (wieder-)erlernt werden, die in das sportartspezifische Training, aber auch in Alltagsverrichtungen übertragen werden können.

Physikalische Maßnahmen können immer mit verwendet werden. Eisanwendungen in Verbindung mit der direkten oder indirekten Übungsbehandlung haben sich als sehr wirksam erwiesen. Hierzu werden entweder Frotteehandtücher, in Eis-Wassermischung (2:1) ausgewrungen, direkt auf der schmerzhaften Region appliziert und häufig gewechselt oder die schmerzhaften Regionen werden mit einem Eisball entsprechend der Reizsetzung (Druck, Dehnung, Traktion und Approximation) abgerieben.

Äußere Störungsursachen, wie Beckenschiefstand, müssen durch Schuherhöhung behoben werden, bei tatsächlicher Beinlängendifferenz permanent, bei funktionellem Schiefstand temporär.

Akutes Stadium

Wegen der im Vordergrund stehenden Schmerzen und Hypomobilität steht die indirekte Beeinflussung im Mittelpunkt (Abb. 7.6 a–e, Abb. 7.11).

In funktioneller schmerzarmer oder -freier Ausgangsstellung bei aktueller maximaler Dehnstellung der Gelenke werden die spezifischen Bewegungsmuster der unteren und oberen Extremitäten, unter korrekter Einbeziehung – auf Timing achten – des Beckens, der Schulterblätter und der Atmung und mit den entsprechenden sensorischen Reizen entweder mit der Technik „Langsame Umkehr" in der aktuell möglichen Amplitude oder „Rhythmische Stabilisation" in schmerzfreien Gelenkstellungen ausgeführt. Aus der Erfahrung eignen sich sehr gut „Kontrahieren-Entspannen" wie auch „Halten-Entspannen" in aktueller maximaler Dehnstellung, um die Steifigkeit und Blockierungen zu beseitigen.

Die betonte Vertiefung der Atmung durch manuelle Kontakte mit Widerstand (Dehnung, Traktion, Approximation) auf dem Sternum, am Thorax ventro-lateral und ventro-dorsal sollte immer mit eingeschlossen sein. In Verbindung mit Extremitätenmustern wird die Brustkorbmobilität und damit Wirbelsäulenmobilität sowie die allgemeine Entspannung erleichtert und die oft mit einer Störung der unteren HWS einhergehende Dorsalgie in Höhe von Th_5/Th_6 mit Schmerzen beim Atmen gürtelförmig um den Brustkorb, Magenschmerz und Übelkeit beeinflußt.

Der Widerstand muß angepaßt sein, um Rhythmus aufzubauen. Die langsamen fließenden Wechsel von Agonist zu Antagonist erfolgen nicht nur in derselben Extremität, sondern erreichen – mit jeder Wiederholung immer deutlicher – die Zielstrukturen indirekt, aber gezielt. Sind die Bewegungsmuster eingeschliffen, kann sie der Patient in Verbindung mit einer spezifischen Technik ausführen, während der Therapeut die reaktiven Bewegungen von Kopf und HWS im entsprechenden Timing unter Traktion führt. Die indirekte Vorgehensweise dient nicht nur der Mobilisation der Gelenke, sondern schult gleichzeitig das koordinierte Zusammenspiel.

Nachdem die gestörte HWS bereits in allen Ebenen reaktiv schmerzarm oder -frei aktiviert wurde, können die Bewegungsmuster von Kopf und HWS direkt ausgeführt werden (Abb. 7.12). Die Wiederherstellung des Zusammenspiels antagonistischer Muskelgruppen und Bewegungen mit Schmerzreduzierung wird am leichtesten durch die Techniken „Kontrahieren – Entspannen", „Halten – Entspannen", „Langsame Umkehr" (mit kleiner und größer werdender Amplitude), „Rhythmische Stabilisation", „Pivoting", „Wiederholte Kontraktion" in den entsprechenden Phasen eines Musters erreicht.

Traktion an Kopf oder Becken, Seilzugapparate oder Therapiebänder für die Extremitätenbewegungen können innerhalb der Behandlung als unterstützende Maßnahmen eingesetzt werden. Umkehrbewegungen mit angepaßtem Widerstand an den Zugapparaten begünstigen den Bewegungsrhythmus. Die Wiederholung trägt wesentlich zum motorischen Lernen bei.

Chronisches Stadium

Die Maßnahmen sind auf den Patienten abgestimmt, der den akuten Schmerzzustand überwunden hat und bei dem die diagnostizierte Fehlsteuerung mit Verkürzungen der aktiven und passiven Strukturen das normale Bewe-

gungsverhalten verhindert und dadurch Rezidivgefahr besteht. Diese ist besonders groß, wenn der Patient einseitigen körperlichen Anstrengungen oder Haltungen ausgesetzt ist. Die Körpermechanik muß deshalb durch die Schulung des koordinierten Zusammenspiels verbessert werden (Abb. 7.13–25).

In entwicklungsbedingten, funktionellen Ausgangsstellungen werden Gesamtbewegungsabläufe und Fortbewegungsabläufe unter Zuhilfenahme aller Stimuli und Ausnutzung der Techniken zur Schulung der motorischen Kontrolle unter dem Aspekt Mobilität (Dehnung der verkürzten Strukturen), Stabilität (befundorientierte funktionelle Muskelkräftigung), kontrollierte Mobilität (Ausbalancieren von Dehnfähigkeit und Kraft - dreidimensionale Gesamtbewegungsabläufe), Geschicklichkeit (Gegenrotation) spezifisch geschult. Die Umarbeitung der gestörten motorischen Stereotypen wird damit in Angriff genommen.

Jede Behandlungseinheit sollte in der Vertikalen abschließen, die Gesamtbewegungsabläufe in alle Richtungen mit unterschiedlichem Tempo und unterschiedlichen Höhen aus dem Alltag, Beruf und Sport simuliert. Da die in der PNF verwendeten Bewegungsmuster die Gesamtbewegungsmuster und diese das Fortbewegungsmuster ergeben, sind die erlernten Bewegungsabläufe im Alltag, Beruf und Sport hervorragend umsetzbar. Die normalen Belastungen aus Beruf und Freizeit, unter Beibehaltung der erlernten neurophysiologischen Gesetze, als Trainingstherapie betrachtet, haben damit therapeutischen Wert. Das Arbeiten mit dem Gewicht des eigenen Körpers, der tagtägliche Gebrauch der Muskulatur, wozu wir sie bekommen haben, ist das beste Muskeltraining und damit die wichtigste Prävention und Therapie von Funktionsstörungen der HWS.

7.3.2 Techniken

Die Techniken zur Schulung der motorischen Kontrolle werden nur kurz betrachtet. Sie sind in „PNF – ein Weg zum therapeutischen Üben" ausführlich neurophysiologisch betrachtet. Dehnung und Schmerzreduzierung wird am leichtesten über „Kontrahieren–Entspannen", „Halten–Entspannen" und „Rhythmische Stabilisation" in den gewünschten Bewegungsmustern erreicht, denen freie aktive Bewegungsausführung folgt.

Die Technik „Kontrahieren–Entspannen" beinhaltet eine Kombination dynamischer wie statischer Kontraktionen und kann bei eingeschränkter Beweglichkeit mit und ohne Schmerzbeteiligung angewendet werden. Am Punkt der Limitation, der passiv gefunden wurde, wird der Patient aufgefordert, im Muster an den Widerstand des Therapeuten zu bewegen. Es muß zur koordinierten Gewichtsverlagerung kommen. Spannungsaufbau und Entspannung erfolgen allmählich. Der nächste Punkt der Limitation wird wieder passiv im entsprechenden Muster gefunden.

Die Technik „Rhythmische Stabilisation" benützt mehrmalig wechselnde statische Kontraktionen zwischen agonistischem und antagonistischem Muster, wobei keine Entspannung zwischen dem Wechsel des manuellen Kontaktes eintreten darf. Die Kontraktionsintensität wird während der gesamten Sequenz allmählich gesteigert, bis sie maximal erscheint. Jetzt erfolgt der Auftrag zum lamgsamen Entspannen. Die Tonusregulierung zwischen dem agonistischem und antagonistischem Muster ist das Ziel.

Verbesserte Mobilität folgt auf Relaxation und Schmerzreduzierung. „Langsame Umkehr" wird zum Erarbeiten von Koordination, Kraft und Ausdauer verwendet. Auf weiche, langsame und rhythmische Ausführung wird Wert gelegt.

Den speziell zur Kräftigung entwickelten Techniken „Wiederholte Kontraktion" und „Pivoting" (Technik der Betonung) sollte immer die Technik „Langsame Umkehr" folgen, um wieder Rhythmus aufzubauen.

7.3.3 Behandlungsbeispiel

Die Anwendung des PNF-Konzeptes wird an einem Patienten beispielhaft dargestellt.

Herr Sch. betreibt seit 20 Jahren Schwimmen als Leistungssport (Bundesliga-Niveau). Die besten Leistungen wurden im Delphin-Schwimmen auf 100 und 200 m erreicht. Er hat seit ca. 2 Jahren latente, immer wiederkehrende Schmerzen in der li. Schulter oder im li. ISG-Bereich bei hoher Trainingsintensität mit 4–6 km täglich und wettkampfähnlichen Geschwindigkeiten in der Vorwettkampfphase.

Zusätzlich trainiert er mit Radfahren, Laufen und Seilzugtraining.

Im Frühjahr 1996 hat er das Lauftraining auf bis zu 15 km 4 x wöchentlich intensiviert. Im August 1996 nach einem Lauf über ca. 10 km traten Schwindel, Kopfschmerzen vom Nacken bds. bis in die Augen ziehend und mehrmaliges Erbrechen auf. Hinlegen verstärkte die Kopfschmerzen: ziehend und klopfend im Wechsel, mal mehr einseitig, dann wieder bds. gleich intensiv. Die gesamte Wirbelsäule fühlte sich sehr hart und steif an.

Während dieser akuten Problematik über 2 Tage war nur langsames Gehen möglich. Bei zügigem Gehen traten wieder Kopfschmerzen, Schwindel und Übelkeit ein. Schnelles Gehen und Rennen war nicht möglich, Kraul-Schwimmen nur bedingt ohne Rollwende, denn diese löste starken Druck im Kopf im Wechsel mit ISG-Schmerzen li und Schmerzen in der LWS über beide Beckenkämme ziehend aus. Delphin-Schwimmen war zu der Zeit überhaupt nicht möglich. Zusätzlich traten Parästhesien (Berührungsempfindlichkeit und Kribbeln) linksseitig oberhalb des Kiefers im Wangenbereich bis zur Stirn hin auf. Lt. Hausarzt bestand Verdacht auf Gastritis. Lt. Orthopäde sollte nach chirotherapeutischer Maßnahme an den Kopfgelenken alles wieder in Ordnung sein. Nach kurzzeitiger Erleichterung von ca. 10 Min. verschlimmerte sich der Zustand. Schon beim normalen Gehen waren die Erschütterungen im Kopf zu spüren. Nach dieser chirotherapeutischen Maßnahme war es schwieriger, die Probleme in den Griff zu bekommen, als nach dem ersten Auftreten.

Da die **direkte** Beeinflußung der Kopf- und Halsgelenke mit den Kopf- und Halsmustern wegen der starken Schmerzen nicht möglich war, wurde die Behandlung der HWS mit der **indirekten** Beeinflußung durch intensives spezifisches Training der Arm- und Beinmuster unter Traktion der HWS (Glissonschlinge) in schmerzfreier Positionierung begonnen.

Die Betonung lag auf dem Erarbeiten der korrekten Dehnstellung des **Gesamtmusters** (Technik: Kontrahieren–Entspannen) zur Schulung des exakten Bewegungsstarts und -ablaufs (korrektes Timing). Dieser wurde sowohl konzentrisch, als auch exzentrisch, unter Ausnutzung der spezifischen Techniken, geschult, um die gestörte HWS-Funktion korrigierend aktivierend und inhibierend zu beeinflussen und die Einbeziehung in den physiologischen Bewegungsablauf zu ermöglichen.

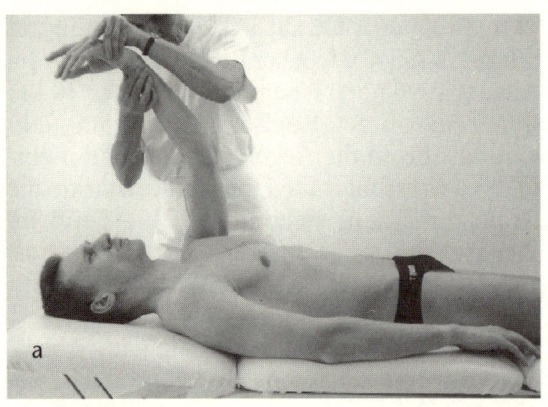

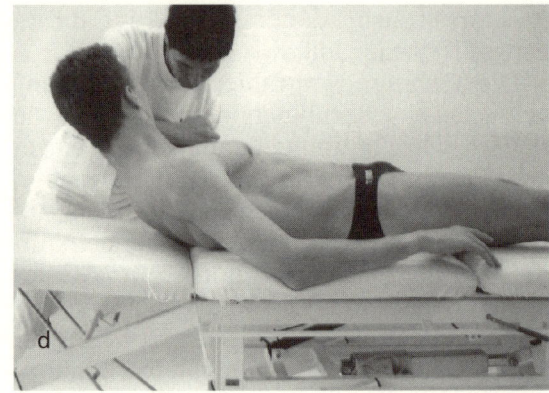

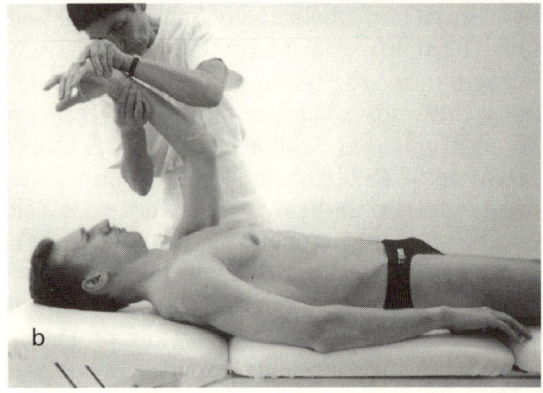

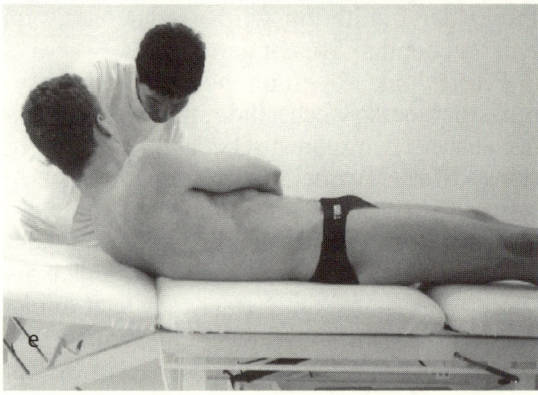

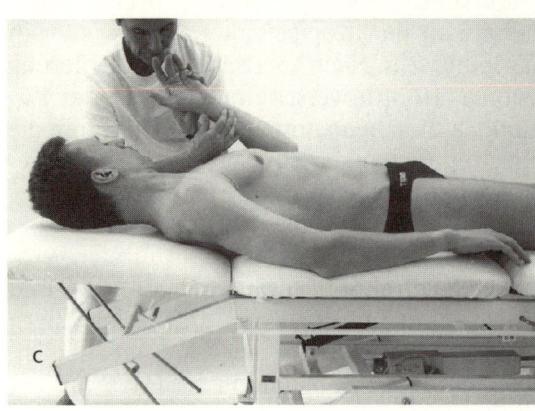

Abb. 7.7 a–e: Indirekte Beeinflußung der HWS: Extension–Abduktion–Innenrotation mit Ellbogen-flexion, konzentrisch und exzentrisch. Betonung der Anfangs-, Mittel- und Endphase für HWS-Inklination–Flexion, WS-Elongation–Rotation, BWS-Flexion–Rotation, LWS-Extension und Becken-rotation [Ozarcuk]

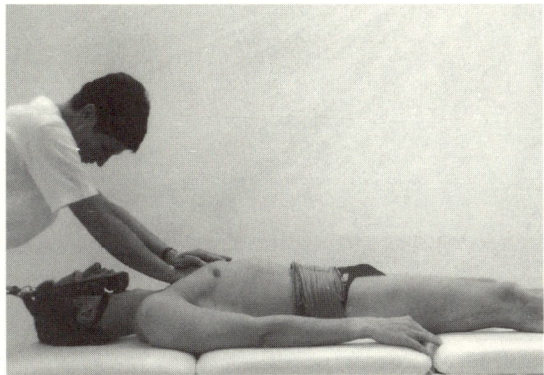

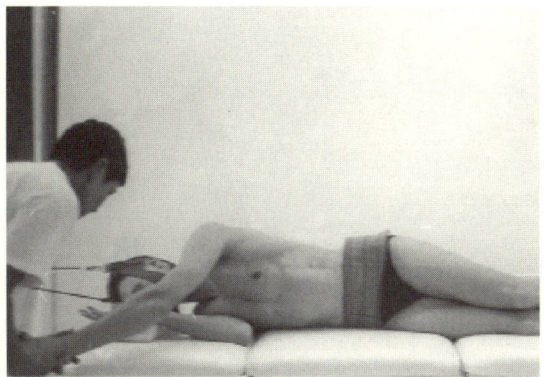

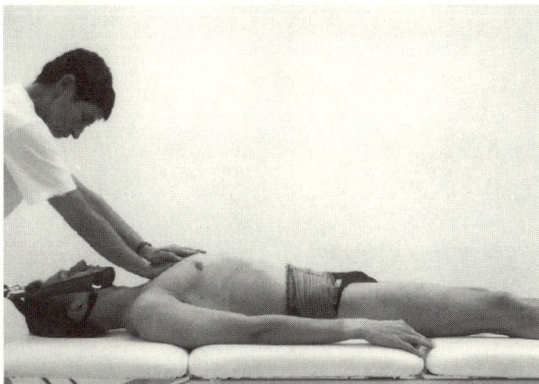

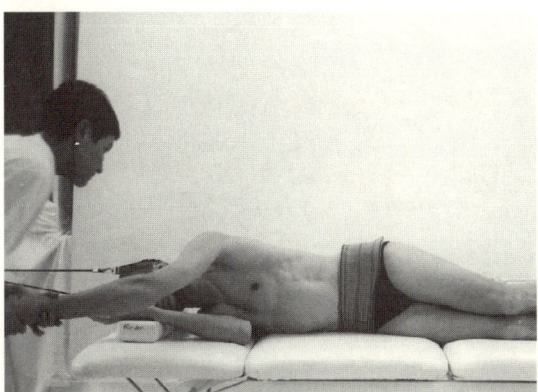

Abb. 7.8 a, b: Indirekte Beeinflussung der HWS-Reklination–Extension und Inklination–Flexion mit WS-Elongation, Thorax- und WS-Mobilisation durch Vertiefung der Sternalatmung und Traktion mit Glissonschlinge und Beckengurt [Ozarcuk]

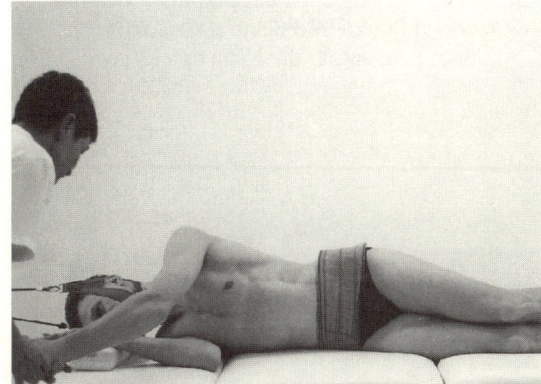

Abb. 7.9 a–c: Indirekte Beeinflußung der HWS-Inklination mit Li-Rotation–Re-Neigung durch betontes Üben der Anfangsphase Extension–Abduktion–Innenrotation mit Ellbogenflexion des li Armes führt zu reziproker Beeinflußung der re Armflexion–Adduktion–Außenrotation (Anfangsphase) mit entsprechender Irradiation von Rumpf und Beinen. Traktion mit Glissonschlinge und Beckengurt.Techniken: Kontrahieren-Entspannen, Agonistenumkehr, evtl. Pivoting [Ozarcuk]

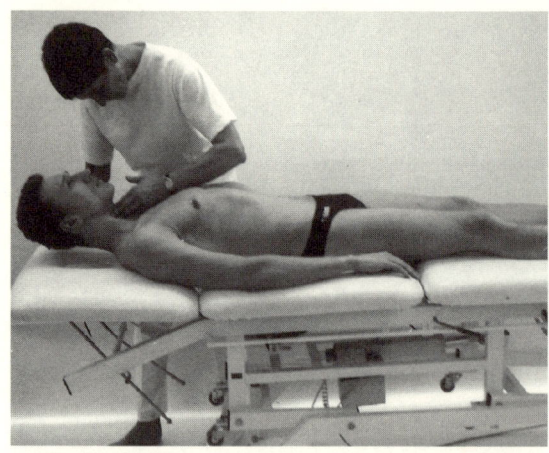

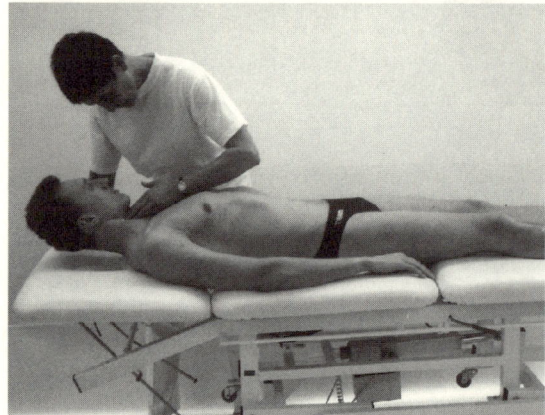

Abb. 7.10: Indirekte Beeinflußung der HWS mit
Irradiation in Rumpf und Beine [Ozarcuk]
a, b) durch Stimulation der Kehlkopfelevation

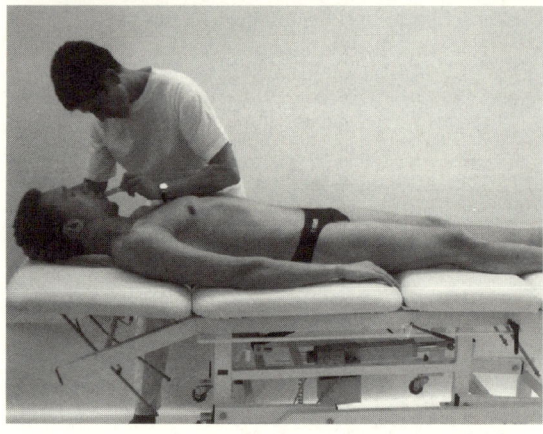

c) durch Stimulation der Zungenbewegungen

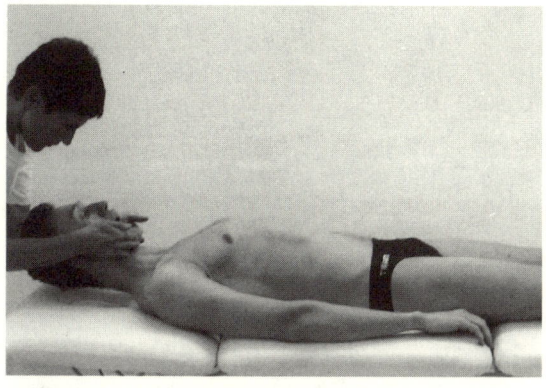
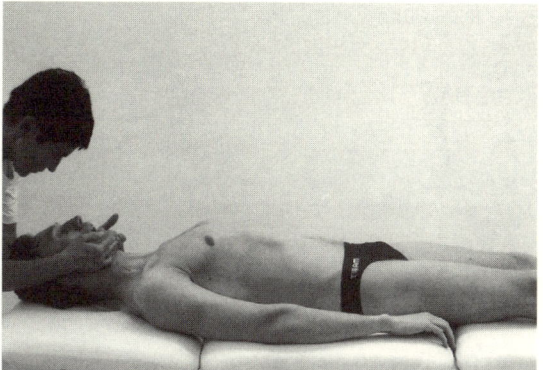
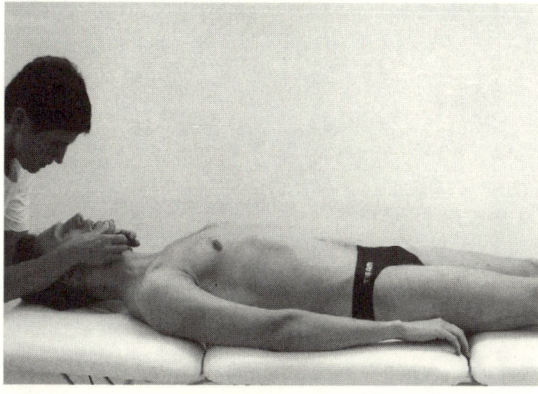
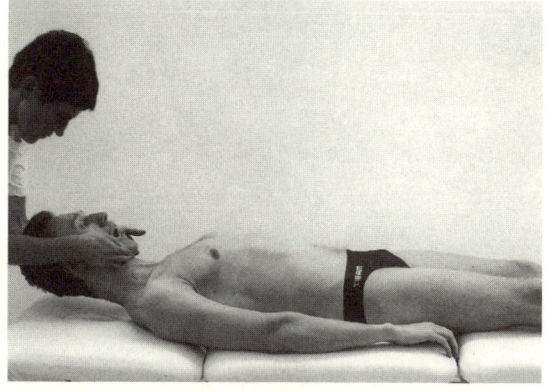

d, e) asymmetrisch. Irradiation Rumpf und Beine: Stand/Doppelbelatung, Schaukeln vorwärts/rückwärts

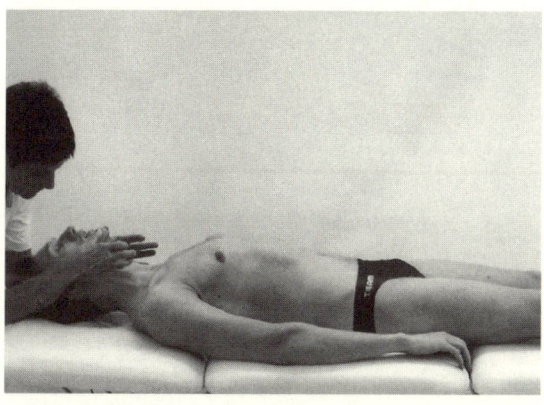

a–c) symmetrisch

Abb. 7.11: Indirekte Beeinflußung der HWS durch betontes Kieferöffnen und -schließen [Ozarcuk]

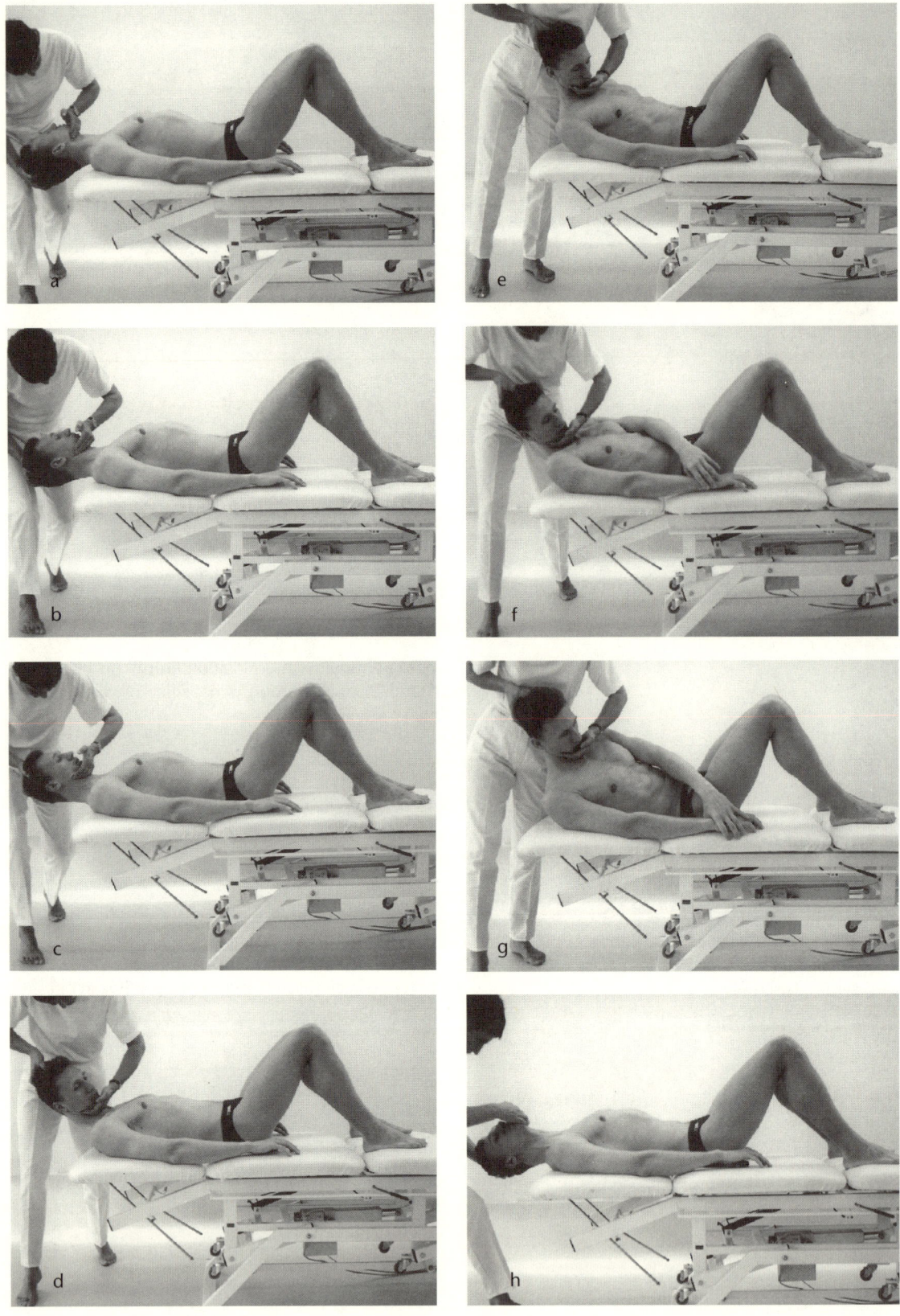

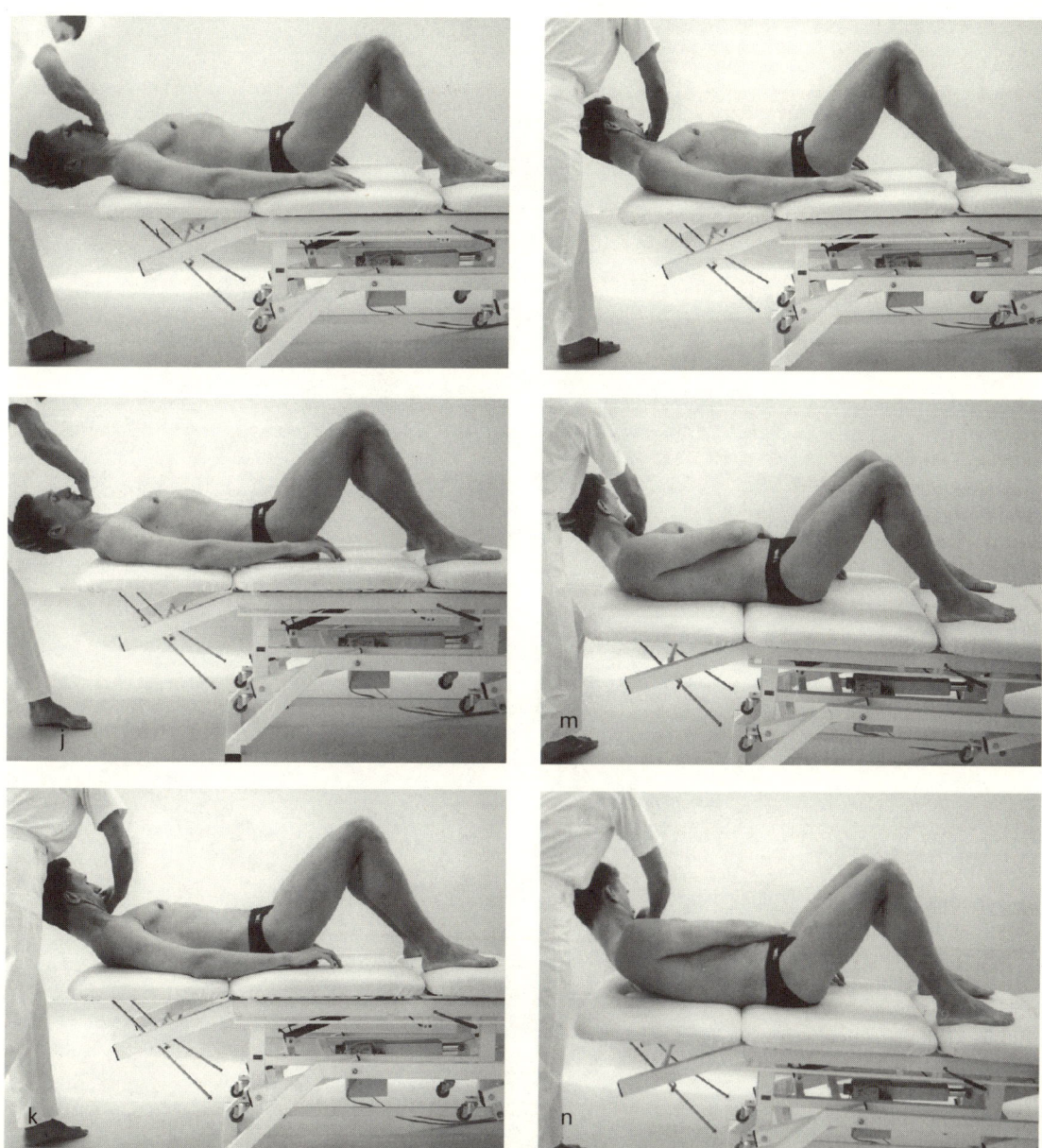

Abb. 7.12 a–n: HWS-Inklination–Flexion–Re-Rotation mit entsprechender Lateralflexion (a–g), WS-Elongation und Irradiation von Rumpf und Extremitäten nach li (h–n). Techniken: „Kontrahieren-Entspannen", „Agonistische Umkehr", Pivoting in der Anfangsphase für Inklination–Li-Seitneigung zur WS-Elongation und Rumpf-Irradiation. In der mittleren Phase für HWS-Flexion und in der Endphase für HWS-Re-Seitneigung, BWS-Flexion/Rotation, LWS-Extension und Beckengegenrotation [Ożarcuk]

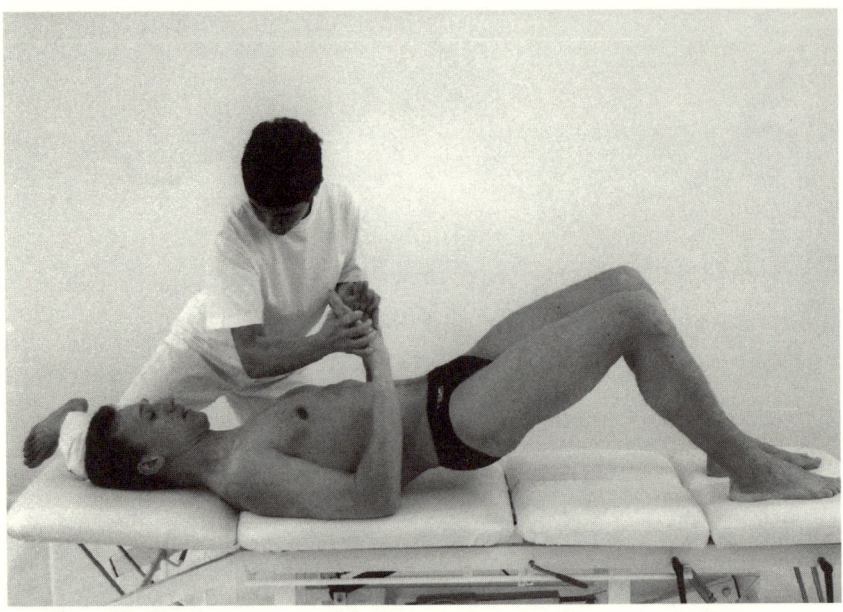

Abb. 7.13: Kontrollierte Mobilität [Ozarcuk]
a) Dynamik proximal, statodynamisch distal. Symmetrisches, konzentrisch-exzentrisches, extensorisches Arbeiten der Extremitäten mit Flexion der mittleren Gelenke und HWS-Inklination–Flexion führt zum Bridging

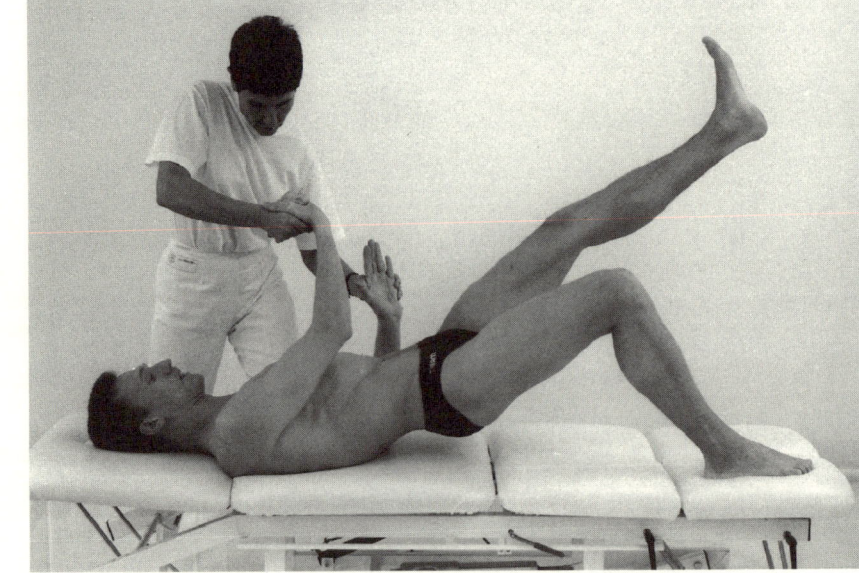

b) Dynamik distal und proximal. Reziprokes Arbeiten der Extremitäten führt zur Irradiation des Rumpfes, mobile Ko-Kontraktion der HWS und Schwerpunktverlagerung nach kranial, ventral und lilateral

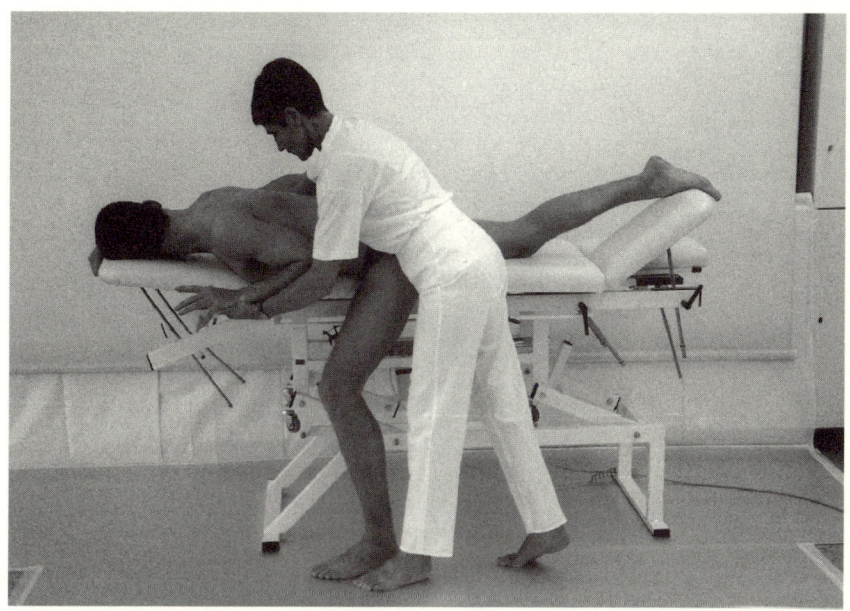

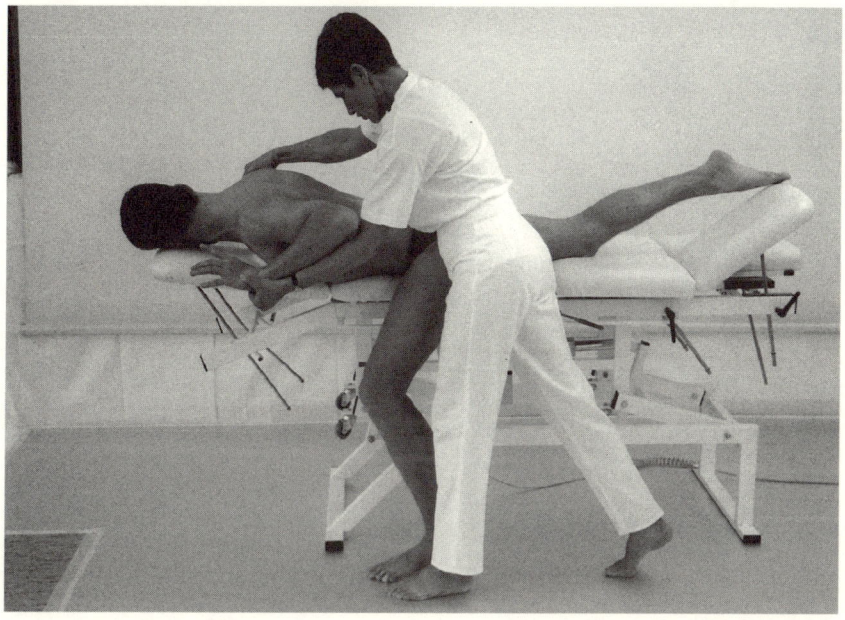

Abb. 7.14: Kontrollierte Mobilität [Ozarcuk] a, b) Reziprokes statodynamisches Arbeiten der Extremitäten und des Rumpfes für betontes dynamisches Arbeiten der HWS. Techniken: Kontrahieren-Entspannen und Langsame Umkehr in Dehnstellung mit kleiner Amplitude für Gewichtsverlagerung (Abdruck/Initialschwung)

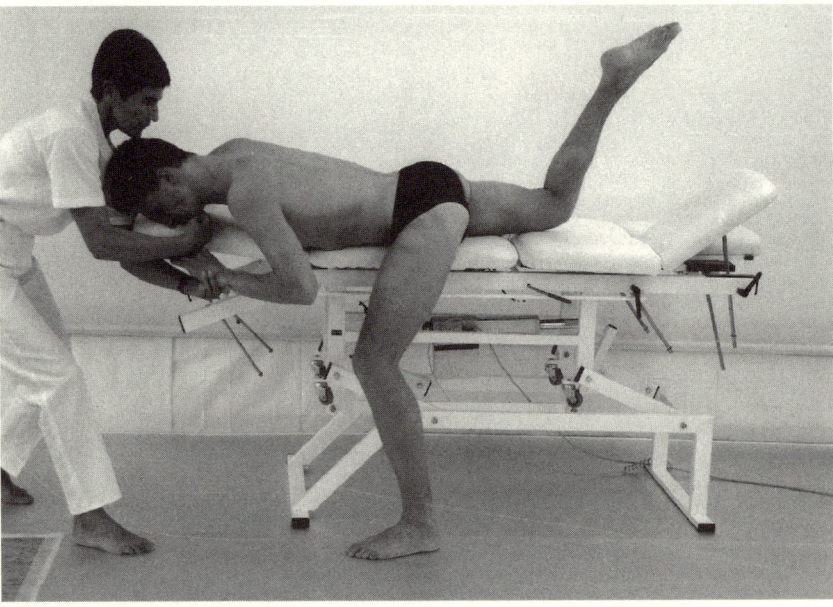

c) Manueller Kontakt an Hand, Arm und Kinn für dynamischen Bewegungsablauf der Extension–Abduktion–Innenrotation mit Ellbogenflexion. Führt zur Irradiation von Rumpf und Beinen mit Schwerpunkt-verlagerung

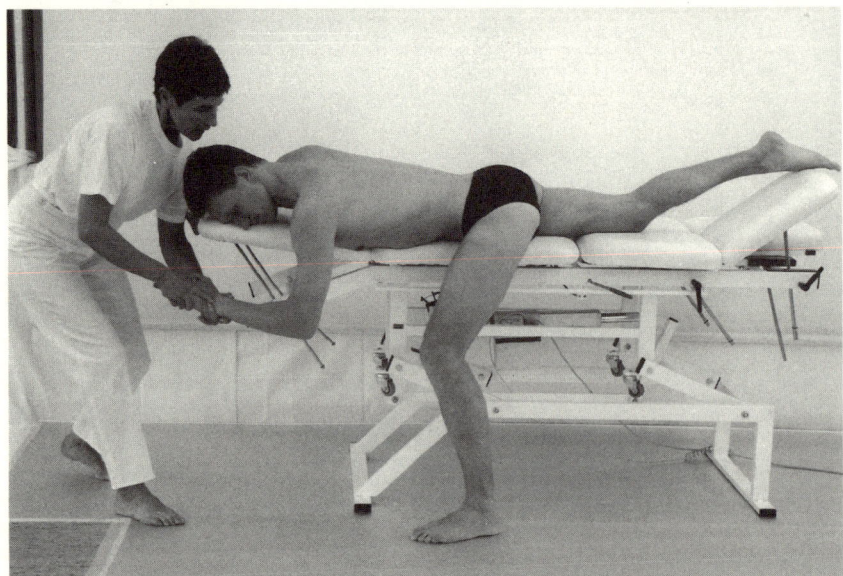

d) Betontes Erarbeiten der Extension–Abduktion–Innen-rotation mit Ellbogen-flexion für Kopf-rotation mit Flexion über die Mittellinie nach li und Li-Neigung der unteren HWS. Führt zur Irradiation von Rumpf und Beinen mit Schwerpunktan-hebung
Techniken: Pivoting in der mittleren Phase bis Endphase für Neigung nach li in der unteren HWS

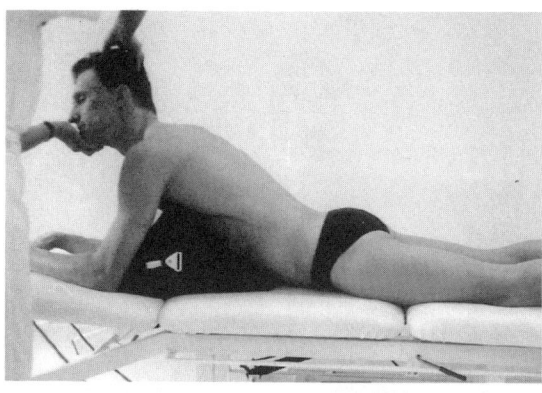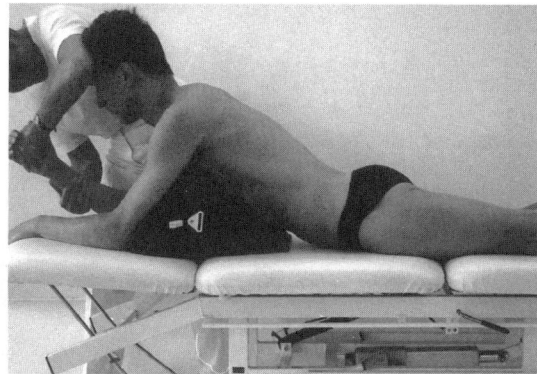

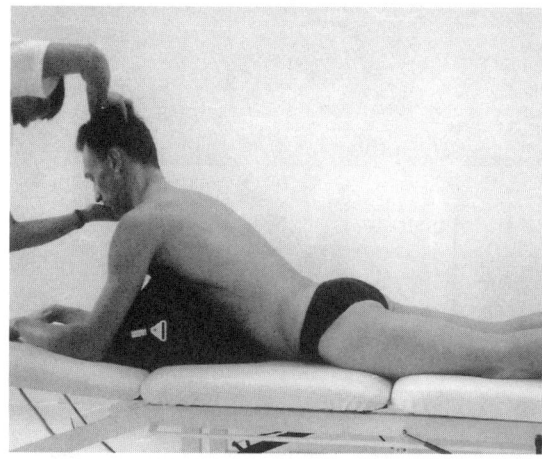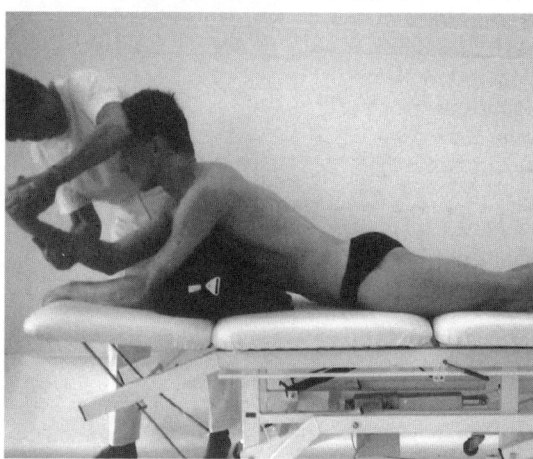

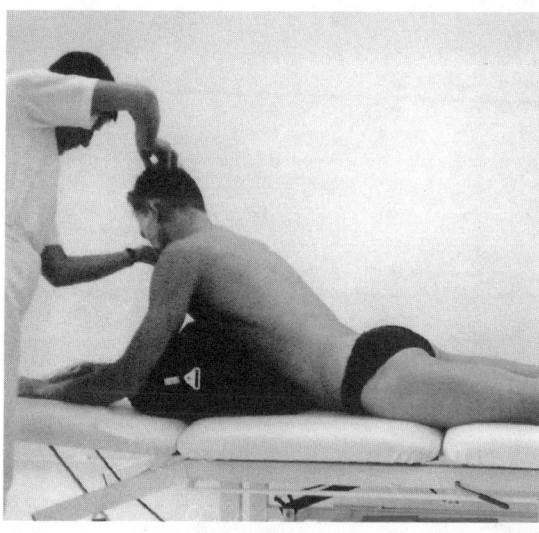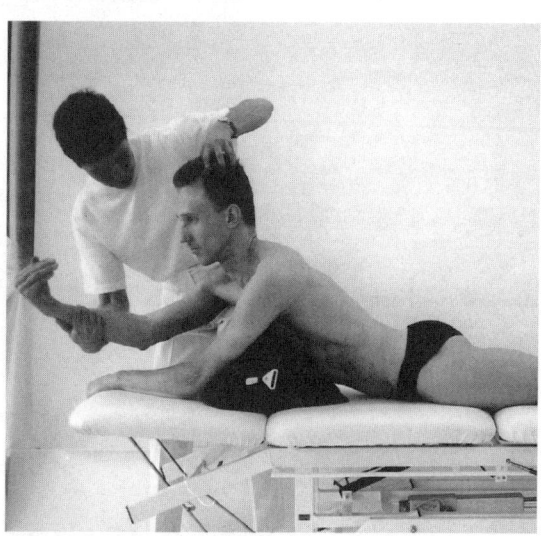

Abb. 7.15: Kontrollierte Mobilität [Ozarcuk]
a–c) Bauchlage – Ellbogenstütz. Konzentrisch-exzentrische HWS-Inklination–Re-Flexion mit entsprechenden Seitneigungen führen zu WS-Elongation und Schwerpunktverlagerung. Schaukeln von kranio-ventro-lateral nach kaudo-dorso-medial mobilisiert und stabilisiert HWS, BWS, LWS, Becken und Hüftgelenke
d, e) Bauchlage - Ellbogenstütz. Reziproke Arm-, Bein- und Kopfaktivierung über Flexion–Adduktion–Außenrotation mit Ellbogenextension im re Arm
f) Verstärkung durch Kopfapproximation intensiviert die WS-Elongation und Schwerpunktverlagerung nach kranio-ventro-lateral

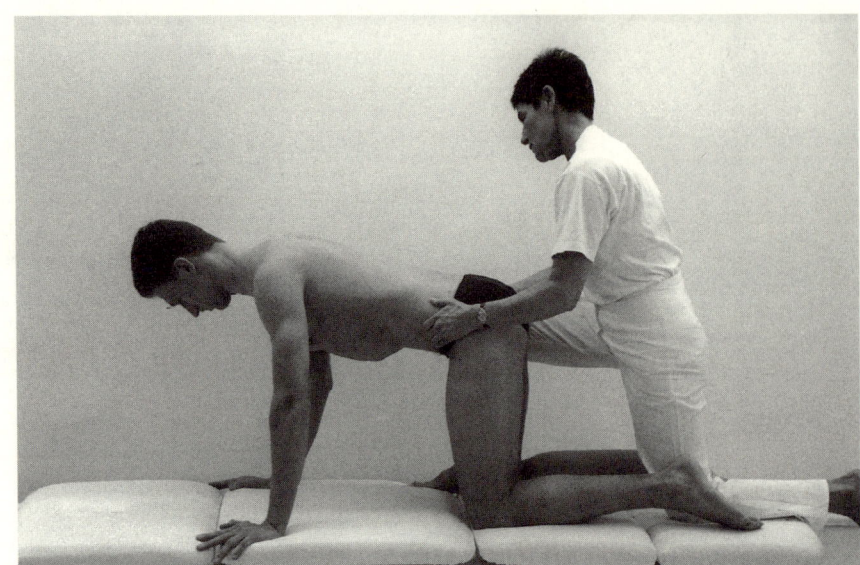

Abb. 7.16: Kontrollier-
te Mobilität:
Vierfüßlerstand,
Widerstand am
Becken beim Schau-
keln. [Ozarcuk]
a) Symmetrisch

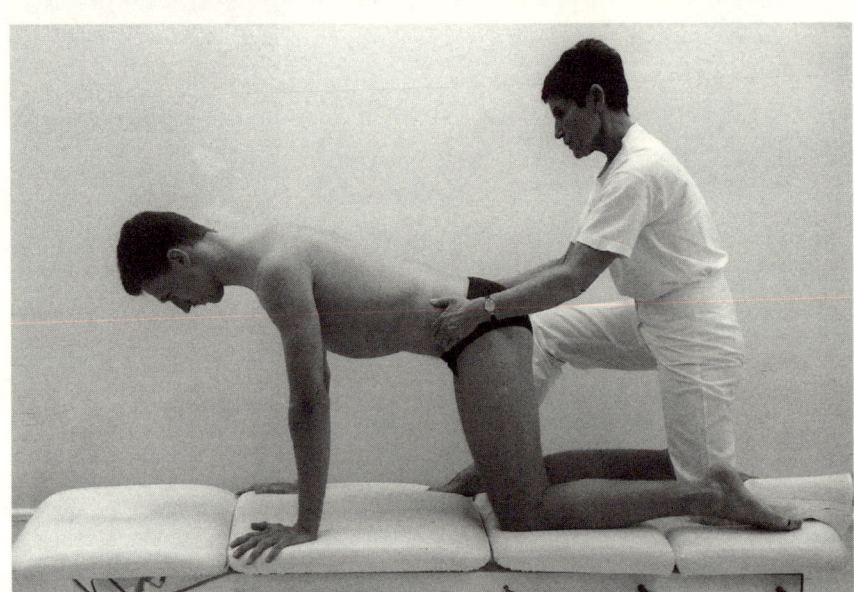

b) Asymmetrisch

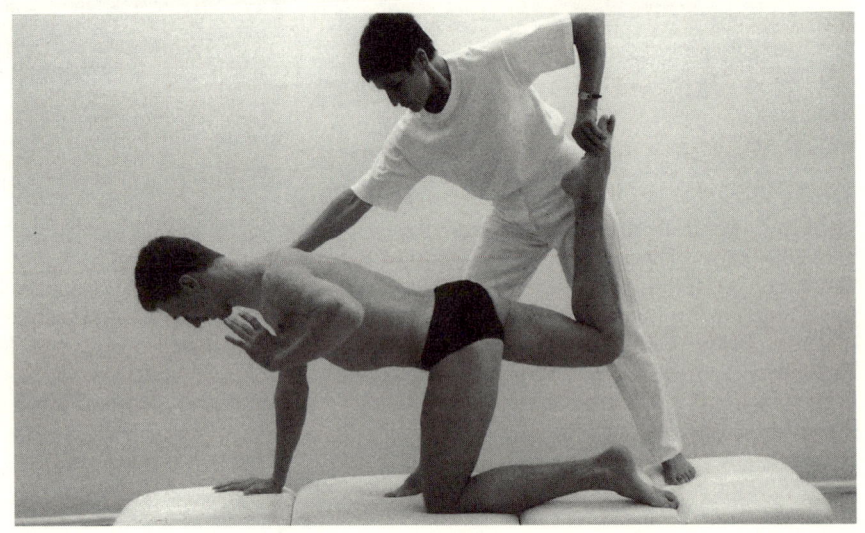

c) Verstärkung an Fuß
und Schulter mit
Schwerpunktan-
hebung nach kranio-
ventro-lateral li

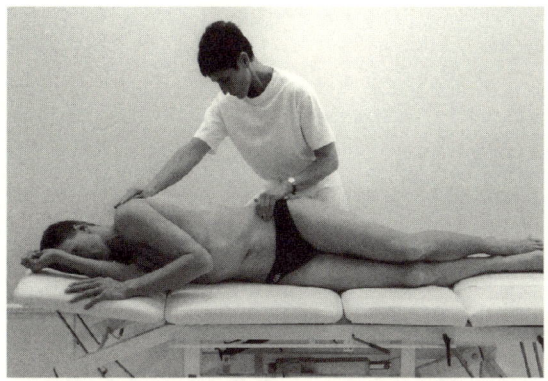

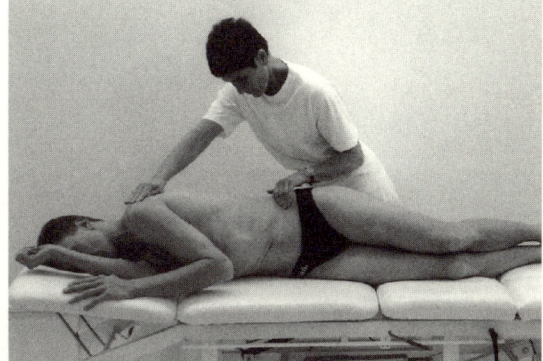

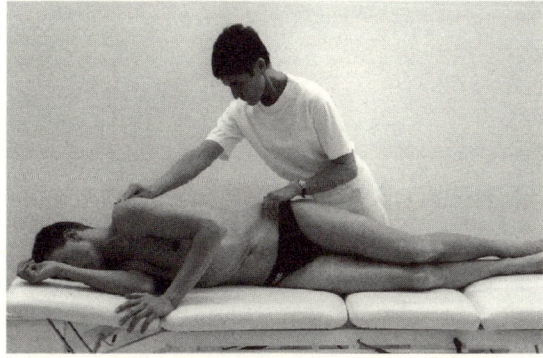

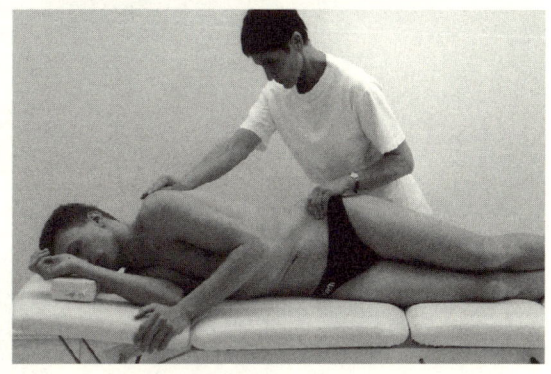

d, e) Fehlermöglichkeiten: unterschiedliche Dehnungswinkel durch die Therapeutenarme (d), störende Kopfunterlagerung (e)

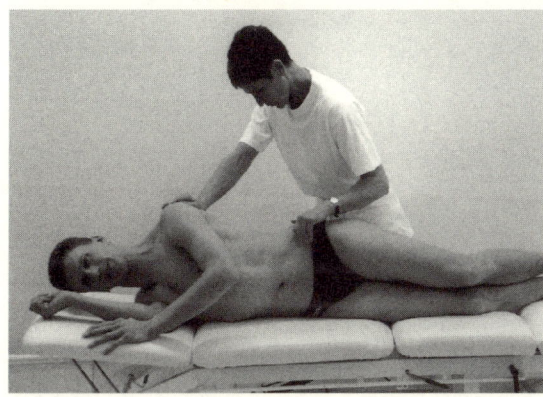

a–c) Korrekte Vordehnung durch korrekte Lagerung unterstützt. Betonte posteriore Depression der Skapula und anteriore Beckenelevation führt zur Irradiation von Rumpf und Beinen mit WS-Elongation–Rotation–Beckengegenrotation mit Schwerpunktverlagerung nach kranio-ventro-lateral li

Abb. 7.17: Mobile Kokontraktion: indirekte Beeinflußung der HWS [Ozarcuk]

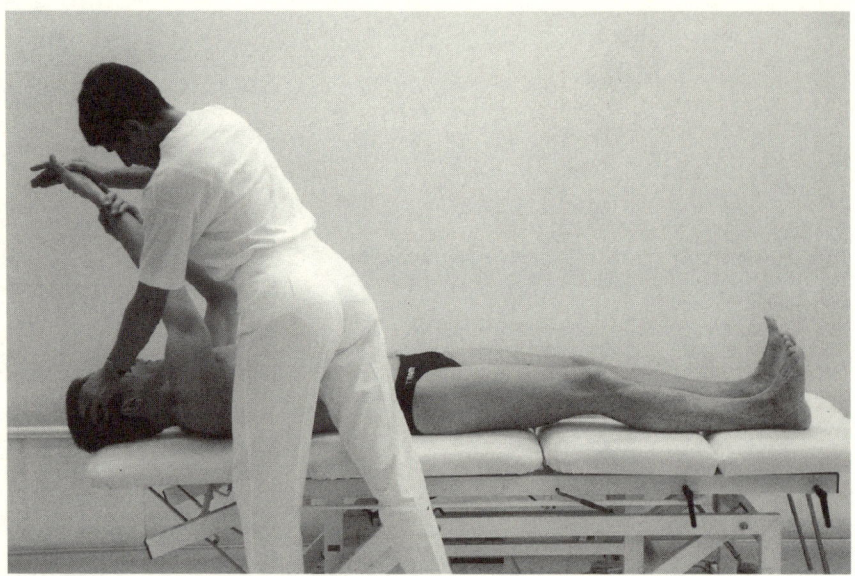

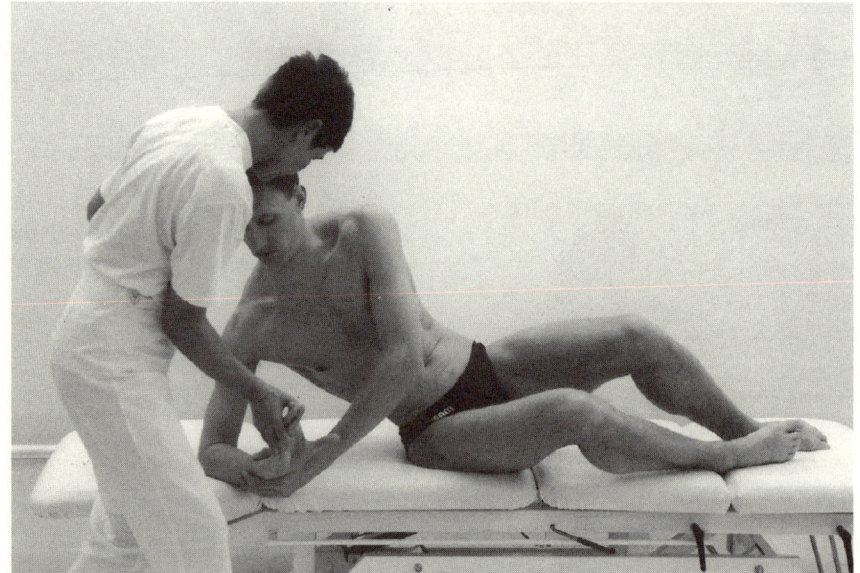

Abb. 7.18: Kontrollier-
te Mobilität und
Geschicklichkeit:
Chopping. [Ozarcuk]
a, b) Zum Seitsitz
aufrichten

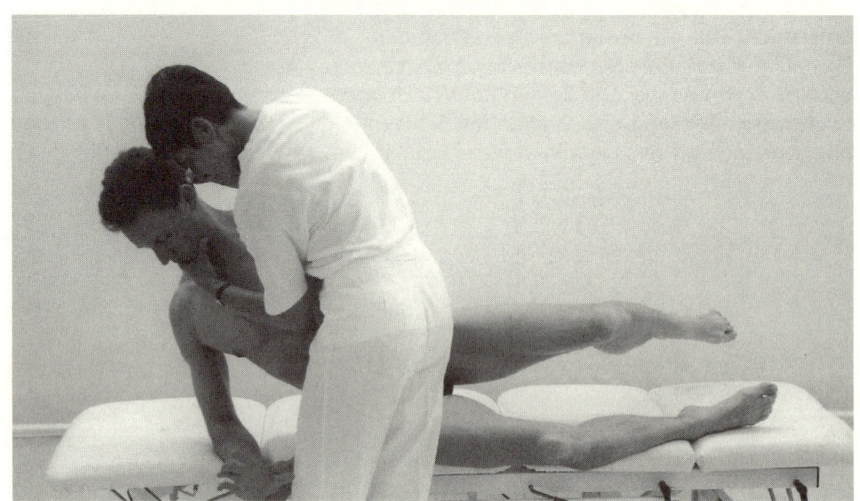

c) Über Ellbogenstütz
in den Handstütz.
Handkontakt wechselt
zu Kinn und Kopf

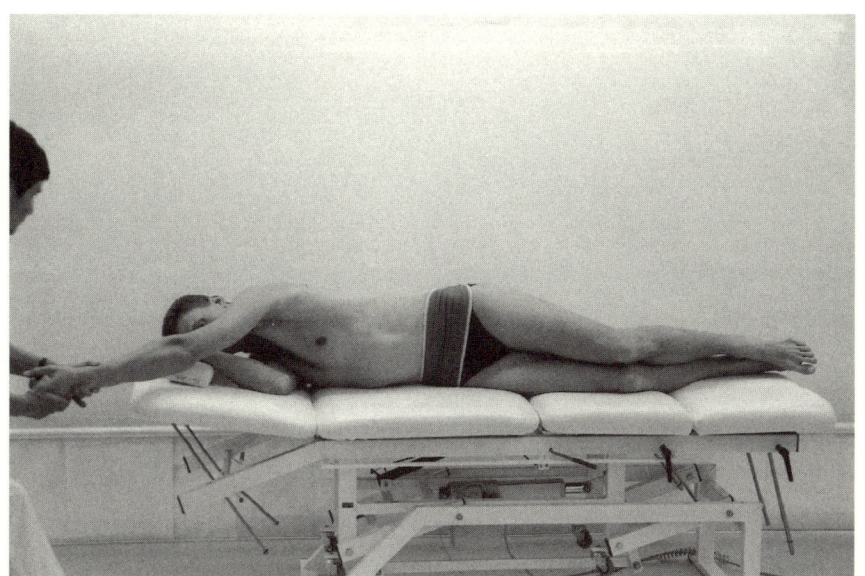

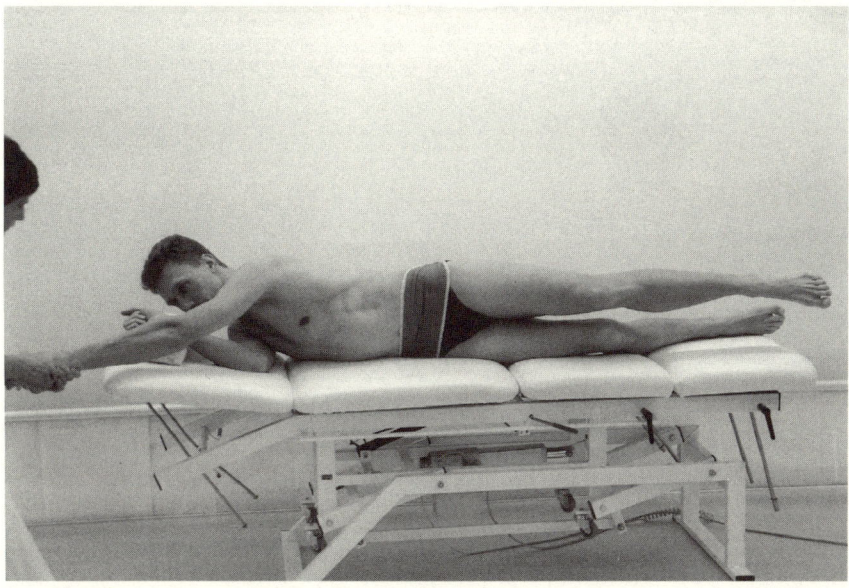

Abb. 7.19: Indirektes Training der HWS mit Gesamt-bewegungsablauf [Ozarcuk]
a, b) Einleitung über li Arm mit Extension–Abduktion–Innen-rotation mit Ellbogen-flexion unter Traktion mit Beckgurt

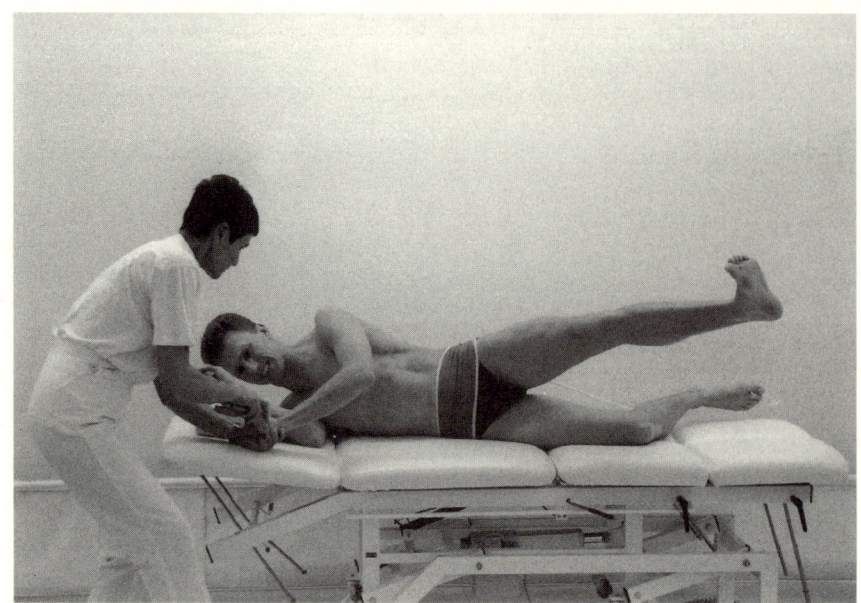

c) Korrekte Endstellung

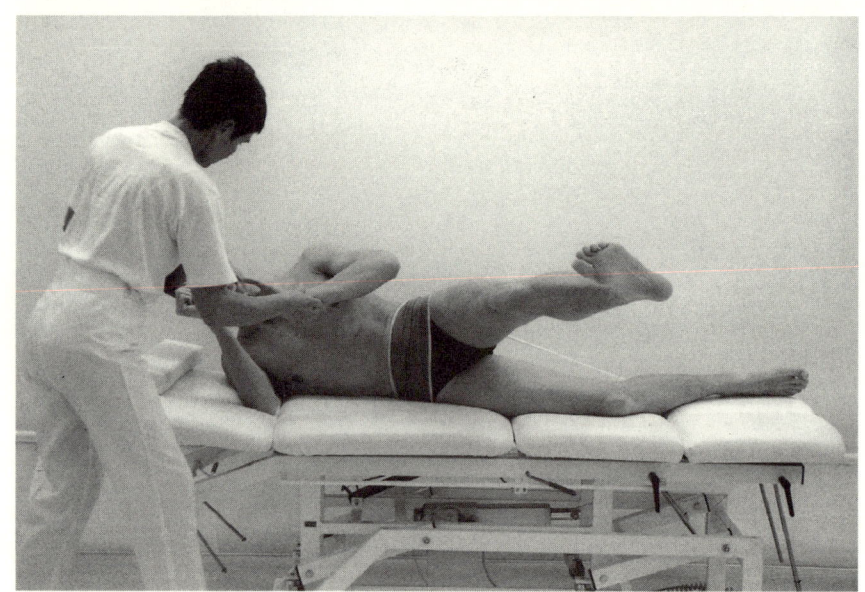

d) Korrektes HWS-
und Rumpfverhalten
ist verlorengegangen

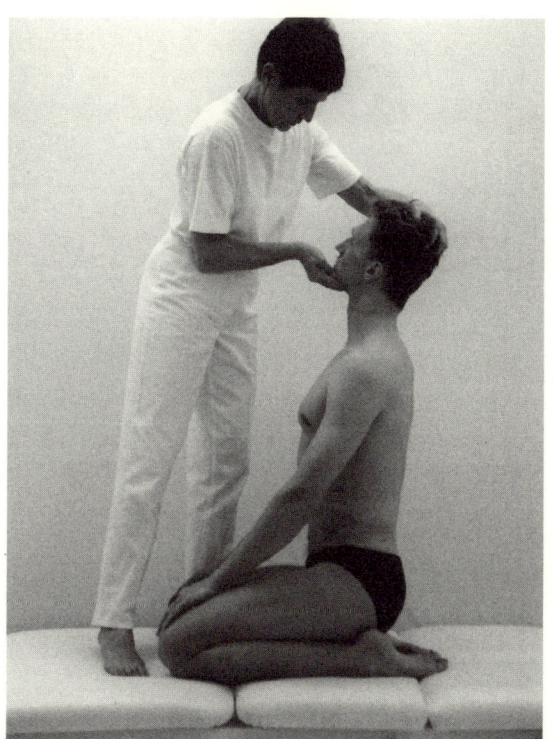 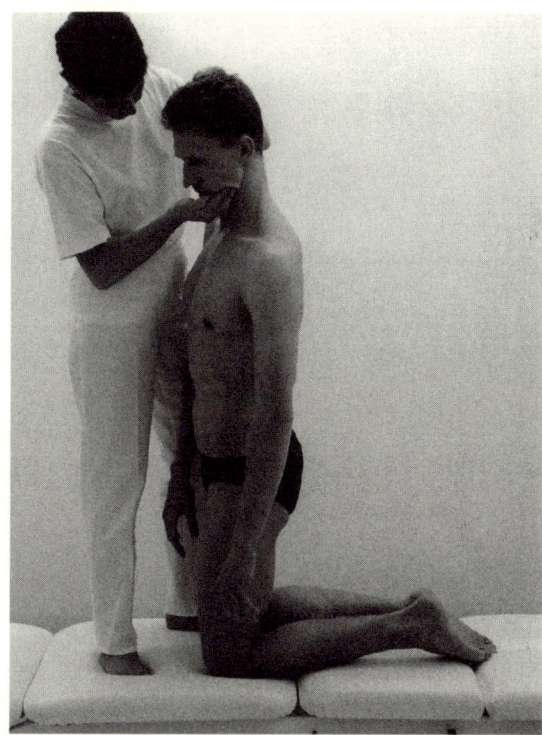

Abb. 7.20 a, b: Kontrollierte Mobilität und Geschicklichkeit. HWS-Inklination–Li-Flexion mit entsprechender Rotation und Seitneigung. Über Fersensitz in Kniestand mit Schwerpunktverlagerung nach ventro-lateral li als Vorbereitung der Schrittinitiierung des re Beines [Ozarcuk]

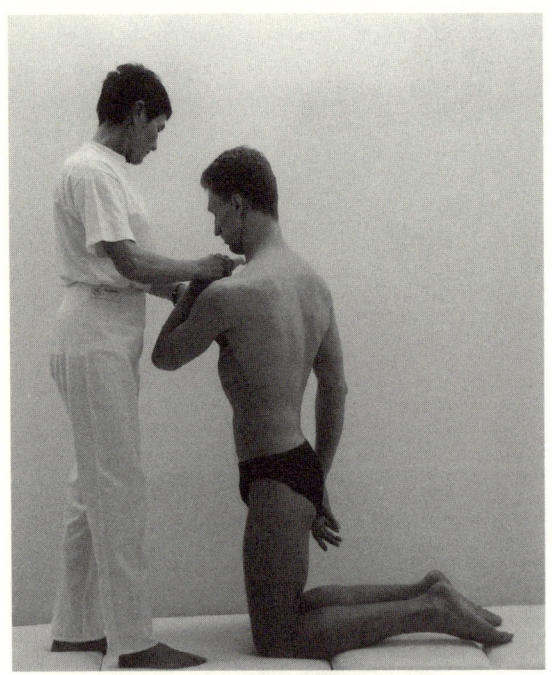

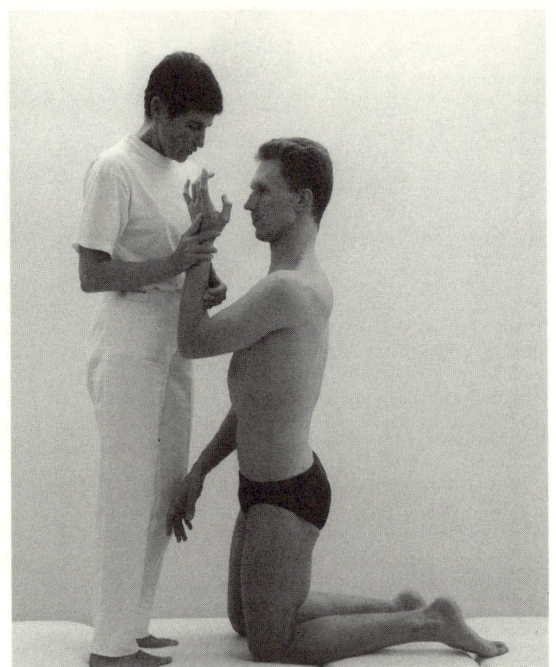

a, b) Korrektes Timing: WS-Elongation–Rumpf-rotation–Gegenrotation und HWS-Entfaltung

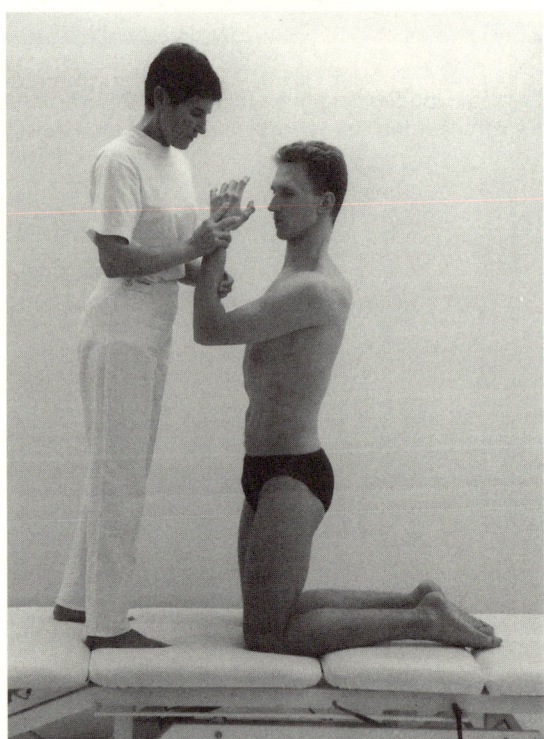

Abb. 7.21: Vom Kniestand zur Initialphase des Halbkniestandes. [Ozarcuk]

c) Falsches Timing: keine HWS-Entfaltung, Rumpf-verkürzung und keine Rumpfgegenrotation

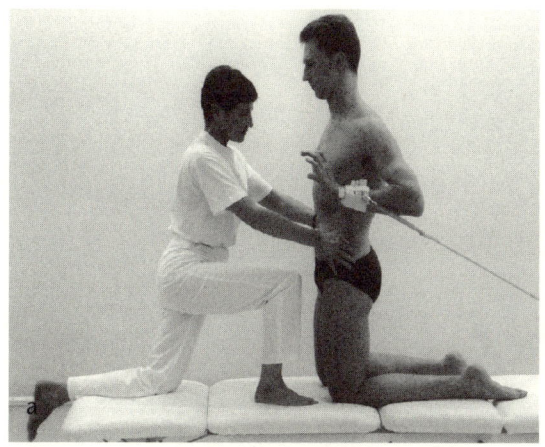
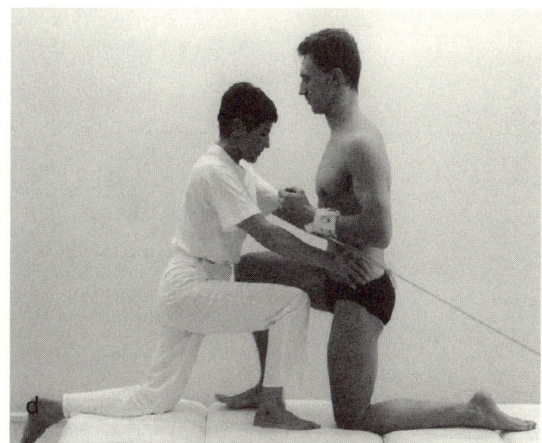
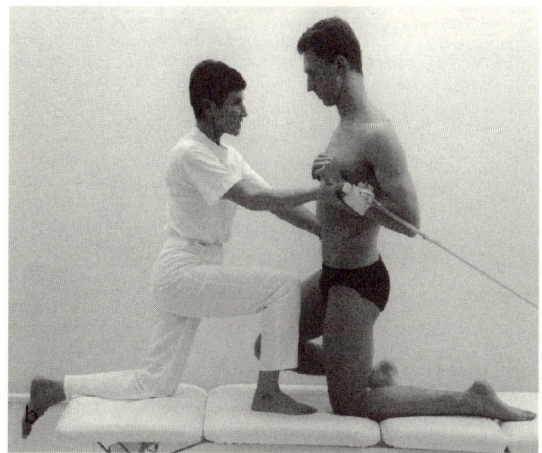
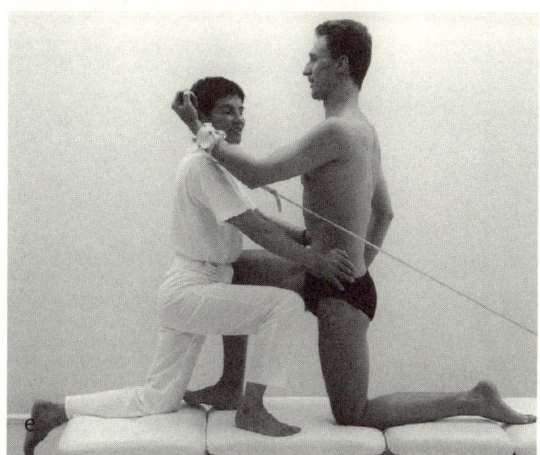
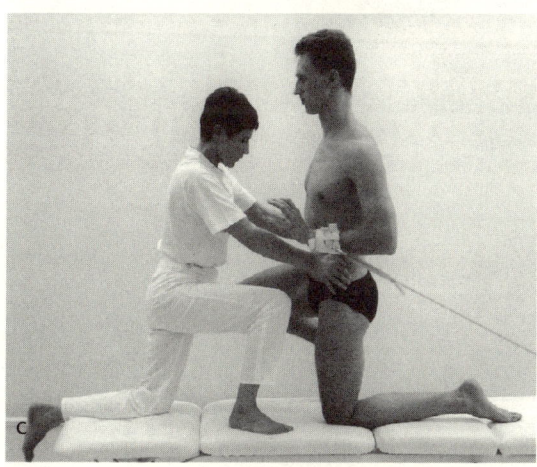

Abb. 7.22 a–e: Schulen des korrekten Timings: vom Knie- in den Halbkniestand für koordiniertes Zussammenspiel im Gesamtbewegungsablauf [Ozarcuk]

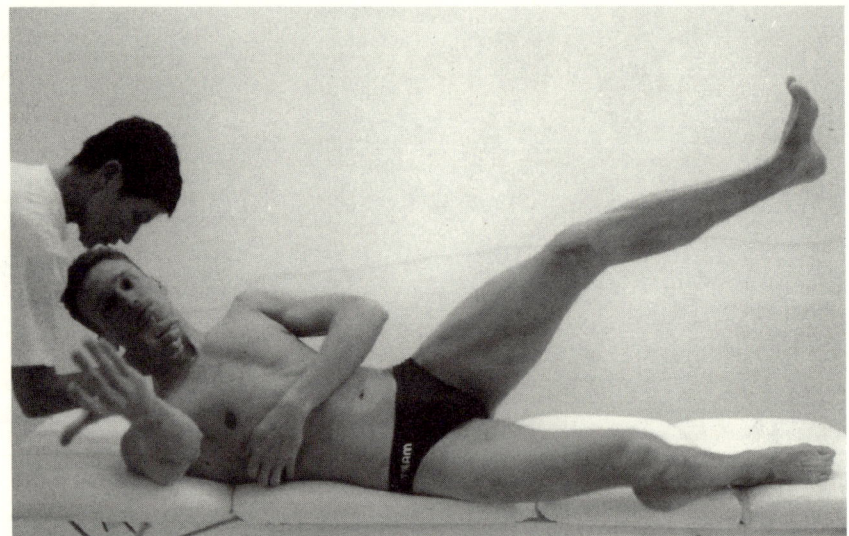

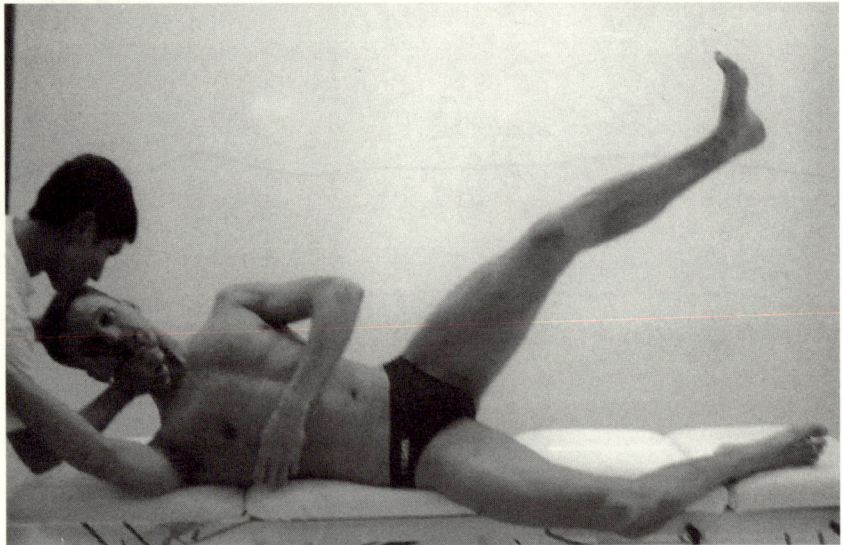

Abb. 7.23 a–c:
Direktes Training der
HWS, BWS und LWS
für einen koordinier-
ten Gesamt-
bewegungsablauf:
konzentrisch-exzentri-
sches Drehen von der
Rücken- in die Seiten-
lage [Ozarcuk]

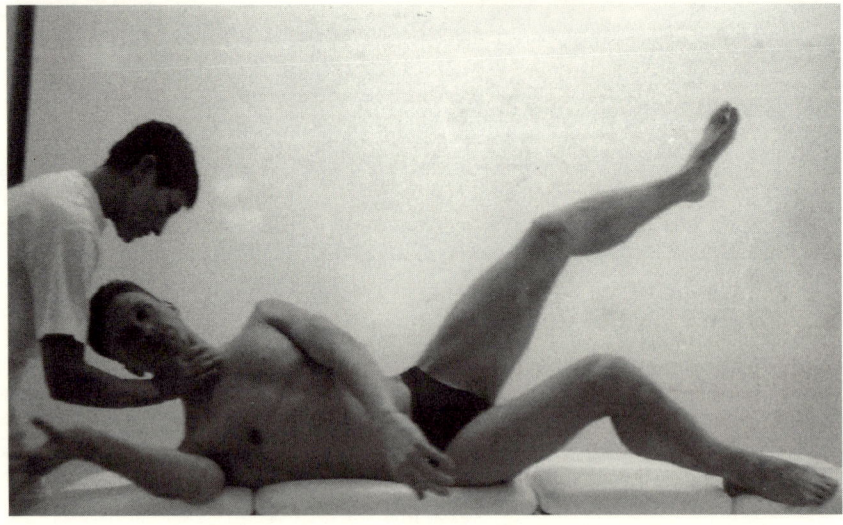

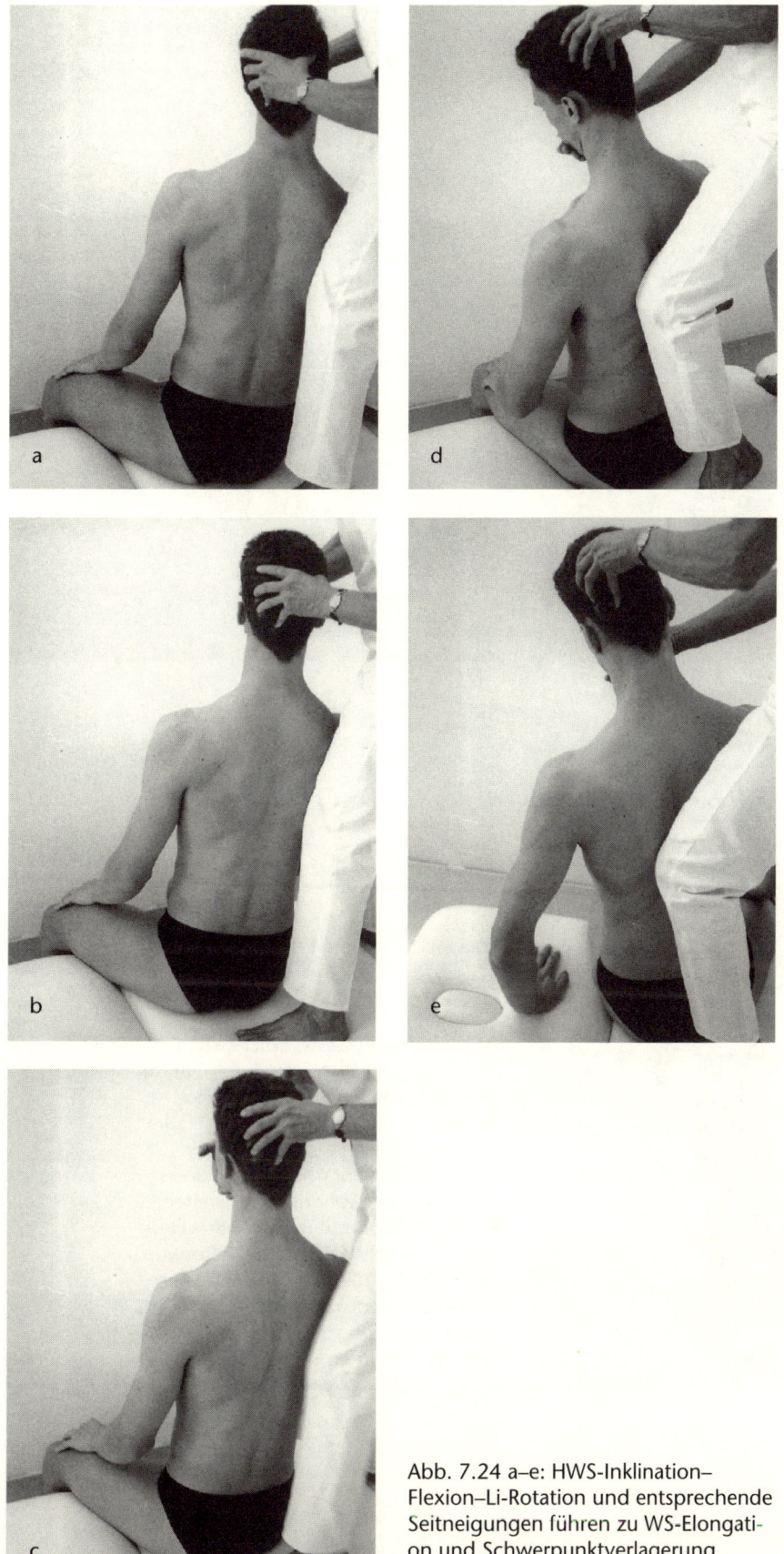

Abb. 7.24 a–e: HWS-Inklination–
Flexion–Li-Rotation und entsprechende
Seitneigungen führen zu WS-Elongati-
on und Schwerpunktverlagerung
[Ozarcuk]

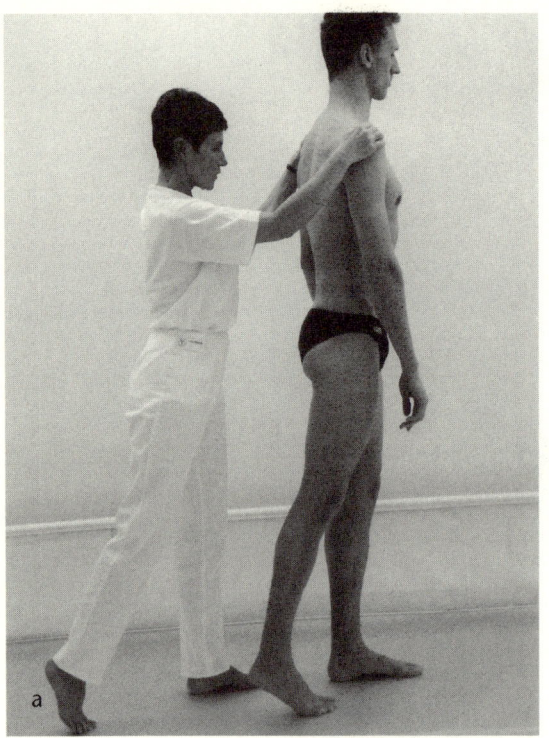

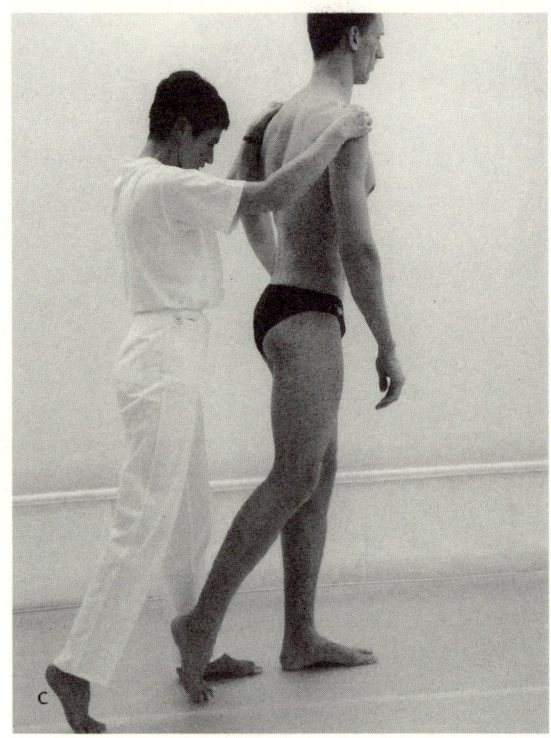

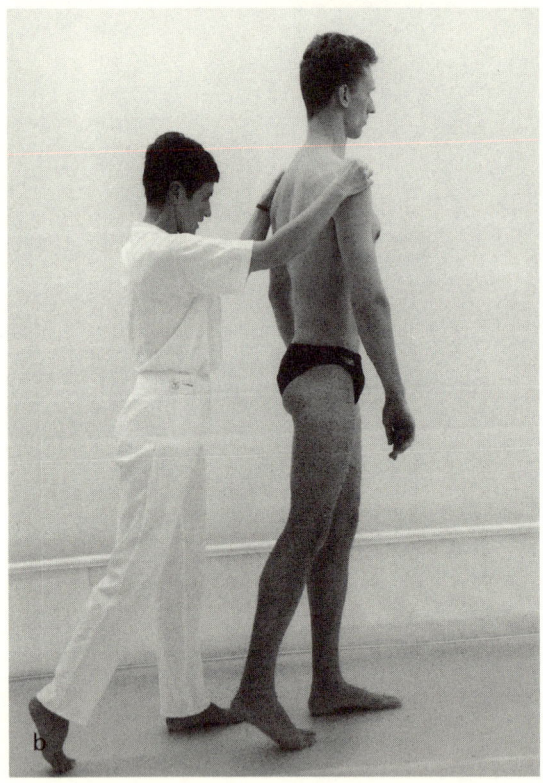

Abb. 7.25 a–e: Geschicklichkeit: Haltung und Bewegung durch Zusammenspiel von Rumpf, Beinen und Armen. [Ozarcuk]
Widerstand am Schultergürtel für betonte Fußplantarflexion mit dreidimensionaler Verwringung, weiterlaufende Reaktion mit Becken-, Schultergürtel- und HWS-Kontrolle. Betonung des Mittelstandes li mit Wechsel von Extension–Adduktion–Außenrotation und Knieflexion zu Extension–Abduktion–Innenrotatioin und Knieflexion für Körperfortbewegung

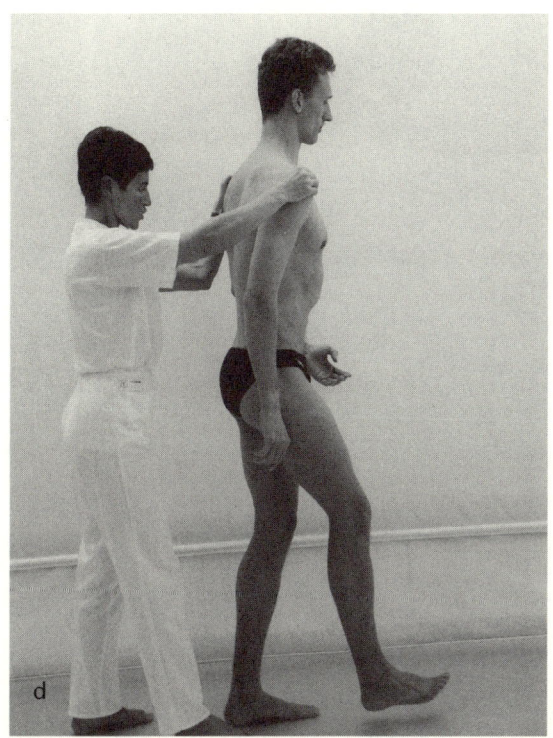

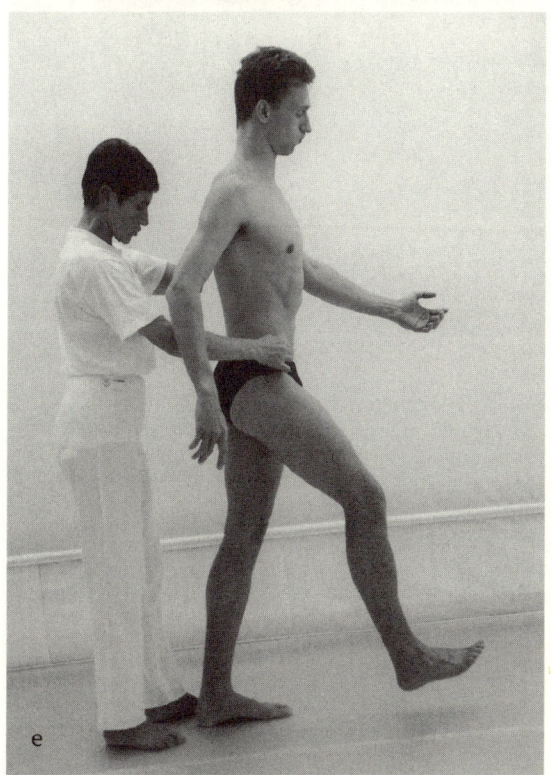

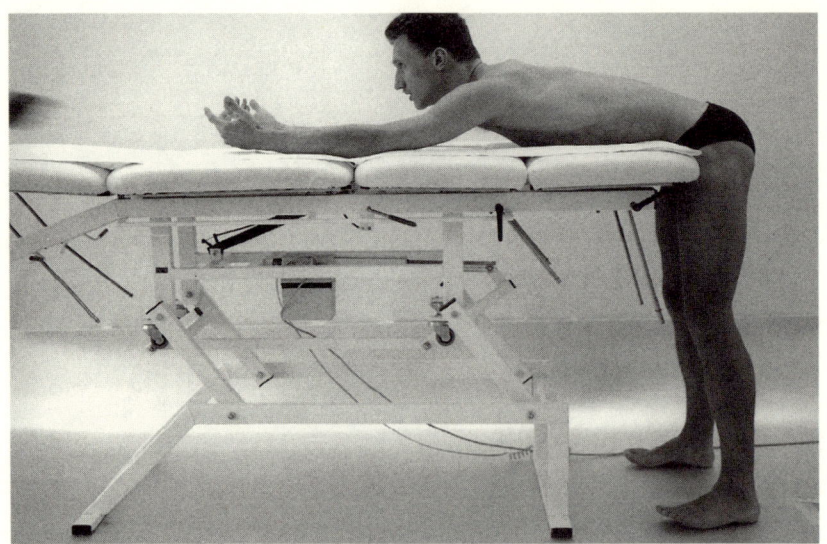

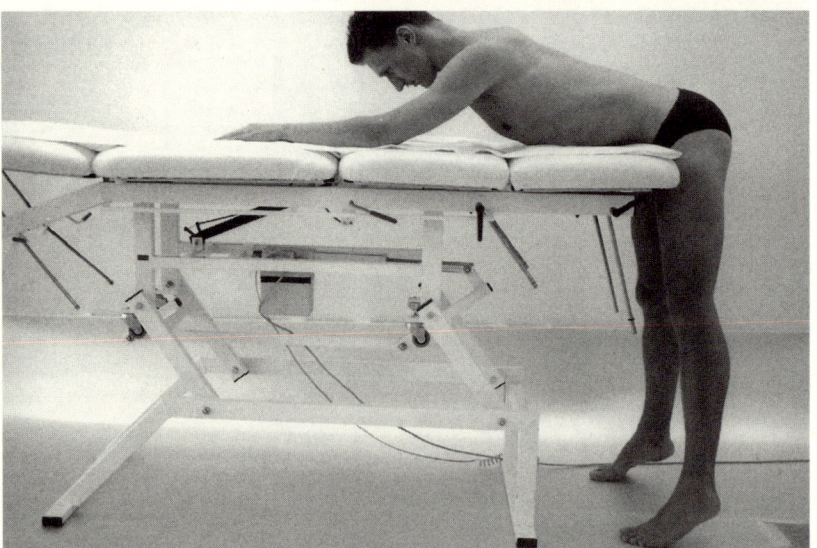

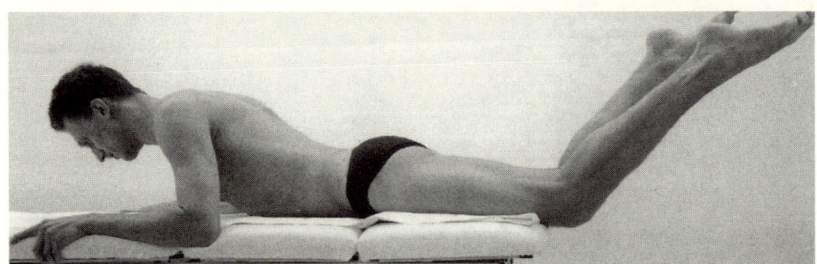

Abb. 7.26: Eigentraining
[Ozarcuk]
a–d) Modifizierter Bären-
stand. Bauchlage –
Ellbogenstütz in den
Handstütz

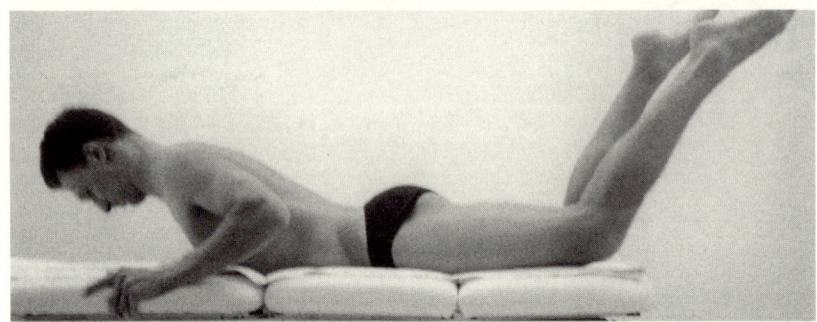

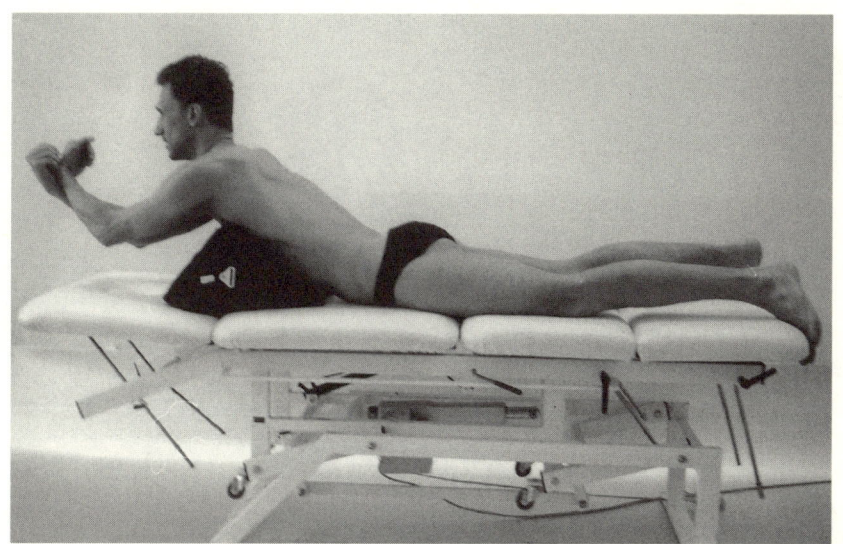

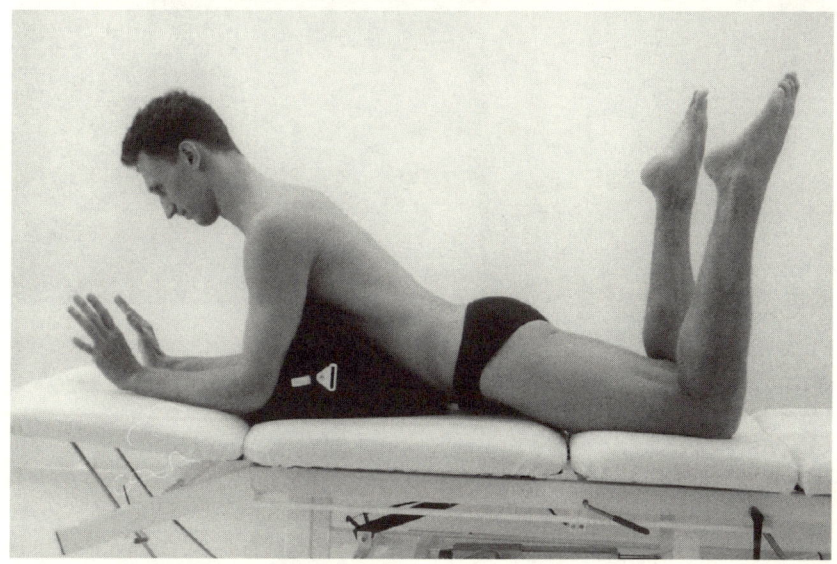

e, f) Gesamt-
bewegungsablauf mit
Schaukeln für Deh-
nung und Kräftigung

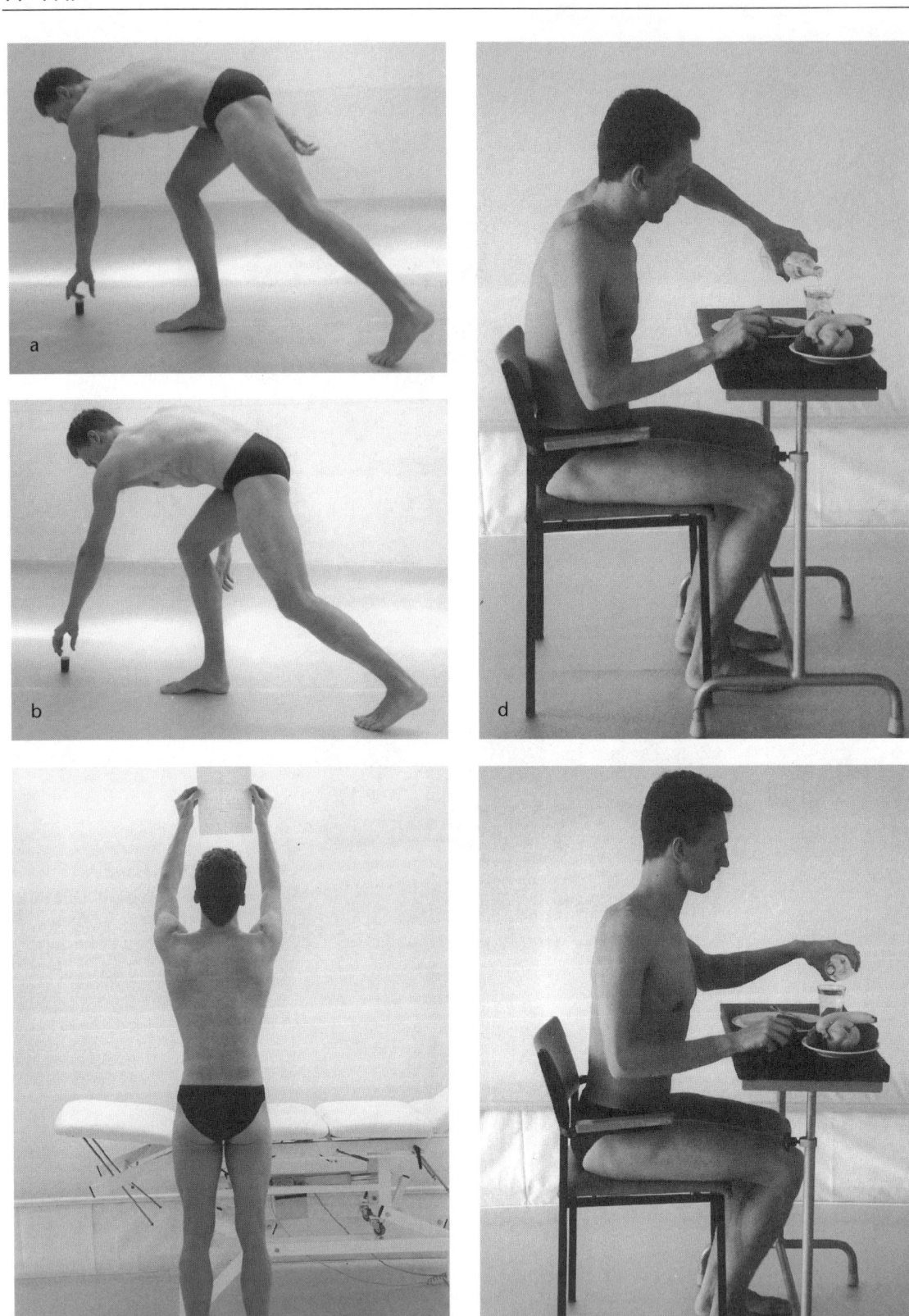

Abb. 7.27 a–k: Übertragen der erlernten Bewegungsabläufe in Alltagsbewegungen und Trainingsaktivitäten (a, c, e–j). b, d falsche Stereotypen [Ozarcuk]

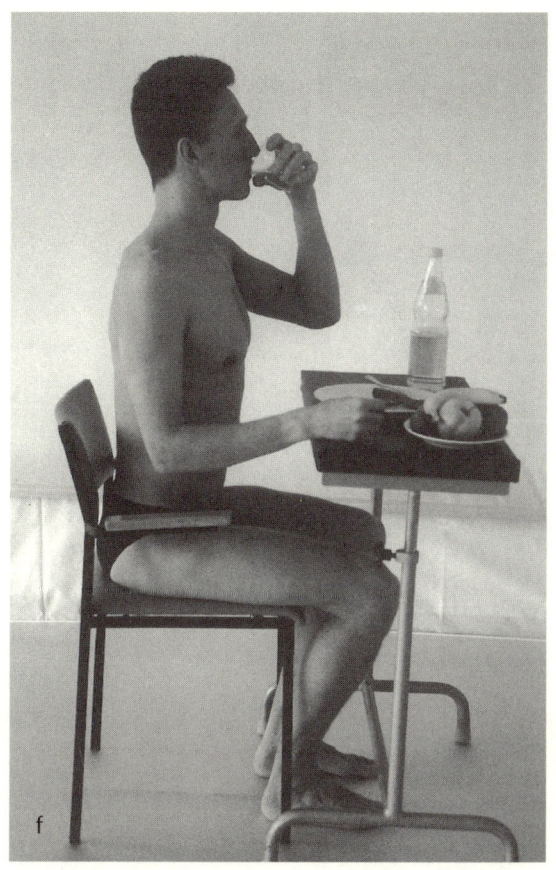

f

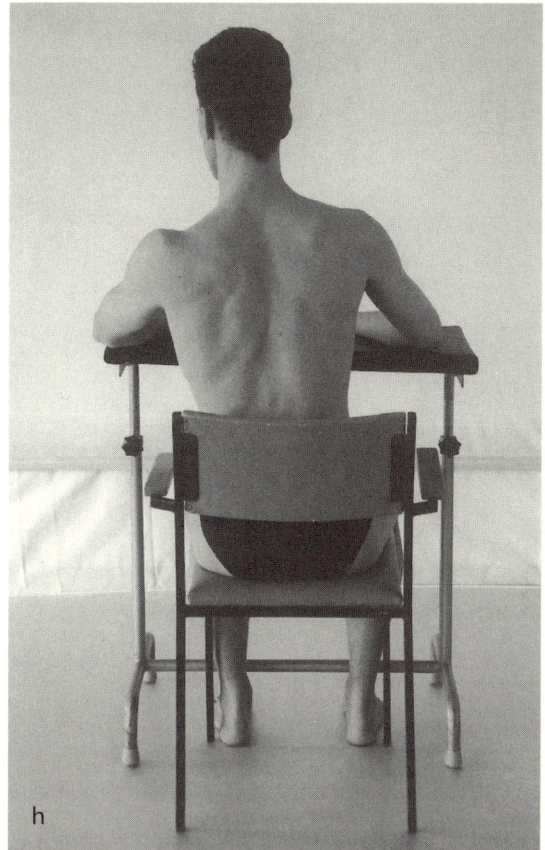

h

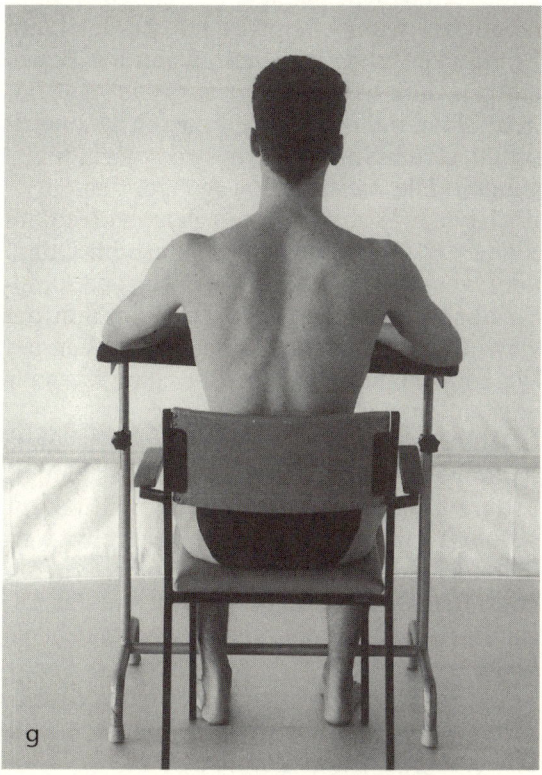

g

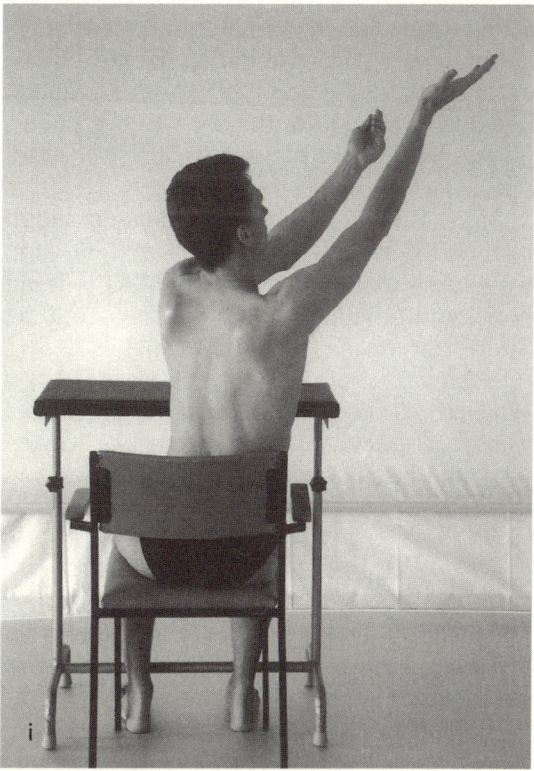

i

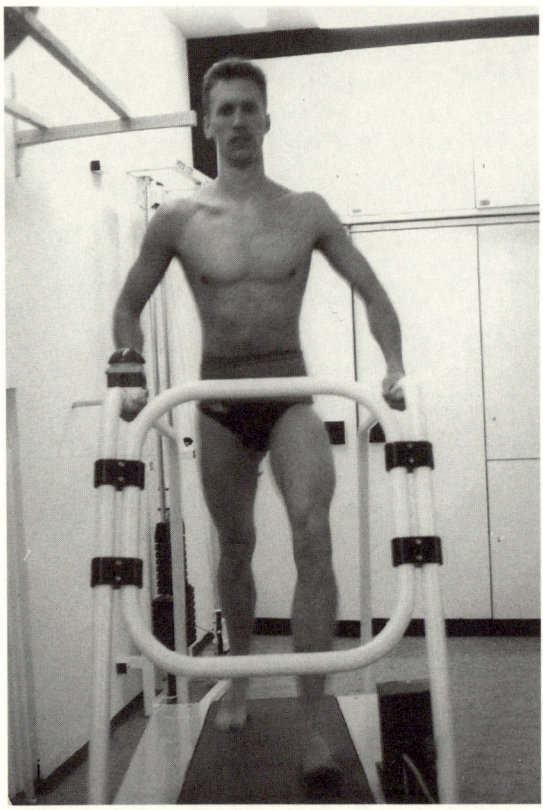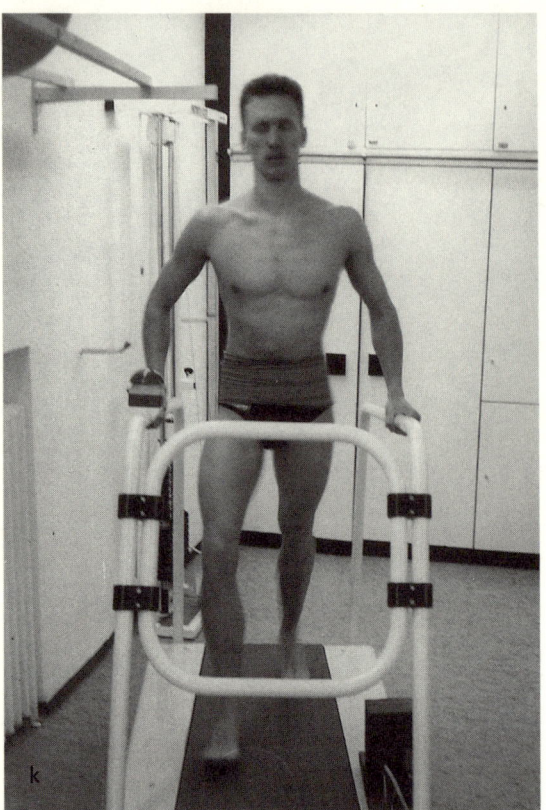

Betontes Erarbeiten (Abb. 7.12 b) der **Inklination** unter Traktion (1. Stufe der motorischen Kontrolle - Mobilität) sowie deren Umkehrbewegung (Reklination) konzentrisch und exzentrisch bis Flexion C2/3 (Abb. 7.12 c) mit den Techniken „Komtrahieren–Entspannen", „Langsame Umkehr" und „Rhythmische Stabilisation".

Sukzessive wurden die 4 Stadien der motorischen Kontrolle – Mobilität, Stabilität, kontrollierte Mobilität, Geschicklichkeit – erarbeitet und in Funktionen des Alltags und des Sports übertragen (Abb. 7.13–27).

Nach intensivem Training mit der PNF (ca. 4 Wochen 2–3x täglich) in der aufgezeigten Weise waren alle gewohnten Belastungen ohne Schmerzen und Einschränkungen wieder möglich.

7.3.4 Zusammenfassung

Die Struktur der Halswirbel erlaubt das größte Bewegungsspiel der WS. Dennoch werden die Bewegungen von Muskeln kontrolliert, die vom zervikalen Wirbelkörper zum Hinterhaupt, von Wirbelkörper zu Wirbelkörper und vom Rumpf zur HWS führen („Kopf auf Hals" und „Kopf und Hals auf Rumpf"). Isolierte Bewegungen in diesen Gelenken in der Sagittal- und Frontalebene passieren – wenn überhaupt möglich – wahrscheinlich nur bei leichtem Kopfnicken und -schütteln, wenn die Bewegungen ganz bewußt in dieser Weise stattfinden sollen, oder in Verbindung mit symmetrischen gleichläufigen Arm- oder Beinbewegungen. Die meisten Bewegungen laufen jedoch bilateral asymmetrisch gleichlaufend (im Sinne der Doppelbelastungsphase im Gang) oder bilateral symmetrisch reziprok ab (Stand-Spielbein, Fortbewegung). Die Funktion der HWS muß demzufolge in der Gesamtheit der WS und im Rahmen des Bewegungssystems verstanden werden.

Doktrinäres WS-Verhalten mit Zwangshaltungen als Übungen (bekannt aus Übungsprogrammen der verschiedenen Rückenschulen) darf deshalb nicht eingetrichtert werden. Es kann dadurch leicht zu einer erheblichen Beeinträchtigung kommen und das Organ HWS zum negativ-dominierenden Lebensfaktor avancieren.

Ein Schüler Sherringtons prägte den Grundsatz: „Haltung muß beweglich werden, um die Bewegung halten zu können".

7.4 Weiterführende Literatur

Knott M., Voss D.E.: Proprioceptive Neuromuscular Facilitation, Patterns and Techniques, and ed., Harper & Row publ. 1968.

Sullivan P.E., Markos P.D., Minor M.A.: PNF – ein Weg zum therapeutischen Üben, Gustav Fischer Verlag 1985.

Ozarcuk L.: Aufzeichnungen aus den postgraduierten Kursen unter der Leitung von M. Knott 1975 und 1978 in Vallejo/USA.

8.   Schlingengerät

Rauthgundis Gleich von Münster

8.1   Einleitung

Die Behandlung von Patienten mit Beschwerden durch Funktionsstörungen der HWS mit dem Schlingengerät kann ergänzend, übergreifend und in Kombination mit anderen Techniken und Funktionsweisen aus der Physiotherapie eingesetzt werden. Durch die schwerelose Aufhängung des Kopfes und der Arme kommt es zur Entlastung der HWS und mit der daraus resultierenden Druckminderung zur Reduzierung des Schmerzes, besonders bei der Hals- und oberen Brustwirbelsäule. Es werden günstige Voraussetzungen für die Diffusionsvorgänge in Knochen, Knorpel, Kapsel, Bändern und Muskulatur geschaffen.

Im Schlingengerät wird ein funktionelles Üben unter Entlastung möglich, was sich gerade bei der Behandlung der HWS durch die Abnahme des schweren Kopfgewichtes positiv auswirkt. Steigerungen während der Behandlung können durch die Wahl der Ausgangsstellung, des Aufhängepunktes, des Widerstandes durch den Therapeuten und durch Expanderzüge praktiziert werden.

Folgende Grundsätze sollen eingehalten werden:
- Die ASTE (Ausgangsstellung) ist entsprechend dem Befund zu wählen und dem Leistungsvermögen des Patienten anzupassen
- Die AHA (Aufhängeart) mobil oder stabil soll dem Behandlungskonzept entsprechen
- Der AHP (Aufhängepunkt) liegt über dem Drehpunkt des Gelenkes.

Die Wahl der ASTE, der AHA und des AHP bestimmen den Ablauf der Behandlung.

Zielsetzung
- Dehnen und Entspannen der gelenkumgebenden Strukturen
- Stabilisieren oder Mobilisieren der Gelenke der HWS
- Verbessern von Gelenk- und Muskelfunktionen durch geforderte Koordination, Kraft und Ausdauer für differenziertes Bewegen, auch unter Einsatz von Expanderzügen

- Üben und Trainieren von komplexen Bewegungsabläufen.

8.2   Aufhängung

AHA
Mobil bedeutet, daß alle Seilzüge der Aufhängung über dem Drehpunkt des zu behandelnden Abschnittes der HWS und BWS zusammenlaufen und dort eingehängt werden. Dadurch wird:
- die muskuläre Aktion des Körpers in diesen Bewegungsabschnitt geleitet
- es möglich, je nach Gelenkart den vollen Radius der Gelenkbeweglichkeit des Patienten in der ausgewählten Ebene auszuschöpfen.

Stabil bedeutet in diesem Fall, daß die Seilzüge auf die Breite des zu behandelnden Körperabschnittes – HWS oder BWS – auseinandergehängt werden. Dadurch wird:
- die Bewegung bewußt eingeschränkt
- der proximale Bewegungsabschnitt entlastet.

AHP
Der Aufhängepunkt steht senkrecht über dem zu bewegenden Gelenk. Er kann seitlich verlagert werden, um die Bewegung zu erleichtern oder zu erschweren.

Durch einseitiges Höher- und Tieferstellen der Züge kann eine Anpassung an den jeweiligen Befund geschaffen werden. Dadurch werden:
- Bewegungstoleranzen limitiert
- Widerstände gegen den Bewegungsausschlag durch die Einschränkung erhöht
- Gelenke in einer bestimmten Position gehalten, wenn keine dynamische Aktion des Bewegungsabschnittes gewünscht wird.

8.3   Behandlungsbeispiele

Zur äußeren Orientierung ist:
- C0/1 auf der Höhe des Mundes
- C4/5 auf der Höhe des Kinns
- C7/8 auf der Höhe des Schildknorpels

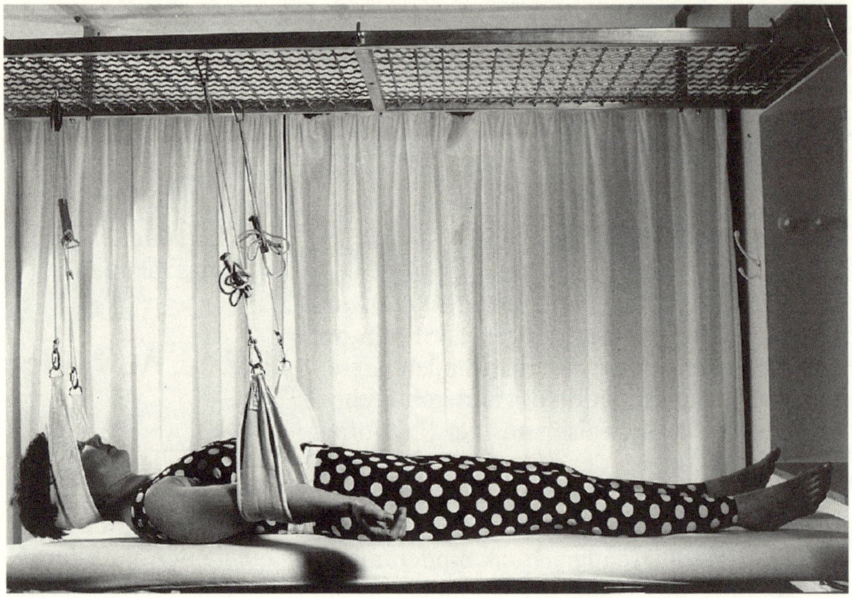

Abb. 8.1: Mobile Aufhängung der HWS in Höhe C0/1 [Gleich von Münster]

8.3.1 Obere HWS

- ASTE: Rückenlage, Kopf-Armaufhängung
- AHA: mobil, Kopf über Wechselzug, Arme in Armschlingen
- AHP: C0/1.

Dosiertes Dehnen und Entspannen gelenkumgebender Strukturen

Der Kopf wird in der Kopfschlinge über einen Wechselzug in der gewünschten Segmenthöhe aufgehängt. Das Gewicht der nach außen rotierten Arme wird durch die Aufhängung über den Ellenbogen abgenommen.

Der Therapeut steht am negativ eingestellten Kopfende der Bank. Es wird auf eine korrekte Aufhängung geachtet, bei der weder die Ohren umgeknickt sind, noch die Kopfschlinge am Haaransatz zieht. Die Gewichte der Beine können bei Bedarf abgenommen werden, indem die Unterschenkel auf einem Lagerungskissen abgelegt werden.

Die HWS ist ein Teil des „dynamischen Stabes" Wirbelsäule, dessen harmonisches Zusammenspiel immer beachtet werden muß.

Die Untersuchung und Behandlung wird an beiden Seiten der HWS ausgeführt. Es kann durchaus sein, daß das Bewegungsausmaß nicht seitengleich ist und somit Konsequenzen für die Behandlung mit sich bringt.

Traktion der HWS

Der Therapeut umfaßt mit beiden Händen das Hinterhaupt des Patienten und setzt einen leichten Zug. Die Hände spüren die Traktionstoleranz der HWS-Strukturen. Nach mehrmaligen behutsamen Traktionen wird der Patient aufgefordert, sein Kinn in Richtung Brustbein (Inklination) zu bewegen. Die Halswirbelgelenke werden von proximal nach distal palpiert. Die Hände des Therapeuten spüren das Gleiten des Hinterhauptes. Die kurzen dorsalen Halsmuskeln werden im Seitenvergleich durchgetastet und gegebenenfalls mit postisometrischer Relaxation (PIR) dekontrahiert: In der Phase der Kontraktion wird der Patient aufgefordert, in Richtung Haaransatz zu schauen, während in der Phase der Entspannung der Blick in Richtung Kinn geht.

Aktivieren der ventralen Kette der Halsmuskulatur unter Einsatz von Expanderzügen

Unter Verwendung von Expanderzügen wird der Kopf in der Kopfschlinge und die Arme auf der Höhe des Ellenbogens aufgehängt. Der Patient führt bei Inklination des Kopfes das Hinterhaupt in Richtung Unterlage, die Arme in Extension und Außenrotation der Schultergelenke. Durch das exzentrische Nachlassen wird die Ausgangsstellung wieder erreicht. In dieser Aufhängung kann auch die Seitneigung mit Rotation geübt werden.

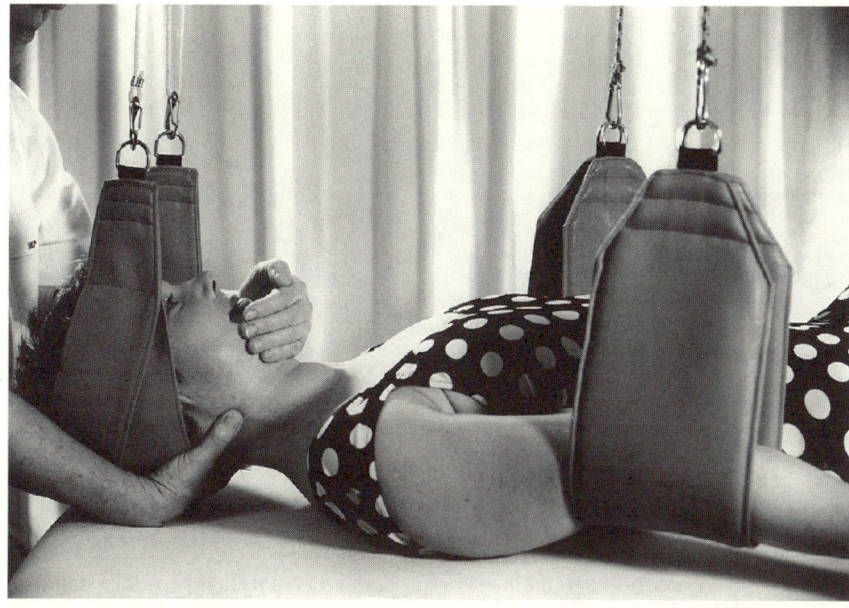

a) Gabelgriff am Nacken, Führungswiderstand in die Inklination

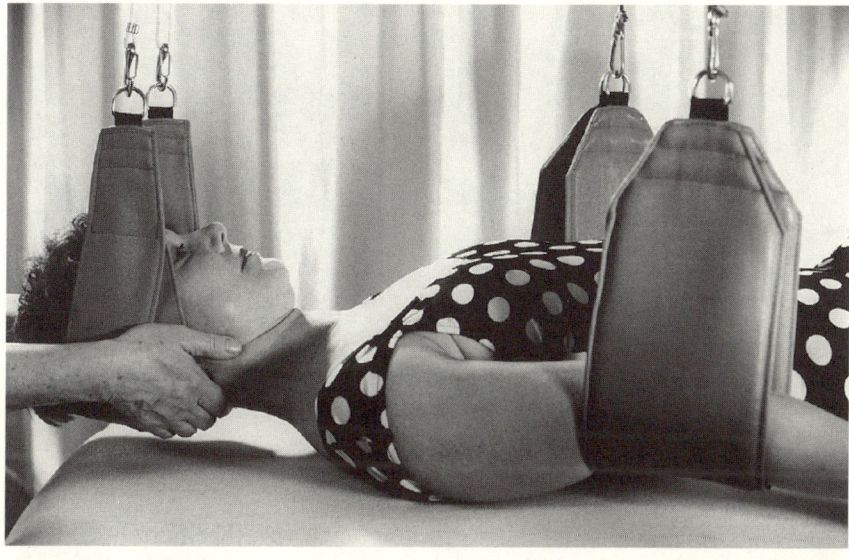

b) Traktion mit beiden Händen am Nacken, Palpation der Nackenmuskulatur und der Stellung der oberen Kopfgelenke

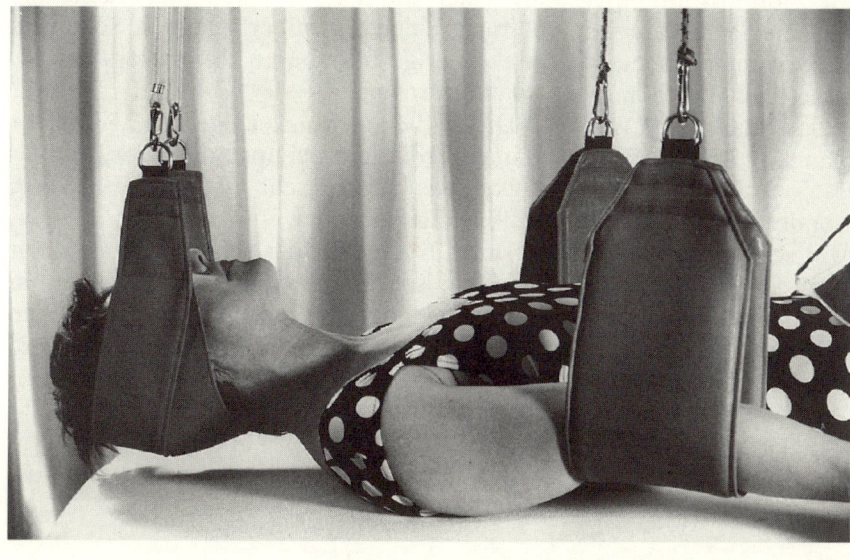

c) ASTE Reklination zur ESTE Inklination

Abb. 8.2: Traktion HWS [Gleich von Münster]

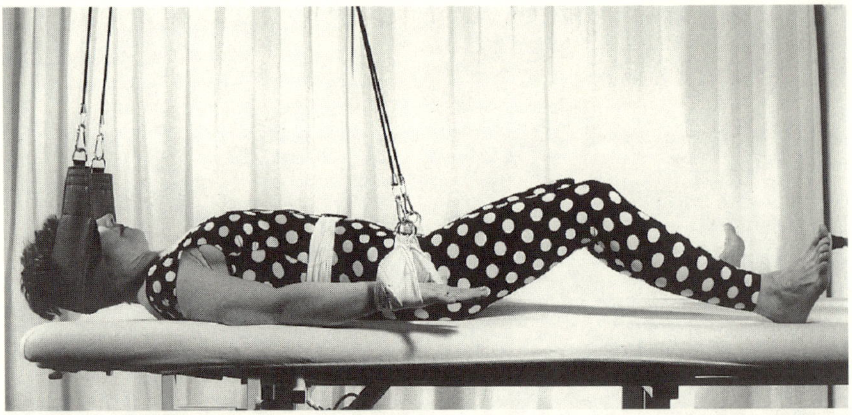

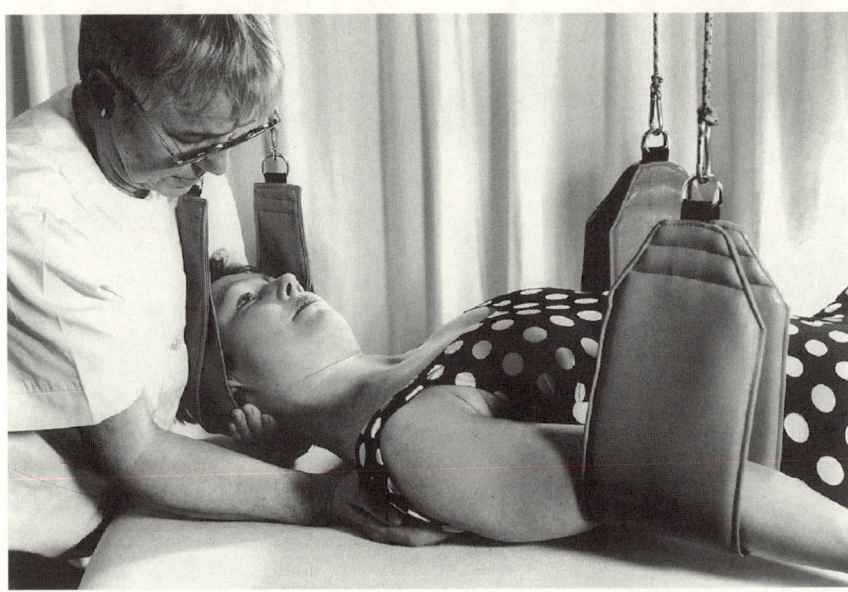

Abb. 8.3: Stabilisation HWS und BWS in Extension unter Einsatz der Expanderzüge [Gleich von Münster]

Abb. 8.4: Dehnen der Schulterblattfixatoren, reine Seitneigung der HWS mit Schulterblatt-depression [Gleich von Münster]

Seitneigung der HWS

Geprüft, beurteilt und behandelt werden die Seitneiger der gegenüberliegenden Seite.

Der Therapeut umfaßt und führt mit einer Hand das Hinterhaupt auf eine Seite, während die andere Hand das gegensinnige Schulterblatt in die Depression fazilitiert. Dabei muß darauf geachtet werden, daß durch die BWS-Extension der Gleitvorgang der Schulterblätter unterstützt wird.

Gedehnt werden besonders: Pars descendens des M. trapezius, Mm. scaleni, M. levator scapulae. Auch dabei bietet sich die PIR-Technik an. Außerdem können dehnende Handgriffe quer zum Muskelverlauf und Anhakstriche an den Muskelfaszienrändern ausgeführt werden.

Seitneigung der HWS mit Rotation (gleichseitig)

Der Kopf neigt sich zu einer Seite, das Kinn dreht sich zur gleichen Seite. Jetzt müssen die Seitneiger der gegenüberliegenden Seite ihre ganze Länge offenbaren, besonders der M. levator scapulae.

Die seitlichen Muskelzüge des M. erector spinae verhindern bei ungenügender Dehnfähigkeit das harmonische Gleiten der HWS in den Facettengelenken.

Durch Depression des Schulterblattes erfolgt die Stabilisation, wenn der Kopf behutsam in die Seitneigung mit Rotation geführt wird. Eine Hand umgreift den Kopf, während die andere Hand kleine Anhakstriche am Muskelfaszienrand ausführt.

Die PIR-Technik wird über Anspannen und Entspannen zur Dehnung der verkürzten Muskulatur eingesetzt.

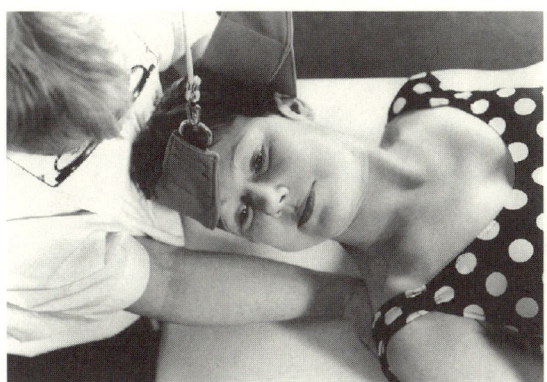

Abb. 8.5: Dehnen der Schulterblattfixatoren, Seitneigung mit Rotation gegen die Seitneigung [Gleich von Münster]

gungsrichtung geht von der Elevation in die Depression. In der Phase der Depression werden beide Schulterblätter in kaudaler Richtung stabilisiert, ein langsames Gleiten in die Elevation mit exzentrischer Muskelaktivität gegen den Zug des Therapeuten schließt sich an.

8.3.2 Mobilisation des Schulterblattes, Massagetechniken rund um das Schulterblatt

- ASTE: Seitenlage, Kopf und HWS extensorisch unterlagert
- AHA: mobil, der Arm und das Bein der obenliegenden Seite werden in Schlingen aufgehängt. Der auf der Bank liegende Arm ist im Schulter- und Ellenbogengelenk flektiert. Das untenliegende Bein ist im Hüft- und Kniegelenk leicht flektiert
- AHP: Schulter und Hüftgelenk der obenliegenden Extremitäten.

Die Muskulatur um das Schulterblatt wird mit Quermassage und Anhakstrichen gelokkert, durchblutet und aktiviert.

Die Mobilisation des Schulterblattes erfolgt bei extendierter HWS und Inklination des Kopfes in allen Richtungen. Es bietet sich an, die Umkehr Punctum mobile–Puctum stabile zu initiieren. Das Schulterblatt wird in Depression und Adduktion stabilisiert, während sich die HWS in Extension–Flexion auf der Unterlage bewegt. Diese Aktion sollte sehr behutsam ausgeführt werden.

Punctum stabile ist der Kopf, Punctum mobile der Schultergürtel.

Seitneigung der HWS mit Rotation (gegenseitig)

Der Therapeut umfaßt das Hinterhaupt mit Gabelgriff und dreht bei Seitneigung des Kopfes das Kinn in Richtung der gegenüberliegenden Schulter. Die andere Hand fazilitiert das Schulterblatt in Richtung Depression.

Hier bietet es sich an, die Blickwendetechnik (PIR) unter Einbeziehen der Atmung anzuwenden.

Dehnen der oberen Schulterblattfixatoren

Der Therapeut hält mit beiden Handtellern die Schulterblätter des Patienten. Die Bewe-

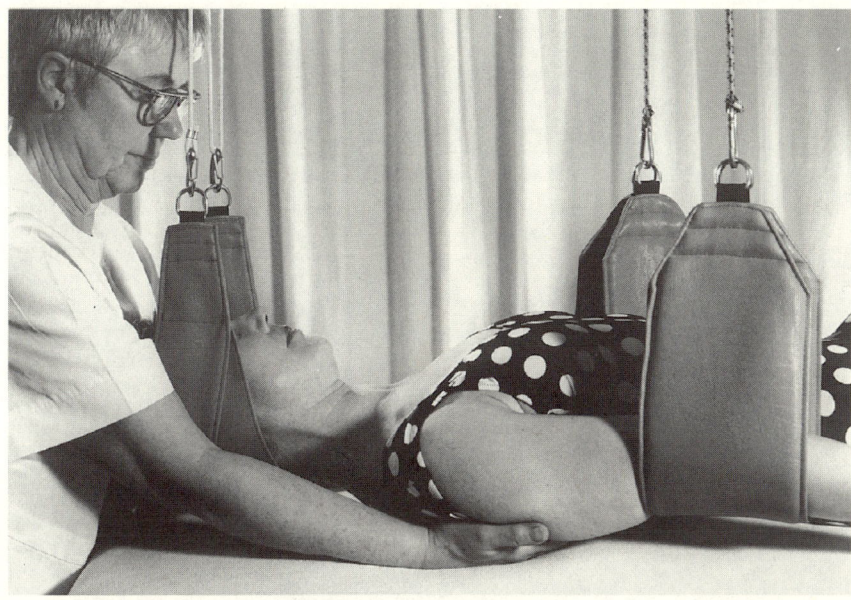

Abb. 8.6: Depression der Schulterblätter gegen manuellen Widerstand [Gleich von Münster]

171

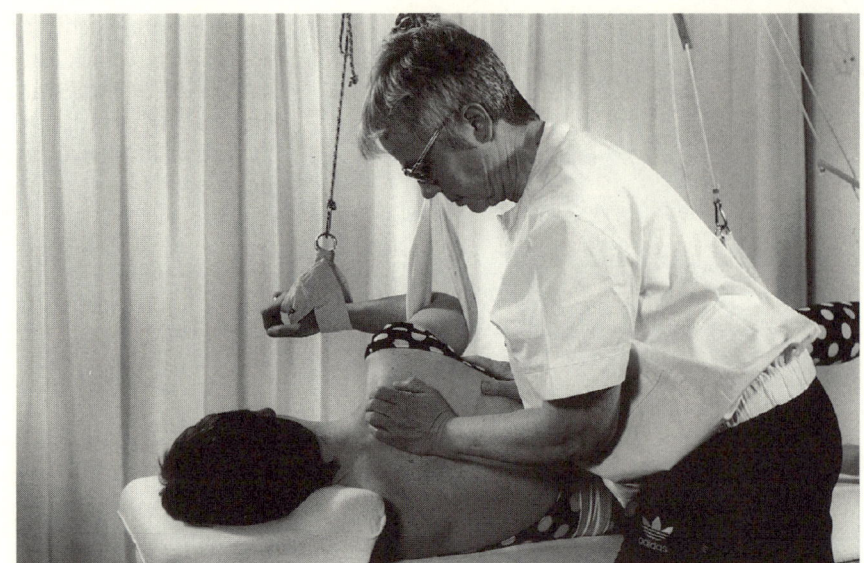

a) Lösende oder mobilisierende Anhakstriche entlang des Trapeziusrandes bis in die Tiefe des M. supraspinatus

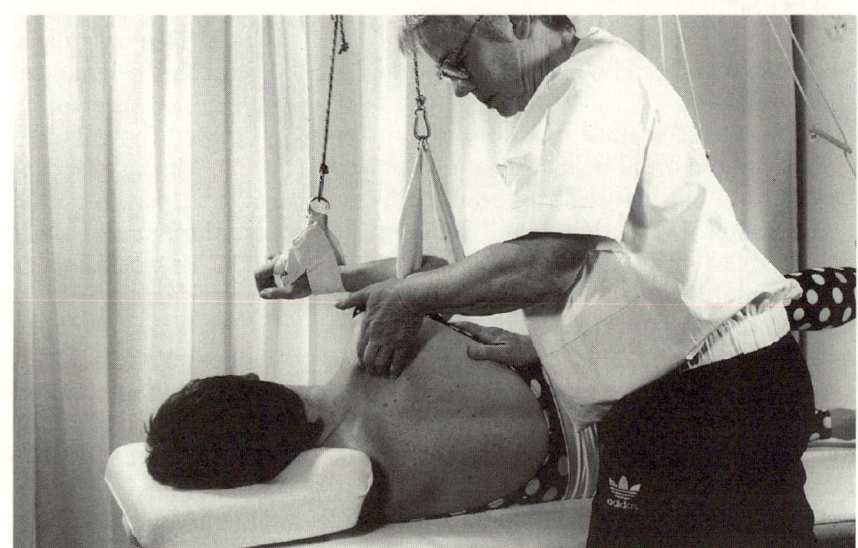

b) Anhakstriche entlang des medialen Schulterblattrandes

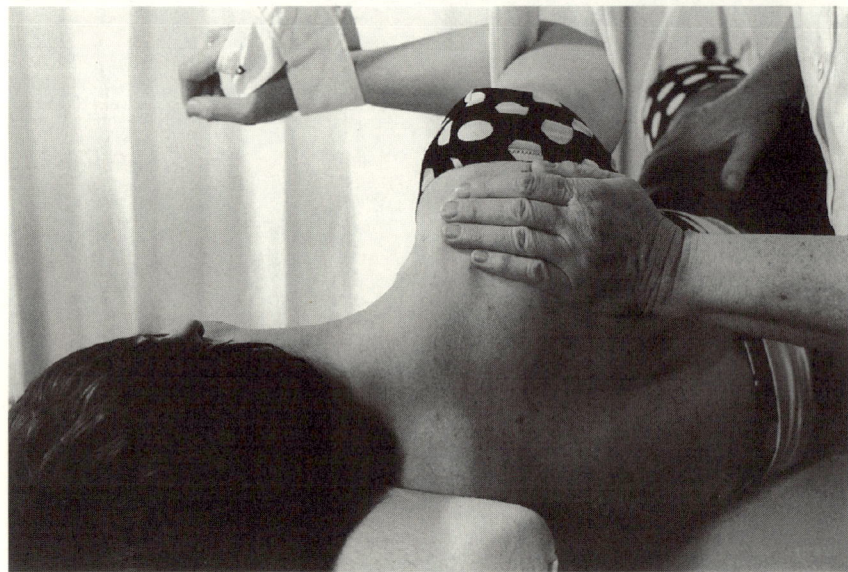

c) Dehnen der Schulterblattfixatoren, aus der Schulterblattelevation in die Depression - Rotationswiderstand an der Spina scapulae nach kranio-lateral

Abb. 8.7: Massagetechniken rund um das Schulterblatt [Gleich von Münster]

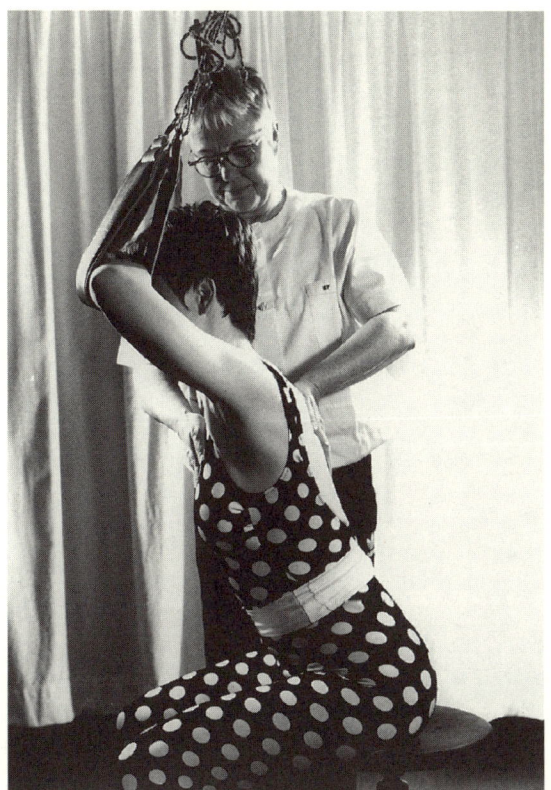

Abb. 8.8: Mobilisieren des Überganges WS-BWS und der mittleren BWS in Extension und Flexion [Gleich von Münster]

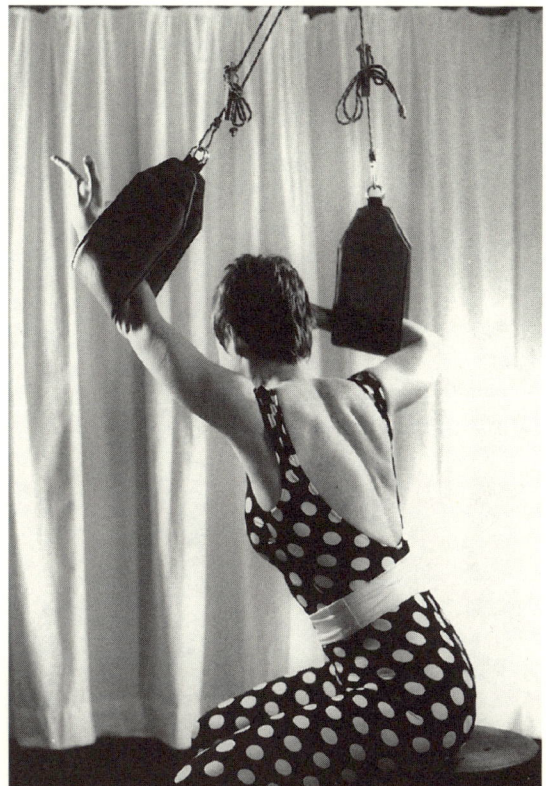

Abb. 8.9: Dehnen des M. latissimus dorsi mit BWS-Rotation und -Seitneigung [Gleich von Münster]

8.3.3 Gangtypische Bewegungsfolgen

Mit kombinierten Bewegungen des Armes von Flexion–Adduktion–Außenrotation in Extension–Abduktion–Innenrotation und des Beines von Extension–Abduktion–Innenrotation in Flexion–Adduktion–Außenrotation wird das gangtypische Bewegungsmuster initiiert.

Ziel ist die Stabilisation des Rumpfes mit Extension der WS, besonders der HWS, und die intensive Mitarbeit der unteren Schulterblattfixatoren zu erreichen. Auf dem Bewegungsweg werden Bewegungsstopps genutzt, um dieses Ziel zu verstärken.
- ASTE: Sitz auf dem Hocker. Die Stuhlhöhe sollte so eingestellt werden, daß Beckenbewegungen und die Aufrichtung der WS optimal möglich sind
- AHA: mobil
- AHP: C7–TH1, Arme und Hände sind in Schlingen vor dem Körper aufgehängt.

Extension und Flexion des zervikothorakalen Übergangs und der BWS

Der Therapeut legt richtungsweisend die Hände ventral (Sternum) und dorsal (WS) an. Der Patient folgt den initiierten Bewegungen. Diese Bewegungswege können gleichzeitig mit der Atmung verbunden werden.

Dehnung des M. latissimus dorsi

Der Patient zieht den Arm der zu dehnenden Seite diagonal vor dem Körper nach oben, während der andere Arm stabilisierend nach hinten unten spannt. Dabei sollten beide Tuber ossis ischii gleichmäßig belastet bleiben. Der Atmung kann Raum gegeben werden.

Lateralflexion des Rumpfes

Beide Arme werden in die Flexion geführt und eine Translation von Brustkorb und Becken nach re und li wird eingeleitet. Die Bewegungen werden langsam bis an das Bewegungsende einer Seite ausgeführt und dort bewußt wahrgenommen. Ziel ist die Dehnung der lateralen Rumpfmuskulatur mit Mobilisation der sternokostalen und kostovertebralen Gelenke.

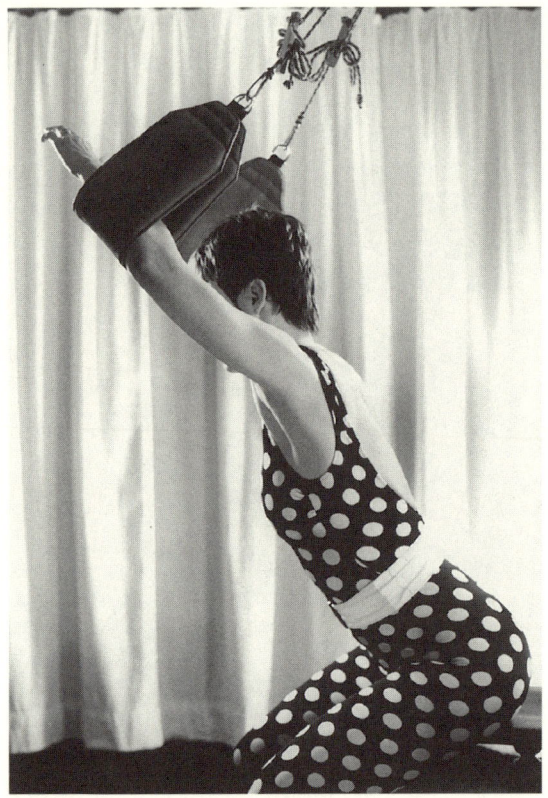

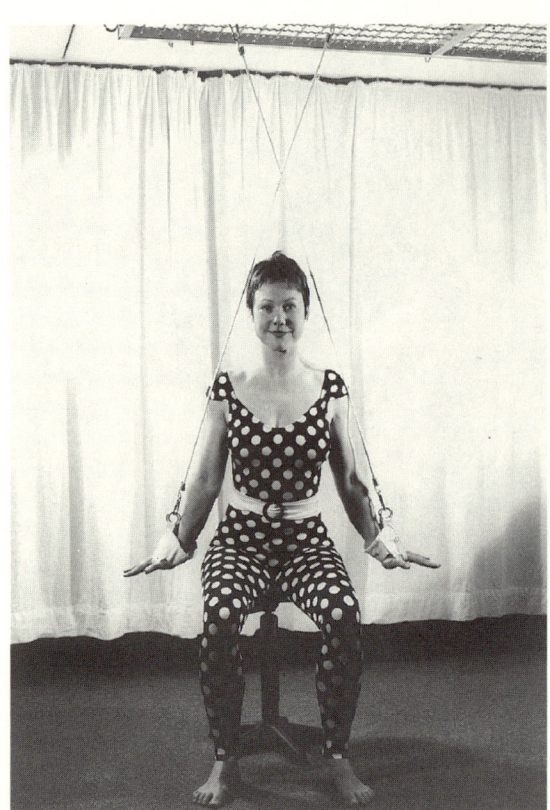

Abb. 8.10: Dehnen der lateralen Rumpfmuskulatur, Mobilisieren der Rippengelenke [Gleich von Münster]

Extension und Flexion von BWS und HWS

Die Handschlingen werden entfernt, die Armschlingen befinden sich in Höhe beider Hände, die Stirn wird auf die übereinandergeschobenen Hände abgelegt. Die Hände des Therapeuten liegen fazilitierend an der zu mobilisierenden Region.

Stabilisation der WS

Beide Arme werden über Expanderzüge in Handschlingen in Extension–Abduktion–Innenrotation geführt. Dabei kommt es zur Inklination des Kopfes bei Aufrichtung der gesamten WS.

8.4 Literatur

Katzki, D., Müller, M.: Schlingentisch, Urban & Fischer Verlag 1999

Lilienfein, W.: Funktionelle Schlingentisch-therapie, Mahlverlag, 1986

Wenk, W.: Das Schlingengerät in Praxis und Unterricht, Pflaum Verlag, 1989

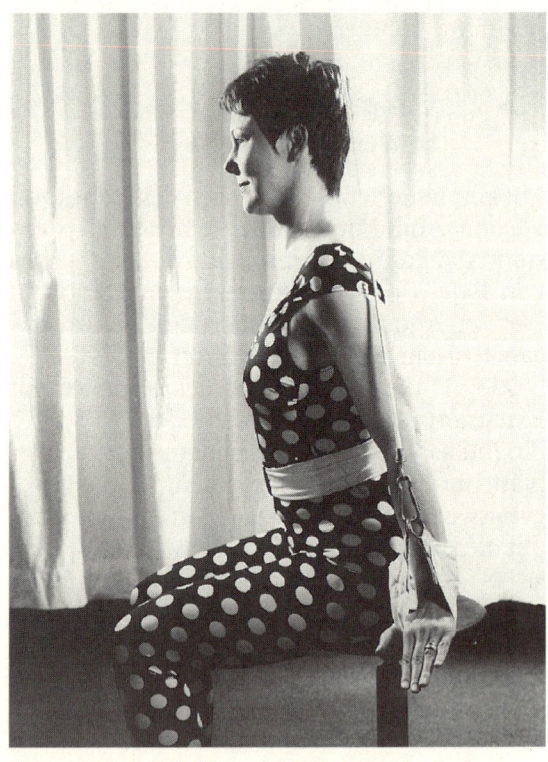

Abb. 8.11: Stabilisieren der WS, Einordnen des Kopfgewichtes [Gleich von Münster]
a) frontal, b) sagittal

Index